PAULINE GILL

Avant de se consacrer entièrement à l'écriture, Pauline Gill, originaire de L'Islet, a œuvré dans l'enseignement aux niveaux secondaire et collégial.

Passionnée d'histoire et soucieuse de sortir de l'anonymat nombre de bâtisseurs et de pionnières de chez nous, elle a fait du roman historique son principal champ d'activité. Auteure de la biographie d'Imelda Millette, la pionnière du bénévolat au Québec (*La Porte ouverte,* Éditions du Méridien, 1990), Pauline Gill a publié *Les Enfants de Duplessis,* en 1991. Puis, ses recherches minutieuses sur Victoire Du Sault se terminent en 1998 par une tétralogie racontant l'histoire de cette première femme canadienne française à exercer le métier de cordonnière. Suivront plusieurs autres romans historiques.

Pauline Gill a reçu de nombreux prix et bourses, dont le Grand Prix de la Montérégie, en 2001, pour sa *Saga de la cordonnière*. En 1998, elle est récipiendaire du prix littéraire décerné par les professionnels de la documentation de la Mauricie et, la même année, elle remporta le Prix du public au Salon du livre de Rimouski.

Pauline Gill

Les enfants de Duplessis

L'histoire vraie d'Alice Quinton,
orpheline enfermée
dans un asile à l'âge de 7 ans.

Collection Zénith

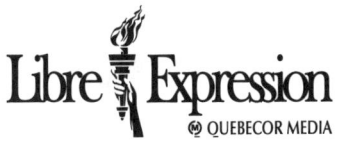

Catalogage avant publication de la Bibliothèque nationale du Canada

Gill, Pauline

Les enfants de Duplessis : l'histoire vraie d'Alice Quinton, orpheline enfermée dans un asile à l'âge de 7 ans

2e éd.

(Collection Zénith)

ISBN 2-7648-0148-3

1. Quinton, Alice. 2. Jeunesse – Protection, assistance, etc. – Québec (Province). 3. Hôpitaux psychiatriques – Utilisation – Québec (Province) – Histoire. 4. Orphelins – Québec (Province) – Biographies. I. Titre. II. Collection.

HV1009.Q8G54 2004   362.73'092   C2004-940971-9

Maquette de la couverture
FRANCE LAFOND

Infographie et mise en pages
LUC JACQUES

Les Éditions Libre Expression remercient le ministère du Patrimoine canadien, le Conseil des arts du Canada, la Société de développement des entreprises culturelles du Québec (SODEC) et le Programme de crédit d'impôt du Gouvernement du Québec du soutien accordé à son programme de publication.

Tous droits de traduction et d'adaptation réservés; toute reproduction d'un extrait quelconque de ce livre par quelque procédé que ce soit, et notamment par photocopie ou microfilm, est strictement interdite sans l'autorisation écrite de l'éditeur.

© 1991, Éditions Libre Expression
© 2004, Éditions Libre Expression pour la présente édition

Éditions Libre Expression
7, chemin Bates
Outremont (Québec) H2V 4V7

Dépôt légal
3ᵉ trimestre 2004

ISBN 2-7648-0148-3

Remerciements

Je tiens à exprimer ma très profonde reconnaissance à toutes les personnes ayant collaboré à cet ouvrage : les amis et les parents d'Alice, mes parents et amis, ainsi que mon comité de lecture, pour sa disponibilité et sa grande générosité ; je dois nommer Claudette et Lucie Poulin, Hélène Goggin et Ginette Lamy, Odette Charbonneau et Lise Bolduc, Pascal Desjardins et Bruno Blackburn, Alain Léger et Diane Samson.

P.G.

AVERTISSEMENT

Les faits et les événements racontés dans ce livre sont tels que les souvenirs d'Alice Quinton ont permis de les reconstituer. Cependant, pour protéger l'anonymat des individus impliqués de près ou de loin dans le récit, les noms des personnes – à l'exception de celles qui ont spécifiquement autorisé l'auteur à les identifier –, les noms des membres du personnel religieux ainsi que les noms des salles à l'intérieur des institutions ont été remplacés par des noms fictifs.

À la gloire nourrie par le talent furent substituées les larmes de la destinée.

1

Un train vers l'inconnu

Octobre 1945.
Le clairon de la liberté sonne aux quatre coins du monde. Alors que l'armistice rend à sa famille le papa ou le grand frère ayant participé à la défense nationale, des centaines d'enfants doivent payer de leur liberté le malheur déshonorant de n'avoir pas été adoptés.

Ce matin, à la Maison Sainte-Domitille de Laval-des-Rapides, douze fillettes sont tirées de leur sommeil dès l'aube et soumises à la soudaine nécessité de prendre un bain en toute hâte.

Alice, âgée de sept ans et demi, joint les rangs des appelées de ce 23 octobre 1945. Une fois de plus, elle a mouillé son lit. Elle attend sa punition. Une punition qu'on semble avoir oublié de lui imposer ce matin. Rassurée par cette indulgence exceptionnelle, elle ose rompre le grand silence réglementaire :

– Mère Aimé-de-Jésus, pourquoi qu'on se lève tout de suite, nous autres ?

– Chut ! Dépêche-toi d'aller te laver. Tu le sauras quand ça sera le temps.

La réplique n'est pas de mise. Alice penche la tête, prend son petit air boudeur des mauvais jours et se rend au lavabo en traînant les pieds. Les pas feutrés de ses responsables amplifient le caractère inopiné de ce lever hâtif.

Tout autour d'elle respire le mystère.

Le costume réglementaire lui-même cède le pas à quelques fantaisies; une douzaine de jolies robes, placées par ordre de grandeur, sont étalées dans la petite pièce attenante au dortoir... Il y en a de toutes les couleurs. La sœur Aimé-de-Jésus en assume le choix pour chacune des orphelines. Alice se sent choyée de pouvoir porter la plus petite de toutes.

Dans sa coquetterie naturelle, elle se plaît à faire virevolter sa jupe; des reflets jaune or glissent sur ses plis ondulés. Pour la première fois, elle a l'impression d'afficher les sept ans et demi que tout le monde hésite à lui accorder à cause de sa petite taille. Rapidement, avec un ton à ne pas défier, la sœur Aimé-de-Jésus la rappelle à l'ordre :

– Tranquille, Alice! C'est pas le temps de faire du bruit!

Une cinquantaine d'autres fillettes de six à dix ans ne doivent pas être alertées par le petit groupe des matinales.

Les douze orphelines sont maintenant prêtes : lavées, peignées, joliment vêtues, elles attendent dans leur salle... La sœur Aimé-de-Jésus revient, les bras chargés des souvenirs de première communion et de confirmation. Alors seulement, Alice comprend qu'elle et ses compagnes quittent la Maison Sainte-Domitille. Pressentant qu'elle n'y remettra plus les pieds, elle s'empresse de réclamer le seul objet neuf qui lui ait été offert depuis sa naissance :

– Ma petite chaîne d'argent, je la veux. Vous savez, mère Aimé-de-Jésus? Celle que j'ai reçue du beau monsieur.

Oui, ce beau monsieur dont elle n'avait jamais su le nom mais qui venait souvent la visiter avant sa première communion.

La religieuse fait la sourde oreille.

– Il faut pas que je l'oublie ! Ça va être beau avec ma robe...

La sœur Aimé-de-Jésus, occupée à lire les noms inscrits sur les souvenirs, ignore les jérémiades de la petite dernière ; elle est habituée de l'entendre pleurnicher, celle-là. Il y a beaucoup plus à faire en un moment pareil ! Moment auquel la religieuse ne s'habitue pas, d'ailleurs. Une fois de plus, elle a reçu l'ordre de préparer un autre cortège de douze bambines de sept à neuf ans ; douze enfants adossées à une page qui se tournera à tout jamais. La petite chaîne d'argent s'inscrit dans ce passé à l'accès désormais interdit. La sœur Aimé-de-Jésus ne la trouve pas. Alice ne reverra jamais plus son seul et unique bijou. Pour la deuxième fois de sa vie, on lui extorque le seul bien qui lui appartienne exclusivement. Moins de deux ans auparavant, elle vivait le deuil de sa poupée. Cette poupée de caoutchouc qu'une sœur avait malicieusement lancée du haut des escaliers à son arrivée dans ce couvent. C'était son premier cadeau ! Son premier jouet ! Sa première poupée ! Elle avait encore mal au vide que sa Nounou avait laissé au creux de ses heures sans sommeil.

Alice sanglote.

La sœur Aimé-de-Jésus s'approche et l'interrompt en grinçant des dents :

– Tais-toi, Alice, tu vas réveiller tes compagnes.

À bout de ressources, elle tente de la consoler en lui présentant les trois petits cadres dont Monseigneur lui avait fait cadeau à l'occasion de sa confirmation. Mais Alice n'a qu'une idée en tête : récupérer sa petite chaîne d'argent.

— On l'a pas, ta chaîne, Alice.
— Mais qui me l'a prise ?
— C'est personne, Alice. Tu n'as pas de petite chaîne.
— Oui, j'en ai une ! Je le sais, moi !
— Finis de te chausser, puis oublie ça.

Alice se soumet. Très tôt dans sa vie, elle a appris que les religieuses n'énoncent que des directives inéluctables. En dépit de son chagrin, elle risque une autre demande :

— Où est-ce qu'on s'en va, aujourd'hui ?

La question demeure sans réponse. Plus insistante et presque hurlante, Alice revient à la charge :

— Je voudrais savoir où on s'en va !
— Dans un autre couvent, daigne enfin lui répondre la sœur, indignée.

Alice la croit sans comprendre. Sans comprendre pourquoi toutes les autres pensionnaires se bercent encore dans la tiédeur d'une nuit qui s'achève alors qu'elle et ses onze compagnes se voient brusquement livrées au frisquet de l'aube.

Il faut faire vite. Un train les attend.

— Dépêchez-vous un peu, les filles, insiste la sœur Aimé-de-Jésus. Monsieur Proulx est arrivé devant la porte. Il faut que le premier voyage soit prêt à partir tout de suite si on veut pas manquer le train.
— Le train ? demande Alice.
— Bien oui, le train.
— C'est quoi, ça, un train ?

— C'est comme plusieurs autos attachées ensemble pour faire monter plein de gens, de répondre la sœur. La seule différence, c'est que ça va dans les champs au lieu d'aller sur la route.

— Pourquoi qu'on va se promener en train dans les champs?

— Parce que c'est très loin, le couvent où vous allez.

— Vous venez pas avec nous autres, mère Aimé-de-Jésus?

— Non. C'est mère Marie-de-la-Visitation qui vous accompagne.

Alice en est contrariée.

Un premier détachement de six fillettes prend place dans l'auto de Monsieur Proulx, alors qu'un autre bienfaiteur attend déjà son tour au volant de sa station-wagon flambant neuve.

Les deux allées de peupliers défilent derrière la voiture et se resserrent vers la somptueuse porte du couvent gris. Le soleil levant leur donne priorité sur le tableau encore enveloppé de pénombre.

Alice retient ses larmes en voyant fuir la masse sombre de cette grande maison. Un adieu frémit sur ses lèvres à l'intention de ses compagnes demeurées sur place. Elle aurait tellement aimé revoir Lydia! L'avertir de son départ. Souhaiter qu'elle vienne la rejoindre bientôt. Car elle et Lydia ont presque le même âge.

Elles avaient sympathisé dès leur première rencontre, au cours du pique-nique annuel. Pourquoi l'en séparait-on ce matin? Pourquoi maintenant?

La route qui mène à la gare serpente le long d'une rivière aussi nébuleuse que ce départ précipité.

La petite gare de L'Abord-à-Plouffe, construite de bardeaux de cèdre, bourdonne sous les nuages de fumée des travailleurs qui attendent leur train. La troupe d'orphelines, précédée d'une religieuse du Bon Pasteur, les distrait de leurs potins habituels.

– Ben r'garde donc ça, ces belles p'tites filles-là, toué ! Bonjour ma révérende mère, ose l'un d'eux.

D'un geste poli, la sœur Marie-de-la-Visitation accueille leurs salutations tout en s'affairant à placer les jeunes demoiselles en sécurité dans un coin de la minuscule salle d'attente.

– Attendez-moi ici, je reviens tout de suite, leur dit-elle. Je vais aller chercher les billets.

Le rituel de la montée dans le train s'harmonise avec tout ce décor et en accentue l'étrangeté.

– Laissez passer les messieurs, recommande la religieuse à ses ouailles...

– Allez, ma sœur, montez ! commande l'un d'eux avec un semblant de courtoisie.

L'intérieur des wagons dévoile d'heureuses surprises aux fillettes qui prennent le train pour la première fois : les sièges sont placés de telle sorte qu'elles ont le loisir de s'asseoir face à face, sur deux rangées de banquettes que seule l'allée sépare.

Et puis elles ne sont pas seules dans ce wagon. Des gens très calmes prennent place çà et là. Plusieurs lèvent sur ces petites filles aux coiffures identiques des regards intrigués et se replongent aussitôt dans leur lecture. Un grand monsieur revêtu d'un uniforme se promène d'un wagon à l'autre et tambourine :

– Préparez vos billets !

La sœur Marie-de-la-Visitation lui remet une poignée de papiers. Il les ramasse sans les compter. Avant qu'il n'ait terminé sa ronde, un étrange sifflement se fait entendre. Un sifflement qui se répercute en canon. Les sièges tremblent sous un grincement aigu. Un départ inopiné colle les passagers au dossier de leur siège et les ramène aussi brusquement vers l'avant. D'abord secoué par de violents hoquets, le train s'emballe de plus en plus. Les arbres défilent à toute allure. Des fermes ont à peine le temps de figurer au tableau qu'elles sont remplacées par des pelotons d'arbres décharnés. Le jour se fraie un chemin et dévoile pour Alice des images encore jamais vues. Mais il va trop vite, ce train. Elle ne parvient pas à retenir les paysages intrigants ; il les lui arrache aussitôt. D'autre part, le court trajet entre Laval-des-Rapides et Montréal lui donne à peine le temps d'apercevoir la ville et ses banlieues. Les cheminées des usines fument au-dessus des pâtés de maisons comme des spirales de ouate.

Alice se croit dans un conte de fées. Le nez collé à la vitre, elle fait la sourde oreille aux questions de sa petite voisine de banquette. Elle s'y arrache à regret, le train ayant ralenti sa course pour enfin s'immobiliser après avoir sifflé à plein pouvoir. Main dans la main, les douze orphelines resserrent les rangs autour de leur religieuse.

– C'est donc bien sale et laid, ici ! s'exclame Alice. Ça sent mauvais en plus !

Les gros yeux de la sœur Marie-de-la-Visitation en disent assez pour qu'Alice se condamne elle-même au silence.

Les moments d'attente à la gare Windsor lui semblent très longs : demeurer assise lorsque tant de nouveautés demandent à être explorées lui devient bientôt insupportable. D'autant plus que beaucoup de gens circulent librement ; les uns se baladent nonchalamment alors que d'autres se promènent de long en large en jetant des regards impatients sur la grande horloge blanche aux chiffres noirs et rouges.

Pour sa part, la sœur Marie-de-la-Visitation promène sur chacune de ses protégées un regard rassuré avant de sortir de sous sa mantille un petit livre noir à la tranche usée ; elle en tourne vite les pages, effleurant d'un œil rapide ces textes qu'elle semble connaître par cœur. Tout en maintenant une surveillance assidue, elle marmonne du bout des lèvres les versets des laudes du mardi. Au cœur de ce bourdonnement de conversations éparses, brisant l'écho des pas perdus, un grincement percuté des haut-parleurs annonce : « Attention, attention ! Les passagers, en direction de Gaspé, prière de vous présenter au quai numéro trois. Quai numéro trois. » La sœur Marie-de-la-Visitation referme rapidement son petit livre, saisit son sac à main et entraîne vers le quai désigné ses douze orphelines habituées à se donner la main au premier signal de la cloche. Deux par deux, elles défilent en rang derrière la sœur ; elles pressent le pas au rythme de ceux de leur guide, comme si le train menaçait de repartir sans elles. À moins que la sœur Marie-de-la-Visitation ne craigne que le nombre de sièges soit restreint et oblige les retardataires à demeurer debout pendant tout le trajet ! En effet, beaucoup de gens venus d'ailleurs sont déjà bien installés ; les mêmes regards inquisiteurs suivent le cortège des jeunes filles de la Maison Sainte-Domitille. Alice les supporte effrontément, rabrouée par son éducatrice.

– On fixe pas les gens comme ça, Alice. On baisse les yeux.

Pour avoir pratiqué la modestie des yeux pendant ses deux ans et demi de noviciat, cette religieuse en a gardé l'habitude et compte bien l'inculquer à ces jeunes filles. La discipline doit aussi mater toute curiosité malsaine.

Or, Alice aime regarder les gens. Elle profite de ces courts moments où leurs regards convergent dans une autre direction pour les observer allègrement.

L'heure du dîner sème une agitation qui ravit la fillette. Vivre tant de situations nouvelles la comble d'émerveillement. Des plateaux judicieusement garnis de plats appétissants sont déposés sur les tablettes devant certains passagers. L'enfant les savoure des yeux alors que la sœur Marie-de-la-Visitation distribue un sandwich et un petit gâteau à chacune de ses voyageuses. La coutume et le vœu de pauvreté interdisent aux religieuses de manger dans des endroits publics, sauf en des occasions très spéciales. Et en pareilles circonstances, la sœur cuisinière prépare le nécessaire pour ce repas qu'elles devront apporter avec elles. Malgré la gâterie exceptionnelle du dessert, Alice envie les voyageurs : ils se régalent, se pourlèchent et grattent leur assiette à en user la faïence. Ce qu'elle donnerait pour goûter ces mets ! Personne ne lui en offre. C'est désespérant. Voilà maintenant que le grand monsieur costumé ramasse tous les plateaux. Alice se met à bouder.

Repus, de nombreux voyageurs cherchent visiblement une position confortable pour sommeiller. Pour tromper sa déception, Alice s'amuse à rêver de parents d'adoption. Elle observe tous les couples se trouvant dans son champ de vision. « Tiens ! J'ai choisi ! Ces deux-là ! Ils me semblent très gentils. Madame sourit toujours à Monsieur, qui n'arrête pas de s'occuper d'elle. Ils me regardent souvent. On dirait qu'ils sont en train de parler de moi... »

Elle baisse la tête, par modestie peut-être. Mais une pulsion mystérieuse la force à lever les yeux. Ils attendent son regard pour lui offrir une magnifique orange. Le temps de vérifier s'il ne s'agit pas d'une invitation lancée à l'une de ses compagnes, Alice s'empresse d'aller recueillir ce présent. Elle le saisit avec la précipitation de l'enfant timide.

– Merci beaucoup ! leur glisse-t-elle furtivement.

Même si elle n'aime pas les oranges, Alice sait qu'elle doit dire merci. Elle se fait ensuite un plaisir de partager le fruit avec ses compagnes de banquette. Un large sourire d'appréciation est retourné à ses bienfaiteurs. C'est alors qu'un corridor imaginaire s'installe entre eux et leur jeune protégée ; il les isole du reste des passagers. Leurs yeux dessinent des mots qu'ils lisent sans peine. Les leurs lui parlent de bonté, de douceur et d'amour. Les siens griffonnent désir, espoir, détresse et crainte. Soudain, une silhouette longue, mince et tranchante encombre le tableau. Elle tire le rideau sur une scène inachevée : la sœur Marie-de-la-Visitation, penchée au-dessus de ses ouailles, un bras de chaque côté de leur siège, attirent leurs petites têtes autour de la sienne. «Elle a sûrement quelque chose de très important à nous dire», conclut Alice.

– Vous ne devez pas parler aux passagers, c'est compris ?

Alice en est choquée. Elle allait demander au couple élu si elle en avait encore pour longtemps dans ce train. Peut-être auraient-ils cherché à savoir où on l'emmenait ? Peut-être lui auraient-ils offert de poursuivre le trajet avec eux ? De descendre à la même gare, pourquoi pas ?

Alice ne peut rater une telle occasion. Elle redouble de vigilance pour capter leur attention en affichant un regard solliciteur.

Oh! Oh! La sœur Marie-de-la-Visitation la surveille.

Alice fait semblant de ne plus regarder le jeune couple. Juste le temps de déjouer sa vigilance.

« Ah! Elle m'observe tout le temps. »

Alice a peur de ne pas avoir le temps de mettre son plan à exécution. « Oui, ma sœur, dans quatre heures », avait répondu le grand monsieur costumé à une question de la sœur Marie-de-la-Visitation. Mais Alice n'a aucune idée du temps écoulé depuis sa montée dans ce train. Elle devient de plus en plus exaspérée de la surveillance acharnée de la sœur. « Je vais rater ma chance! », se dit-elle. Une grande tristesse lui mouille les yeux. L'occasion de se faire enfin adopter va lui échapper...

Le grand monsieur costumé revient.

– Plessisville! Les passagers pour Plessisville, descendez!

La sœur Marie-de-la-Visitation se lève :

– Venez-vous-en, les enfants. On est arrivés.

La sœur avait gagné! Alice fait la moue. Elle traîne derrière les autres, déçue de voir que ses bienfaiteurs sont demeurés bien assis à leur place.

D'ailleurs, peu de gens descendent à cette gare.

Quelques voitures, stationnées dans la cour avant, sont venues prendre ou déposer d'autres voyageurs. L'une d'elles semble destinée à recevoir les arrivantes de Laval. Un chauffeur, appuyé sur sa Buick-McLaughlin, les observe et s'avance vers la religieuse :

– Vous arrivez de Laval-des-Rapides, ma révérende mère?

– Oui, Monsieur.
– Je vous conduis à Saint-Ferdinand ?
– C'est bien ça, Monsieur.

Cette voiture, des plus luxueuses en ces années quarante, peut contenir, assises, les douze petites et leur responsable. Des strapontins derrière la banquette avant se positionnent en cas de nécessité et permettent d'asseoir deux autres passagers. Alice prend place sur l'un d'eux. Ces enfants, qui n'ont connu de voyage que leur transfert de la crèche à l'orphelinat, sont au comble de la consternation. La route cahoteuse semble avoir tracé son parcours à même les forêts de Mégantic.

Alice est très inquiète. Les pentes boisées, en cette fin d'automne, dévoilent des arbres aux formes squelettiques ; une impression macabre s'en dégage. La seule pensée d'être abandonnée en plein bois, sans recours, à la merci des bêtes sauvages, la terrifie. La route semble les y enfoncer toujours davantage. La descente des vallons provoque des haut-le-cœur qui amusent ses compagnes les plus enjouées ; les autres tremblent de peur.

Le sommet d'une côte les sort enfin de cette forêt pour les acheminer vers une région déboisée. Mais, au bas de la colline, une grande étendue d'eau semble avaler la route et menace de les engloutir. Effrayée, Alice choisit de fermer les yeux en attendant la catastrophe. Et pourtant la Buick maintient son doux ronronnement. À peine rassurée, Alice ouvre les yeux pour découvrir, à sa gauche, une nappe d'un bleu limpide et calme. « On l'appelle le lac William », d'expliquer la sœur Marie-de-la-Visitation à l'une de ses voyageuses. Des maisons apparaissent çà et là; certaines, beaucoup plus colossales, arborent des affiches de Salada ou de Coca-Cola.

Un peu en retrait, au sommet d'une colline, un édifice de briques rouges, comportant trois sections de cinq étages chacune, domine la région; cette construction impressionne par ses dimensions imposantes, pour le moins disproportionnée dans ce petit village rural. La Buick ralentit, emprunte la voie d'accès taillée en demi-cercle et s'immobilise devant l'entrée principale de ce gigantesque édifice. Le dépaysement éprouvé durant le trajet se transforme alors en appréhension: de grosses lettres grises affichent sur le mur de briques rouges: HÔPITAL SAINT-JULIEN. Alice n'en croit pas ses yeux: «Mais c'est un hôpital? On nous avait parlé d'un couvent! Qu'est-ce que ça veut dire? Je ne suis pas malade, moi! Pourquoi dans un hôpital?»

Les questions demeurent coincées dans sa gorge. Elle met toutes ses énergies à retenir ses larmes. Ses compagnes ne disent pas un mot. La respiration suspendue, toutes descendent de l'auto, prennent leur rang deux à deux et suivent la sœur Marie-de-la-Visitation en respectant le silence requis. Avant de gravir les cinq marches qui leur donnent accès au bouton de la sonnerie, la sœur se place derrière les petites et les encercle comme si elle craignait une fugue.

Une religieuse vient leur ouvrir. Elle porte un costume différent de celui des sœurs de la Maison Sainte-Domitille. Son visage trahit la sévérité. Alice sent le besoin de s'abriter contre la sœur Marie-de-la-Visitation. Conduites dans un grand parloir, elles sont présentées une à une par leur prénom, avec quelques allusions à leur caractère respectif.

Ce n'est pas la première fois que la Maison Sainte-Domitille de Laval-des-Rapides vient déverser son trop-plein d'orphelines à l'hôpital Saint-Julien. Érigée en août 1872, sous le nom d'hospice Saint-Julien, cette institution se consacrait d'abord à l'enseignement et à l'hospitalisation. Mais voilà que déjà, en décembre de la même année, Monseigneur Charles Félix Cazeau, administrateur, approuve la décision prise par la Supérieure générale des sœurs de la Charité, d'ouvrir, à la demande du gouvernement provincial, une salle pour les «idiotes». Ainsi, le 10 mai 1873, l'hospice admet une première «aliénée» et, le 10 juin suivant, viennent se joindre à elle vingt autres «démentes» transférées de l'asile de Beauport. L'hospitalisation de cette classe de malades devient, avec les années, l'œuvre essentielle de l'hospice et lui confère son titre d'hôpital. À compter de 1925, dans l'intérêt de l'institution, dit-on, l'œuvre de l'éducation est sacrifiée à la garde des malades mentales. Une subvention gouvernementale marque chacun des agrandissements de cet hôpital qui passe de cinq cents hospitalisées en 1933 à plus de huit cents en 1940. En 1943, le gouvernement provincial, à la jonction des régimes Godbout et Duplessis, renouvelle son contrat pour dix autres années. Dès 1944, date mémorable de la deuxième accession au pouvoir de Maurice Duplessis comme Premier ministre de la province de Québec, l'hôpital compte plus de neuf cent trente malades et cent vingt-sept employés religieux et laïques.

Et ce mardi après-midi du 23 octobre 1945, douze autres orphelines viennent grossir les rangs des mille malades mentales déjà internées.

Debout, à la file indienne, les jeunes couventines n'ont pas trop de leurs cinq sens pour tenter de comprendre ce qui leur arrive. Alice ferme les rangs et se tient tout près de la porte de sortie; une grosse barrure de métal doré se rabat sur le cadrage et exhibe une solidité à toute épreuve. Moins attentive que ses compagnes à suivre la conversation des deux religieuses, Alice voit venir une vieille femme du fond du couloir. Plus elle s'approche, plus Alice se sent faiblir; cette femme trapue a de tout petits yeux, et marche comme si elle était fâchée. Elle avance d'un pas déterminé et s'arrête soudainement près d'Alice :

– Comment tu t'appelles, toué? lui demande-t-elle.

– Alice, c'est ça mon nom.

Rouge de colère, la femme à l'allure bizarre réplique :

– Tu vas te faire dompter icite, toué, tu vas voir.

Alice éclate en sanglots. Ses compagnes figent de peur. La sœur Marie-de-la-Visitation, occupée à discuter avec l'hospitalière, revient vers elle :

– Qu'est-ce qui se passe, Alice? Pourquoi tu pleures?

Hoquetante, Alice ne peut lui répondre.

Agacée, la sœur Marie-de-la-Visitation se retourne vers ses compagnes :

– Qu'est-ce qui s'est passé avec Alice?

Trois ou quatre répondent en même temps :

– C'est la madame dans le corridor. La madame est méchante, d'affirmer l'une d'elles.

– Oui. C'est vrai. Elle a dit à Alice qu'elle se ferait dompter ici, de renchérir sa voisine.

L'hospitalière de la maison, venue rejoindre la sœur Marie-de-la-Visitation, explique :

– Cette femme porte le même nom que votre petite Alice. Sa maladie l'a sûrement poussée à croire que votre petite se moquait d'elle. Mais, rassurez-vous, elle n'est pas méchante du tout. Par contre, elle connaît les règlements et elle sait bien que personne ne vient ici pour faire ses caprices...

Alice vient à peine de pénétrer en ces lieux que déjà deux oracles lui promettent la vie dure.

Maintenant agrippée à la jupe de la sœur Marie-de-la-Visitation, elle la supplie de la ramener avec elle à la Maison Sainte-Domitille.

– Écoute, Alice, tu ne seras pas plus malheureuse que les autres ici. Si tu obéis, bien sûr !

– Je veux retourner avec vous...

Les sourcils froncés de la sœur Marie-de-la-Visitation la dissuadent d'insister. Alice sanglote en silence. Deux autres religieuses viennent chercher ses compagnes de voyage pour les introduire dans différents groupes. Demeurée seule au parloir avec la sœur Marie-de-la-Visitation et l'hospitalière, elle assiste en pleurnichant à leurs interrogations : les deux religieuses songent sérieusement à la placer dans la salle des bébés. Or, Alice adore les bébés ! Une réjouissance germait en son cœur lorsqu'une responsable de salle revient :

– Ça va aller. Nous allons la placer elle aussi avec les grandes.

D'une main ferme plaquée sur son dos, la sœur Marie-de-la-Visitation la détache de sa jupe et l'oriente vers sa nouvelle responsable, la sœur Rose-de-la-Paix. Alice avance piteusement, la tête tournée vers l'arrière, à bout d'espoir.

Plus une larme, maintenant. Pas un mot non plus. Tout est sec. Son pouls s'active et sa respiration semble s'être arrêtée à cette seconde fatale de l'abandon par la sœur Marie-de-la-Visitation.

Une grosse horloge de bois trônant sur un socle de couleur assortie sonne trois coups. Une porte à deux battants les arrache au grand couloir et les dirige vers quatre escaliers à gravir. Cinq de ses compagnes sont déjà rassemblées dans un dortoir où la sœur Rose-de-la-Paix l'introduit.

Dans cette grande salle s'alignent une cinquantaine de lits d'enfant parfaitement identiques, placés tête-bêche, sur cinq rangées formées à la perfection. Aucun espace n'est perdu ! Adjacent à un mur découpé de longues fenêtres à sept carreaux, un autre mur supporte des gravures encadrées représentant des scènes impressionnantes ; sur la première, un ange gardien, de ses ailes déployées, protège deux petits enfants qui traversent un pont ; l'autre tableau présente aussi un ange gardien, mais penché cette fois au-dessus du lit d'un enfant qui dort en souriant. Obsédée par cette image, Alice sursaute lorsque la sœur Rose-de-la-Paix prend la parole ; maintenant que le convoi des nouvelles arrivées est complet, des questions d'usage s'imposent :

– Qui fait encore pipi au lit, parmi vous ?

Plusieurs mains se lèvent. Alice sent le besoin de nuancer :

– Des fois... je m'échappe.

Celles-là, il importe de les placer tout près de la salle de bains pour ne pas faciliter les prétextes...

Deux jeunes filles de la maison assistent la sœur Rose-de-la-Paix à l'accueil. Quelle surprise pour Alice de reconnaître Jacqueline, une ancienne pensionnaire de la Maison Sainte-Domitille ! À peine prend-elle le temps de la saluer en lui rappelant son nom qu'elle se voit entraînée vers un lit placé tout au milieu du dortoir; un petit lit de fer blanc, recouvert, comme tous les autres, d'une mince douillette aux coloris délavés; ce sera le sien; juste en dessous de cette lumière rouge qui doit demeurer allumée toute la nuit.

De là, c'est vers la salle Saint-Michel que six des nouvelles arrivantes s'acheminent; cette salle est annexée au dortoir et on y accède par la salle de bains. Avant d'entrer, consigne est donnée aux six orphelines de se placer par ordre de grandeur. Alice occupe encore la dernière place. La porte s'ouvre. Elle n'en croit pas ses yeux !

Plusieurs dizaines de chaises berçantes sont disposées côte à côte sur une ligne parfaitement droite. À la Maison Sainte-Domitille, il n'y avait pas de ces chaises-là. Des filles d'âges très variés en occupent déjà une quinzaine. Spéciales, ces filles ! Elles font des mouvements bizarres avec leur bouche et jargonnent comme des bébés. Alice brûle de les interroger.

La récréation de trois heures et demie lui offre enfin l'occasion d'observer ces malades de plus près. Elle s'approche de celle dont le cas semble le plus pathétique, la regarde bien en face pour saisir toute l'ampleur du problème et lui demande :

– Hé, pourquoi tu fais ça ?

Comme elle n'obtient pas de réponse, elle s'assoit à côté de la malade et continue à lui parler tout en se berçant comme elle; tout doucement, elle lui saisit la main pour qu'elle cesse de gesticuler. Un hurlement la fait bondir en arrière. En proie à la panique, Alice court à la recherche de Jacqueline, l'ancienne compagne reconnue à son arrivée.

— Jacqueline, ces filles-là qui ont des tics, est-ce qu'elles sont folles ?

Son aînée baisse les yeux sans desserrer les dents. « Qu'elle est bête ! se dit Alice. Elle ne me répond même pas. Il n'y a rien à comprendre ici. »

Quelques instants plus tard, la sœur Rose-de-la-Paix la convoque :

— J'ai appris que tu traitais les autres de folles ? Je ne veux plus jamais entendre ce mot-là ici, t'as compris ?

Trahie et blessée, la fillette commence à s'interroger sur le sort qui lui est réservé dans cette maison. Comme quarante autres orphelines de cette salle Saint-Michel, elle doit dorénavant cohabiter avec une quinzaine de malades mentales. Certaines sont mongoliennes, d'autres semblent tout à fait perturbées ; les plus tristes à voir souffrent d'une difformité physique mais sans autre handicap.

La sonnerie d'une cloche surprend Alice ; c'est déjà l'heure du souper. Quatre longues tables de seize places, encadrées de bancs de même longueur occupent l'autre extrémité de la salle. Aux nouvelles venues, Mademoiselle Claire désigne les places aux extrémités des grands bancs. La sœur Rose-de-la-Paix entonne le bénédicité avec les anciennes et le couronne d'un :

— Bon appétit, mes enfants !

— *Deo gracias*. Merci, mère, de répondre le groupe.

Un énorme plat de fer-blanc est déposé au bout de chacune des tables. La sœur Rose-de-la-Paix en extirpe une louche pleine d'un mélange brunâtre qu'elle laisse tomber dans chacune des assiettes. Mademoiselle Claire distribue celles-ci après avoir coupé, à l'aide de ciseaux, les morceaux de viande qui s'y trouvent. Toutes attendent en silence. Alice cherche ses ustensiles avant de réaliser qu'il n'y a ni couteau ni fourchette sur la table ; seule une petite cuillère est donnée à chacune. Alice reçoit son assiette avec une certaine réticence. Elle ne reconnaît pas ce mets. Par contre, les premières servies semblent l'apprécier. Elle risque donc une bouchée. Non. Ce n'est vraiment pas de son goût ! Délaissant son assiette pour attendre le dessert, elle apprend, au cours de ce premier repas, qu'elle n'aura rien d'autre si elle ne vide pas son plat. Elle se voit donc refuser le privilège de goûter au dessert. Sa déception s'estompe lorsqu'elle reconnaît une coulée de mélasse dans l'assiette de sa voisine.

Le repas terminé, les couverts sont desservis et personne n'a le droit de se lever de table : toutes doivent attendre, encore en silence, que les jeunes filles affectées au lavage de la vaisselle aient terminé leur travail.

Enfin la récréation ! Les filles autonomes se dirigent elles-mêmes vers l'aire des chaises berçantes où des amusements les attendent : sur une grande table, des catalogues des magasins Eaton et Simpson sont dispersés çà et là. Le jeu consiste à reproduire la salle Saint-Michel à l'aide de personnages découpés dans ces catalogues. Assez amusant quand même, ce jeu ! Alice cherche des ciseaux.

— Tu découpes avec tes doigts, lui explique Mademoiselle Claire.

Surprise et déçue, Alice se résigne et se met à l'œuvre. Les quinze malades retrouvent leurs chaises berçantes et recommencent à se bercer, accompagnées de quelques autres orphelines pour qui l'activité de découpage ne suscite plus aucun intérêt...

– Alice Quinton, s'il vous plaît. C'est à ton tour.

C'est la séance du peigne fin. Les nouvelles venues doivent toutes y être soumises ainsi qu'à la coupe de cheveux. La sœur Rose-de-la-Paix est spécialiste en la matière. Elle fait de toutes les filles de sa salle de vraies jumelles : cheveux coupés en balai, surmontés d'une énorme boucle blanche. Celles qui ont la chevelure trop généreuse doivent accepter de se faire raser le haut de la nuque, sous la tignasse. Rien n'y paraît et ça simplifie la tâche d'entretien...

Une autre cloche sonne pour annoncer la fin de la récréation. Chacune doit regagner sa chaise berçante. Non pas pour s'y bercer, car il est dix-huit heures quinze et c'est l'heure du chapelet. Agenouillées devant leur chaise, les mains croisées sur le siège, toutes répondent en chœur aux «Je vous salue Marie». Alice le sait très bien, son «Sainte Marie, mère de Dieu», mais elle trouve qu'il faut en dire beaucoup ce soir-là ; elle est fatiguée de se tenir à genoux sur ses gros bas de tricot de coton ; elle essaie de s'appuyer sur ses avant-bras, sa chaise se met à bercer et la sœur Rose-de-la-Paix lui fait de gros yeux. Elle serait bien tentée de s'asseoir sur ses talons, mais personne ne s'y laisse aller autour d'elle... Le dernier «Gloire soit au Père» à peine achevé, elle s'effondre sur ses fesses avant de rejoindre les rangs vite formés devant la porte du dortoir. C'est donc l'heure du coucher. Le rituel du moment allait révéler aux nouvelles venues l'art de se déshabiller sans jamais dévoiler leur nudité : la grande jaquette blanche passée par-dessus les vêtements de jour permet à ceux-ci de glisser vers le bas en toute modestie. Un petit tour de débarbouillette, un petit coup de brosse à dents, et voilà Alice prête à gagner son lit. Elle se précipite sous ses couvertures lorsque...

– Pardon, Mademoiselle, dit la sœur Rose-de-la-Paix d'un ton ironique, vous devez demeurer assise dans votre lit en attendant la prière et le cantique du soir.

Les processions aux lavabos terminées, la religieuse récite, avec un automatisme évident, la prière finale :

Mon Dieu, je vous donne mon cœur,
Prenez-le, s'il vous plaît,
Afin que jamais aucune créature
Ne puisse le posséder
Que vous seul, mon bon Jésus.
Vivent les amours de Jésus, Marie, Joseph
Dans mon cœur comme dans ceux des fidèles
Vivants et trépassés.
Sacré-Cœur de Jésus qui m'aimez sans retour,
Allumez dans mon cœur
Le feu sacré de votre sainte volonté.
Ô Vierge, ma Bonne Mère,
Ne méprisez pas mes prières,
Daignez les exaucer. Amen.

Avec un trémolo dans la voix, la sœur Rose-de-la-Paix entonne :

Bonsoir, ma Bonne Mère,
Bénissez vos enfants ;
Recevez la prière
De nos cœurs reconnaissants.
Ce sera pour vous plaire
Que nous reposerons ;
Sur votre cœur de mère,
Nous nous endormirons.

Toutes doivent répéter le refrain. Alice allait disparaître sous les couvertures...

– Bonsoir, mes enfants, reprend la sœur Rose-de-la-Paix.

– *Deo gratias.* Merci, mère !

C'est ce qu'elle aurait dû répondre, tout comme les habituées de la maison.

Toutes les lampes s'éteignent, à l'exception de la veilleuse placée au-dessus du lit d'Alice.

Un faisceau de lumières pénètre par la porte du dortoir demeurée ouverte. La sœur Rose-de-la-Paix assure ainsi la surveillance du dortoir. Alice est surprise de ne pas dormir tout de suite. Et pourtant un silence profond règne. Un silence à peine ébréché par la musique-thème d'*Un homme et son péché.*

2

Les jeux de coulisses

Novembre naît sous les cendres d'un été agonisant. Les anciennes orphelines de la Maison Sainte-Domitille contrôlent tant bien que mal une nostalgie que l'horaire contribuera à réprimer.

À six heures trente, un «Benedicamus Domino» des plus énergiques les tire du sommeil. Une cacophonie de «Deo Gracias» lui fait écho. Les plus alertes se précipitent vers les lavabos pour se rafraîchir le visage en un temps record. Alice se sent très fatiguée. Elle n'a presque pas dormi de la nuit, de peur de mouiller son lit. Une tristesse l'accable et déborde à la première occasion : une petite voisine de dortoir est tapée par la religieuse pour avoir fait pipi au lit. D'autres non plus ne sont pas ménagées. Quelle menace pour ces matins où les mauvais rêves lui auront encore fait croire qu'elle se trouvait au bon endroit pour soulager sa vessie !

Mademoiselle Claire a déposé une rode usée au pied de son lit ; en dessous se cachent des sous-vêtements qu'Alice repousse du revers de la main ; elle ne se résigne pas à enfiler ces culottes qui descendent presque jusqu'aux genoux ; une boutonnière de chaque côté en complique l'usage. Une camisole à manches courtes et aux contours rectilignes va sous le jupon, assez identique mais un peu plus long. Le tout, de couleur crème, semble taillé dans la même pièce de gros coton.

Mais à quoi lui servirait-il de bouder ce nouvel accoutrement puisque toutes les autres filles se sont soumises et ont commencé à prendre leur rang à la porte du dortoir ? Mademoiselle Claire la presse de faire son lit et lui montre comment se vêtir sous sa robe de nuit.

En attendant le déjeuner, les orphelines regagnent leur chaise berçante et récapitulent les réponses du petit catéchisme. Mademoiselle Claire les stimule et incite les étudiantes à se poser des questions, le livre fermé.

– Vous allez dépasser les filles de la salle Saint-Raphaël, si ça continue !

La capsule d'optimisme produit son effet ; l'enthousiasme gagne les fillettes.

Un déjeuner composé de gruau et de pain grillé tartiné de graisse ne les soustrait que momentanément à leurs études.

Alice observe les anciennes en silence et se rappelle plusieurs réponses qu'elle a mémorisées à l'occasion de sa confirmation. Avant de se rendre en classe, les nouvelles pensionnaires sont groupées autour de la sœur Rose-de-la-Paix et répondent à tour de rôle, à une série de questions, non seulement de catéchisme mais aussi de français et de mathématiques. Le verdict est rendu : Alice est promue en troisième année. Elle fera donc ses classes dans la matinée, de huit heures trente à onze heures.

Chaque matin, avec une trentaine d'autres jeunes filles de tout âge, elle se rendra dans une salle du sous-sol pour l'étude des matières scolaires de base.

Sous la direction de la sœur Sainte-Scholastique, elle apprend à écrire correctement, et elle étudie les douze premières tables de multiplication et le catéchisme, excepté le sacrement du mariage. À ces deux heures et demie d'apprentissage sont ajoutées des périodes d'étude présidées par la surveillante, Mademoiselle Claire. Ainsi, de quatorze heures à quinze heures trente, au rythme des berçantes, elles répètent à haute voix leurs tables de multiplication et étudient la vie de Jésus.

Alice préfère les après-midi aux matinées. Les récréations la passionnent : elle adore confectionner des poupées. Dans de vieux tissus blancs destinés au lavage des planchers, elle et trois autres orphelines taillent, toujours avec leurs doigts, une pièce d'environ un pied carré ; elles en réservent le centre pour modeler la tête ; ensuite, elles forment une balle à partir de retailles et la déposent au milieu du morceau pour la couvrir du tissu choisi, en prenant soin de la ficeler solidement ; la tête et le cou formés, il ne reste plus qu'à utiliser le même procédé pour fabriquer les autres parties du corps. Un dernier morceau de tissu blanc, froncé à l'aide d'une corde autour de la taille, suffit pour faire une jolie jupe. Tout n'est qu'un jeu de tissu et de ficelle. Alice confectionne ainsi des poupées de toutes les tailles.

Un premier après-midi de congé favorise un contact bienfaisant avec Mademoiselle Claire. Alice se sent de plus en plus à l'aise de poser les cent questions qui lui trottent dans la tête :

– Garde Claire, d'où est-ce qu'elles viennent, les autres filles qui sont en classe avec nous autres ?

– Elles viennent de la salle Saint-Raphaël, là où toi et tes compagnes de la Maison Sainte-Domitille avez été emmenées hier.
– Puis la madame aux cheveux blancs, elle, où reste-t-elle ?
– Quelle madame aux cheveux blancs ?
– Celle qu'on a vue hier en arrivant, au parloir.
– Ah ! Ça devait être une malade de la salle Sainte-Anne. Celles-là sont plus âgées que les autres, mais elles ne sont pas méchantes.
– Est-ce qu'il y en a qui sont méchantes ?
– Pas vraiment. C'est plutôt une forme de maladie qui les rend agressives parfois.
– Est-ce qu'elles sont enfermées, celles-là ?
– Non, pas toutes. Elles sont gardées dans les grandes salles.
– Pourquoi les grandes salles ?
– Parce que au lieu d'être cinquante malades et d'avoir deux surveillantes, elles sont plus de quatre-vingts et ça leur prend une surveillante de plus.
– Y en a plusieurs salles comme ça ?
– Oui. Huit.
– Hein ? Huit salles ? C'est beaucoup de malades dangereuses, ça !
– Ben non, Alice. Elles ne sont pas dangereuses, celles qui sont en dehors des cellules.
– C'est quoi, ça, une cellule ?
– Je t'expliquerai une autre fois.

Alice réalise qu'elle a dû faire quelque chose de très grave pour mériter d'être enfermée avec les fous. La sœur Aimé-de-Jésus l'en avait prévenue à la Maison Sainte-Domitille : « Si t'écoutes pas, on va t'envoyer chez les fous. »

Et pourtant elle ne se souvient pas d'avoir été particulièrement désobéissante à la fin de son séjour à la Maison Sainte-Domitille. Et puis ses compagnes d'infortune non plus.

— Pourquoi je suis ici, moi, garde Claire ?

— Il faudrait que tu demandes ça à mère Rose-de-la-Paix.

— Est-ce que je vais retourner bientôt à la Maison Sainte-Domitille ?

— Je le sais pas, Alice. C'est pas moi qui décide ça.

Accroupie sur le plancher à confectionner ses poupées, Alice voudrait bien savoir pourquoi elle et ses compagnes n'ont pas le droit de s'asseoir sur les bancs autour des tables ; ce serait beaucoup plus confortable pour travailler. Et puis elle n'aurait pas à subir le spectacle dégoûtant de la malade assise à l'indienne devant elle, les fesses nues.

— Pourquoi cette fille-là met pas de culottes, garde Claire ?

— C'est sa marotte de tout le temps les enlever.

— Elle me fait honte, celle-là !

— C'est pas de sa faute, Alice, elle est malade. Profites-en aujourd'hui pour faire ta collection de poupées, parce que s'il fait beau demain, on va aller jouer dehors pendant les récréations.

— On va jouer dehors des fois ? Où c'est, dehors, ici ?

— Dans la cour à côté. T'as vu où sont les balançoires ? C'est là qu'on joue.

* * *

Tellement fière de ses réussites, Alice camoufle sa benjamine, longue d'à peu près quatre pouces, dans la poche de son jupon pour l'emmener en classe avec elle. En la berçant sur son ventre, elle se souvient tout à coup de sa Nounou. Il ne faudrait surtout pas que sa nouvelle petite Nounou subisse le même sort! Alice la presse sur son ventre pour mieux la protéger. Ainsi, elle peut la tenir au chaud sans éveiller les soupçons de la sœur Sainte-Scholastique. Elles ont toutes ce trait commun, les sœurs enseignantes : elles ne sont pas gentilles avec les poupées; Alice le sait, car elle se fait répéter sans cesse qu'on ne vient pas en classe pour jouer. Alors, que font-elles des jouets, les enseignantes? Elles les mettent à la porte. Ne vaudrait-il pas mieux tout expliquer à sa petite Nounou?

– Écoute-moi bien. Tu es ma préférée, petite Nounou. C'est pour ça que je devrai te cacher dans ma poche, en dessous de mon mouchoir, toutes les avant-midi. Je pourrai plus te prendre dans mes bras tout le temps. Tu risquerais de te faire lancer en bas des escaliers et de mourir pour toujours. Alors, reste bien sage jusqu'au midi, veux-tu?

* * *

Pour le temps des fêtes sont inscrites au programme différentes activités dont la préparation de spectacles, de concerts et de pièces de théâtre montés avec les plus débrouillardes de la maison. C'est la sœur Marie-de-la-Présentation qui en assume la responsabilité. Elle se présente à la salle Saint-Michel, œil vif et papier en main; elle inscrit des noms. En pointant Alice, elle lui demande :

– Tu aimerais ça, jouer le rôle d'une gentille petite fille?

– Oui, mère.
– As-tu déjà joué dans une pièce de théâtre ?
– J'sais pas.
– Ce n'est pas grave. Tu vas venir me voir et je vais t'expliquer comment faire. On verra si tu es capable. Ça te ferait plaisir ?
– Oui, mère.

Alice est donc choisie pour interpréter le rôle de la petite fille dans *La Porteuse de pain*. Elle jubile de cet honneur dont elle ne connaît pas encore la portée. Elle regrette seulement de devoir répéter avec cette sœur-là. Elle la trouve très laide avec ses sourcils touffus, ses grandes lunettes épaisses comme des loupes et sa taille d'éléphant. Elle la trouve encore plus laide depuis que cette religieuse a osé la taper parce qu'elle s'amusait à créer de petits feux d'artifice avec la toile qui protège son matelas, un soir qu'elle n'avait pas le goût de dormir. Sacristine de métier, la sœur Marie-de-la-Présentation endosse occasionnellement le rôle de « directrice artistique », sans pour autant manifester un talent particulier pour le travail avec les enfants ; âgée, elle se fâche pour des riens et n'entend jamais à rire.

Les répétitions ont lieu tous les après-midi, de treize heures à quatorze heures trente, dans une salle du côté des religieuses. Quel privilège de pouvoir franchir, ne fût-ce que temporairement, cette barrière entre les appartements réservés aux malades et ceux auxquels seules les religieuses ont accès ! Une atmosphère imprégnée de secret et de mystère y règne.

Le rôle d'Alice, dans cette pièce de théâtre, comporte peu de répliques et davantage de mimiques. Cette activité lui plaît en soi et lui offre de surcroît la chance de parader dans un joli costume de papier crêpé rose : robe longue froncée à la taille et chapeau à cornette ondulée. Les plus anciennes ont prévenu Alice :

– Fais-y attention, à ton costume, Alice. Parce que, quand l'été arrive, on fait une grande procession dehors, pis on remet toutes nos costumes de théâtre.

– Ah oui ? Que j'ai hâte !

Mais, d'ici là, Alice doit se montrer plus disciplinée. Avec son caractère moqueur, elle ne peut résister à la tentation d'imiter la sœur Marie-de-la-Présentation lorsqu'elle se fâche : « Mais, mais, mais... qu'est-ce que vous faites là ? », se plaît-elle à répéter pour faire rire ses compagnes aussitôt que la pauvre sœur tourne le dos.

Malgré tout, les répétitions vont bon train et notre jeune comédienne manifeste un intérêt et un talent marqués pour cette activité. Tout lui devient prétexte à exercer son métier de jeune comédienne : les orphelines de sa salle l'inspirent au plus haut point. Son public devient de plus en plus friand de ses spectacles improvisés. La « petite de la salle Saint-Michel » gagne en popularité. Et puis elle a tendance à répliquer un peu trop pour son âge. Les autorités se concertent pour exercer sur elle une plus grande vigilance. « Le mauvais esprit, c'est comme le chiendent, ça pousse à vue d'œil », affirment les religieuses.

Depuis son arrivée à cet hôpital psychiatrique, des découvertes pour le moins exceptionnelles nourrissent la curiosité d'Alice. Ainsi, une invasion de souris lui permet de voir un chat pour la première fois ailleurs que dans des livres. Elle déplore que la sœur Rose-de-la-Paix enferme cet animal dans la salle pendant la nuit alors qu'elle aimerait l'approcher et jouer avec lui, comme sur une illustration qui se trouve dans son livre de lecture : un petit chat gris court pour attraper une balle de laine qui roule sur le parquet vernis. Comme elle regrette le départ de ce chasseur après les trois semaines de cohabitation qu'a nécessitées l'exécution de son contrat ! Pendant ces trois semaines, elle comptait sur sa présence pour se réveiller avant d'avoir mouillé son lit. Les courses folles qu'il entreprenait dans la salle, à certains moments de la nuit, la tiraient infailliblement de son sommeil... mais juste un peu trop tard pour s'épargner les coups de barreau de chaise sur les fesses... à son lever. Car c'est ainsi que les sœurs comptaient guérir les incontinentes nocturnes.

Ainsi, non seulement Alice se réveille-t-elle en pleurant, mais elle s'endort le cœur meurtri d'entendre sangloter la petite Dorothée : celle-ci n'a que cinq ans et la sœur Rose-de-la-Paix la tape parce qu'elle jase dans son lit avant de s'endormir. Les larmes semblent donc plus acceptables que les rires dans cette maison ! Alice ne comprend pas.

– Garde Claire, pourquoi on est toujours puni ici quand on rit ?

– Ça dépend, Alice. Pas pendant la récréation ! C'est le temps d'avoir du plaisir, là.

– Mais c'est pas de sa faute si Dorothée, elle, elle rit puis chante toute seule. Pourquoi vous la chicanez ?

– Parce qu'elle dérange les autres.

– C'est pour ça que mère Rose-de-la-Paix la tape, la p'tite Dorothée ?

– Bien oui !

– Mais moi, j'aime pas ça quand même. Pourquoi qu'on nous dit dans la chanson que quand on est petite, le monde est pas méchant avec nous autres ?

– Quelle chanson ?

– Vous savez, la chanson qui dit : « Reste petite, reste petite / Le monde est si méchant, vois-tu. »

– Je comprends. Mais, tu sais, Alice, mère Rose-de-la-Paix n'est pas méchante avec Dorothée ; elle essaie de lui faire comprendre qu'elle doit se taire au dortoir.

Le peu de résultats obtenus dans cet effort de rééducation avait conduit Dorothée à une autre salle, la salle Saint-Jean-de-Brébeuf, réservée aux épileptiques.

La petite Nicole, âgée de trois ans, la remplace à la salle Saint-Michel. Elle est mignonne comme tout avec sa jolie chevelure brune, ondulée naturellement. Ses yeux d'un bleu turquoise regardent toujours de côté. Il faut lui apprendre à marcher ; le bruit des clés l'attire beaucoup et c'est ainsi que ses éducatrices improvisées parviennent à la faire avancer de quelques pas.

Cette petite devient vite le sujet d'attraction de la salle Saint-Michel.

Personne ne lui reproche d'émettre des bruits le soir dans son lit. Mais Alice craint pour elle. La sœur Rose-de-la-Paix va-t-elle s'acharner à la faire taire un jour, comme elle a fait avec la petite Dorothée ?

Et si l'on parlait d'Alfredine ? De faible taille pour son âge, elle ne fait l'objet d'aucun ménagement. Alice est complètement bouleversée par la cruauté d'une sœur à son égard : la tirant par la crinière, la religieuse lui plonge la tête dans le lavabo, sous un robinet d'eau froide ouvert à pleine capacité. Quelle manœuvre habile a bien pu lui laisser autant de bleus sur la figure ? Son œil droit enfle. Le lendemain, il s'est coloré d'un mauve qui lui donne à penser qu'elle peut le perdre.

Tout permet de soupçonner que des scènes semblables se produisent dans d'autres salles, aux lamentations qui traversent les portes et se perdent dans les corridors. D'ailleurs, certaines malades de la salle Saint-Raphaël gémissent pendant des heures parce qu'elles ont les mains et les pieds attachés à leur chaise avec des courroies de cuir. Qui pourrait croire qu'on s'habitue à ces lamentations au point de ne plus les entendre ?

Alice et plusieurs de ses compagnes ne s'y habituent pas. Même si la garde Claire leur explique qu'il s'agit là d'une mesure de prévention pour empêcher ces malades de s'agresser les unes les autres, la réprobation persiste. « Quand je vais sortir d'ici, je vais leur dire, aux gens, ce que j'ai vu », se promet Alice, indignée et troublée.

Elle se considère tout de même privilégiée de vivre dans cette salle : elle prend beaucoup de plaisir à confectionner des poupées et à chantonner ses tables de multiplication avec ses quatre compagnes préférées. Cette malheureuse Alfredine, de deux ans son aînée, se plaît à jouer le rôle de la mère dans leurs jeux ; très perfectionniste, elle les oblige souvent à reprendre leurs découpures ; Alice l'aime beaucoup, car elle la protège constamment.

Emma, la très enjouée Emma, se montre toujours conciliante ; de plus, elle adore chanter, tout comme Alice. Même si elle n'est pas jolie, Alice l'a choisie pour sa complicité, sa discrétion et sa bonne humeur constante.

Béatrice a le même âge qu'Alice mais on la croirait plus vieille à cause de son comportement tranquille, de son attitude protectrice et de sa fidélité.

Hermine, son «petit chien de poche», porte le numéro 27 sous sa chaise alors que le 26 est attribué à Alice. C'est bien écrit sous les sièges des chaises berçantes. Les deux fillettes vivent donc nombre d'événements ensemble. Hermine aussi fait preuve de beaucoup de discrétion et de fidélité; son visage d'ange avait inspiré confiance à Alice dès les premiers jours de leur cohabitation.

Ces cinq fillettes forment une équipe solidaire contre Mine et Micheline, les deux commères de la place. Alice les craint autant que cette grande de seize ans chargée de les peigner chaque matin. Elle la déteste, et pour cause! Aussitôt que cette coiffeuse improvisée a passé un dernier coup de peigne dans la chevelure, elle s'empresse de flanquer une mornifle en plein visage de la fillette.

Et la sœur Rose-de-la-Paix s'étonne ensuite de la mauvaise habitude qu'ont acquise les dernières venues de se cacher la figure et de sursauter dès qu'on les approche! En bonne responsable de groupe, elle les interroge sur ce comportement qui devient de plus en plus fréquent.

– C'est quoi, ces manières? Je n'ai pas l'habitude de vous battre! Alors, que je n'en voie plus une sursauter ou se cacher le visage pour des insignifiances, parce que celle-là va recevoir une vraie tape.

L'occasion de dénoncer la coupable se prêterait à merveille si cette dernière ne se tenait pas si près de la sœur Rose-de-la-Paix. Ce n'est que partie remise. Un plan d'action est alors élaboré pour porter plainte clandestinement. Hélas! une attitude des plus neutres de la part de la sœur Rose-de-la-Paix décourage les porte-parole. Le même scénario se répète chaque matin et ne laisse rien prévoir du règlement de comptes dont elles vont être témoins : surprise en flagrant délit par la sœur Rose-de-la-Paix, la coiffeuse aux tendances quelque peu sadiques est saisie par les cheveux et claquée en pleine figure, à répétition.

Alice ne s'attendait pas à une telle violence de la part de cette religieuse qu'elle avait toujours perçue comme étant très douce.

3

Les bonheurs fugitifs

Les dimanches ne se distinguent en rien des autres jours à l'asile de Saint-Ferdinand. Le « Benedicamus Domino » du lever s'y fait entendre à cinq heures trente, comme tous les autres matins. Les vêtements du dimanche sont choisis par Mademoiselle Claire ou la sœur Rose-de-la-Paix et doivent être remplacés par ceux des jours de semaine, sitôt la grand-messe terminée. Sans se distinguer autant que les costumes portés à Noël, au jour de l'An ou à Pâques, ces robes comportent davantage de fantaisie que les tuniques de semaine.

La grande nouveauté du dimanche, c'est d'enfiler des vêtements nets sur un corps fraîchement lavé. Le samedi apporte ce privilège de la « grande toilette » hebdomadaire. Par groupes de sept ou huit, les orphelines se rendent au dortoir pour retirer leurs habits de semaine et revêtir la chemise de bain ; taillée sur le principe de la chasuble, cette chemise, dégagée sous les bras, permet de se laver dans la baignoire sans voir ni laisser voir son corps. Les plus jeunes doivent se laisser débarbouiller par la garde Claire, bon gré mal gré. Alice regimbe à tout coup mais sans succès. Une fois revêtues de cette tunique protocolaire, les jeunes filles se collent la figure au mur jusqu'à ce que leur nom soit crié. La quantité d'eau qu'on fait couler dans la baignoire ne crée aucun risque de noyade : à peine de quoi se tremper les fesses. De plus, il faut faire vite ! Des dizaines d'autres attendent.

Ainsi, le dimanche, aucune odeur de transpiration n'émane des moindres mouvements des adolescentes. Seuls les relents d'urine des malheureuses incontinentes nocturnes persistent.

Le déjeuner terminé, il reste encore une heure avant que la grand-messe commence. Les jeunes filles de la chorale se regroupent pour la dernière répétition tandis que les autres continuent de se bercer; certaines le font en apprenant leur catéchisme, alors que les vraies malades reprennent leur baragouinage idiot. La première cloche ramène tout le monde à sa salle respective. Une à une, les orphelines défilent devant Mademoiselle Claire, qui replace la grosse boucle blanche dans leurs cheveux et couvre leur tête d'un béret blanc. Les malades paisibles reçoivent aussi le béret réglementaire et prennent leur rang avec le groupe. Des chaises disposées le long des allées sont destinées aux jeunes filles, alors que les religieuses et les employés occupent à eux seuls les gros bancs de bois vernis.

Après la messe dominicale, plus ennuyante que celle des jours de semaine parce que plus longue, les cinquante-quatre pensionnaires de cette salle, tout comme celles des huit autres salles, engagent une lutte endiablée contre le temps, à pleins balancements de berçantes. L'arythmie de leurs mouvements devient aussi affolante que les spectacles de démence qui se déroulent sous leurs yeux.

Après le dîner, les haut-parleurs diffusent en grinchant des chansons western, musique préférée de l'hospitalière. La sempiternelle reprise des dix mêmes chansons permet de mémoriser très vite les airs les plus en vogue dans la maison. Alice, qui adore chanter, a tôt fait de les retenir, et elle ne manque pas de les interpréter en toutes occasions.

— Je vous réserve une belle surprise, leur annonce la garde Claire, au début de la récréation.

Alice et ses quatre amies frétillent de désir.

— Le devines-tu, toi, Hermine?

— C'est peut-être qu'elle va nous apporter des bonbons, comme à Noël! Tu te rappelles, Alice, à la Maison Sainte-Domitille?

— Ça se peut pas, reprend Ernestine. J'en ai jamais vu, moi, des bonbons ici.

— Moi, je pense que garde Claire va nous emmener prendre une marche dans le village, affirme Emma.

Mais on frappe à la porte. Les conversations s'interrompent sur-le-champ et les yeux se rivent sur le carreau glacé. Une jeune et jolie dame entre. Son sourire, d'une générosité peu commune en cette maison, inspire Béatrice :

— On dirait que c'est la Sainte Vierge, confie-t-elle à sa compagne Alice.

— J'ai jamais vu une belle madame comme ça, réplique Alice.

Mademoiselle Claire l'accueille avec une sympathie évidente.

— Je vous présente notre pharmacienne, tante Yvonne. Cet après-midi, elle va nous montrer des chansons à mimer. Est-ce que ça vous tente d'en apprendre?

Les «oui» fusent en canon et suggèrent d'eux-mêmes une première pièce, *Frère Jacques*. Rapidement maîtrisé, ce canon porte les jeunes filles au comble de l'allégresse. À peine perçoivent-elles les grognements des malades qui y participent à leur façon. *J'ai perdu le dos de ma clarinette* les occupe ensuite durant une bonne demi-heure. La ronde qui l'accompagne soulève leur enthousiasme. Une dernière chanson remplit Alice d'une émotion indéfinie ; la mélodie lui colle la nostalgie au cœur :

Pourquoi pleurer, ma mie ?
Allons !
Dansons le gai quadrille !
Je viens de vous déclarer.
Mais dites-moi donc,
Pourquoi pleurer ?
Tu m'as volé, dans mon jardin,
Une fleurette de jasmin.
Tu verras ci.
Tu verras ça.
Tu verras tout cela, holà !

Hélas ! Vers treize heures, les obligations professionnelles de tante Yvonne mettent fin aux plus belles heures que ces orphelines aient connues depuis le grand pique-nique de la Maison Sainte-Domitille.

Jamais Alice ne pourra oublier ce dimanche. Bien plus, des lendemains heureux vont en découler :

– Mademoiselle Claire, avez-vous déjà remarqué la justesse de voix de cette petite ? demande tante Yvonne.

– Oui, Mademoiselle Yvonne. Je pensais justement qu'elle pourrait être admise dans la chorale même si elle n'a que sept ans. Qu'en pensez-vous ?

– Je suis bien de votre avis, Mademoiselle Claire. Ça nous ferait du bien d'ajouter une bonne voix d'alto comme la sienne. Je vais en parler à mère Sainte-Cécile.

Dès le mardi suivant, la sœur Rose-de-la-Paix annonce la bonne nouvelle :
– Alice, mère Sainte-Cécile voudrait t'essayer dans la chorale. Vas-y pour une heure, puis on verra si tu as assez de voix pour continuer.

Heureuse de tant d'honneur, Alice se rend en toute hâte à la chapelle avec les anciennes choristes de sa salle. Au comble de la surprise, elle reconnaît Mademoiselle Yvonne dans le chœur. Elle jubile d'allégresse. Non seulement elle ne s'attendait pas d'y voir des religieuses, mais elle avait encore moins soupçonné la présence des employées laïques ! De fait, des religieuses de tout âge comptent parmi les choristes. Par bonheur, elle retrouve aussi d'anciennes compagnes de la Maison Sainte-Domitille qu'elle n'a plus l'occasion de côtoyer très souvent ; les filles des salles Saint-Raphaël et Saint-Michel ne se fréquentent qu'à l'occasion d'activités artistiques et aux heures de classe.

Une joie éclatante se lit dans les yeux d'Alice. Jamais elle ne s'est sentie aussi choyée. Placée dans la première rangée à cause de sa petite taille, elle écoute attentivement les directives de la sœur Sainte-Cécile. Le latin ne fait pas peur à la benjamine de la chorale. Au fil des cérémonies religieuses, cette langue liturgique s'est gravée dans sa mémoire. Pour déguster au maximum ce bonheur de chanter, elle apprend toutes les partitions et ne peut s'empêcher de les fredonner avec les choristes des autres pupitres.

Les dimanches deviennent dès lors de vrais jours de fête; la chance de pouvoir manifester ses talents de chanteuse devant le petit public de l'asile vaut à elle seule tous les petits bonheurs d'occasion qu'elle a pu connaître dans son enfance.

Ces moments de joie intense ne parviennent cependant pas à dissiper un gros nuage dans le ciel de la petite Alice : les semaines défilent sans visiteurs. D'un dimanche à l'autre, elle s'impatiente à espérer qu'on la demande au parloir. Jamais son nom n'est prononcé dans le haut-parleur. Inquiète, elle se confie à la sœur Rose-de-la-Paix :

– C'est drôle, quand je restais à la Maison Sainte-Domitille, j'avais de la visite, des fois. Ici, personne ne vient me voir.

La sœur la fixe dans les yeux comme si elle venait de dire une bêtise. En effet, comment cette enfant peut-elle parler de visiteurs alors que son dossier la déclare née de père et de mère inconnus ? Cette question suscite sans doute des interrogations graves sur la santé mentale de la jeune fille puisqu'une ancienne de sa salle vient la prévenir en ces termes :

– Fais attention à toi, Alice ! Tu vas passer au «traitement» si tu parles encore d'affaires pas vraies.

– Quelles affaires pas vraies, riposte Alice, offusquée.

– Bien, tes histoires de visiteurs dans ton autre couvent.

– Tu sauras que c'est vrai qu'un monsieur venait me voir à la Maison Sainte-Domitille !

– Chut, que je t'ai dit !

Tout porte à croire qu'une conversation entre Mademoiselle Claire et la sœur Rose-de-la-Paix a pu se rendre aux oreilles de cette protectrice... Sans trop comprendre la nature du « traitement » en question, mais apeurée par l'expression tragique qui se lisait sur le visage de son informatrice, Alice prend la résolution de ne plus jamais parler de son passé.

Comment ne pas se référer à certaines affirmations de son dossier médical pour tenter d'expliciter de telles menaces? N'y trouve-t-on pas, en date du 25 septembre 1944, des annotations comme : « Troubles de mémoire, d'orientation, de tempérament et de caractère »? Et comment traitait-on les manifestations d'idées délirantes si ce n'est par les électrochocs? Or, dans ce même dossier, les autorités médicales avaient déclaré Alice Quinton victime « d'idées délirantes de persécution, de jalousie, de grandeur et d'auto-accusation ». D'autre part, les religieuses de la Maison Sainte-Domitille de Laval-des-Rapides ajoutaient, entre autres renseignements, la présence « de crises convulsives, de manie de destruction et de cleptomanie » chez cette enfant.

Heureusement ignorante du dossier qui l'a conduite à l'asile, Alice anticipe la venue de Noël avec la fébrilité propre à l'enfance. Déjà, la joie de chanter à la messe de minuit lui promet un plaisir indescriptible pour cette grande fête... Elle doit seulement se surveiller pour ne pas répéter l'erreur du dimanche précédent : emballée par le plaisir de chanter, elle avait entonné avec l'officiant le « Dominus vobiscum » qui lui est rigoureusement réservé. Quitte pour une semonce, elle s'efforce désormais de se laisser moins distraire par le plaisir de chanter et de laisser à chacun son verset.

Pour la circonstance, le rituel des bains du samedi après-midi est reporté au lundi soir, veille de Noël.

Tôt après le souper, toutes doivent gagner leur lit et essayer de dormir en attendant la cloche de onze heures trente. Des robes de «première classe» figurent dans la liste des privilèges de cette fête. Leur couleur plus chatoyante et leur tissu moins usé les font apprécier malgré l'absence de dentelle et de galon de satin.

La sœur Sainte-Cécile fait résonner son harmonium à pleins soufflets. Les airs de Noël s'échappent dans les couloirs et convient toute la clientèle mobile au rendez-vous de minuit. Exceptionnellement, toutes les lumières de la chapelle brillent. Un gigantesque sapin cache l'autel latéral et s'érige en fond de scène pour le décor principal de cette nuit, la crèche. Toute de bois construite, l'étable au toit de chaume abrite un Joseph et une Marie aux couleurs vives ; prosternés au-dessus du berceau, ils adorent un Enfant-Dieu mignon au teint frais et au sourire épanoui. Ces personnages n'offrent rien de particulier aux yeux d'Alice. Elle y est aussi habituée qu'à ces petits animaux qui les entourent. Toute l'originalité de ce décor vient de l'ange ; cet ange agenouillé, un panier au bras pour recueillir des aumônes. Chaque pièce de monnaie déposée dans le panier fait bouger la tête de l'ange dans un geste de remerciement. C'est intrigant et combien amusant ! Il faut bien qu'Alice en vérifie elle-même le bon fonctionnement ! Elle prend plaisir à quêter des pièces de monnaie pour les laisser retomber une à une, au grand acquiescement de l'ange ; plus Alice les dépose rapidement, plus l'ange s'affaire à remercier...

Le rêve anticipé d'un réveillon aux lumières scintillantes, aux bas de Noël gonflés de bonbons, s'évanouit devant un simple bouillon de poulet agrémenté de biscuits soda. Sans plus de festivités, toutes regagnent leur couchette, tiraillées entre la déception de cette nuit et l'espoir d'un lendemain plein d'heureuses surprises.

Le déjeuner est de bon augure, car il leur offre l'exclusivité d'une orange complète et d'un œuf à la coque. La matinée se rebiffe à céder le pas à cet après-midi du dépouillement de l'arbre de Noël que les plus lucides attendent avec frénésie. La tradition veut que certains personnages honorent de leur présence cette activité annuelle. On doit les attendre avant de commencer la distribution des cadeaux.

Enfin, des applaudissements accueillent le trio des célébrités de la maison : Monsieur le surintendant médical, la Mère supérieure et l'hospitalière. Tous se rassemblent maintenant autour de l'arbre de Noël que la sœur Rose-de-la-Paix et Mademoiselle Claire ont décoré pendant le sommeil des fillettes. Des objets identiques, non emballés, sont empilés au pied de cet arbre : des savons, des brosses à dents, des boîtes de poudre à dents, ainsi que des voiturettes fabriquées par les employés de la maison. La mère Rose-de-la-Paix, sa liste de bénéficiaires en main, nomme les filles une à une et les invite à venir prendre leurs présents ; chacune, après avoir reçu son cadeau, doit remercier sa donatrice et passer ensuite devant Monsieur le surintendant médical, la Révérende Mère supérieure et l'hospitalière pour leur montrer ce qu'elle a reçu. Alice répugne à ce genre de parade ; une honte mal définie lui fait escamoter la courbette de mise ; elle doit la reprendre plus gracieusement.

Étonnée, elle n'en serait pas moins demeurée sceptique si on lui avait prédit qu'avec les années les cadeaux se feraient de plus en plus minuscules et de moins en moins intéressants avec leur éternel nécessaire de soins dentaires.

Elle devra attendre plus de trois ans pour que des poupées miniatures, avec chaises hautes ou berçantes de dimensions correspondantes leur soient offertes.

Le dépouillement de l'arbre de Noël terminé, toutes celles qui en ont la capacité sont contraintes d'aller remercier la Mère économe, l'instigatrice de cette manufacture improvisée de voiturettes; en rang toujours, et deux par deux, les bénéficiaires arpentent le long corridor qui les mène au bureau de la Mère économe, en tirant par la corde leur voiturette aux roues grinçantes. Déjà humiliée de devoir s'engager dans cette procession à son âge, Alice l'est d'autant plus que le bruit infernal de ces roues ne lui permet pas de passer inaperçue. Elle presse le pas pour en finir au plus vite avec ces mascarades de gratitude.

À Saint-Ferdinand, les repas font preuve d'une monotonie exemplaire depuis le début des trois mois d'internement d'Alice : hormis l'orange et l'œuf à la coque offerts le matin de Noël, du jour de l'An et de Pâques, les déjeuners n'offrent d'autre menu qu'une portion de gruau, deux tranches de pain déjà tartinées de graisse et un verre de lait. Au dîner et au souper, du bœuf lézardé de «tiraille» constitue le plat principal; un dessert de blanc-manger ou de mélasse s'y ajoute, au mérite.

Œufs, poulet et porc n'apparaissaient jamais au menu, alors que les religieuses possèdent bel et bien un poulailler, une porcherie et des vaches laitières. Pourtant, le public va s'approvisionner de l'un ou l'autre de ces produits; les recettes servent-elles à combler un déficit? Les subventions gouvernementales accordées pour chaque «tête d'idiot» sont-elles insuffisantes? Si toutes les fillettes arrivées depuis 1944 présentent un dossier de débilité comparable à celui d'Alice, ne suffisent-elles pas à renflouer les coffres de la Mère économe? L'hôpital a cependant bénéficié de trois renouvellements de contrat avec le gouvernement provincial; si les capitaux attribués à l'hôpital Saint-Julien semblent généreux, il faut peut-être comprendre qu'en dépit d'un certain confort budgétaire, la mentalité des années quarante favorisait la privation au nom de principes religieux. Comment oublier que la religion catholique, imbue de jansénisme en ces décennies, prêchait «le sacrifice pour sauver son âme et mériter le ciel»?

En cette période de la «Grande Noirceur» au Québec, un climat d'austérité, supporté par la complicité reconnue de Maurice Duplessis avec le pouvoir religieux, traversait les murs des institutions de bienfaisance. Combien de fois ce Premier ministre n'a-t-il pas prôné que le système d'hospitalisation de la province, tout comme son système d'éducation, était le meilleur du monde, car, ajoutait-il, «nos hôpitaux sont gérés par des congrégations religieuses». Et, dans un élan de clairvoyance, il confiait au *Devoir,* le 25 octobre 1955: «Le meilleur genre d'assurance contre la maladie, c'est la santé elle-même.» Rien d'étonnant à ce que, six ans plus tôt, soit le 3 janvier 1949, il ait confié à ce même journal: «La grande loi du travail est d'inspiration divine et la sentence portée *contre* le premier homme est toujours en force: tu travailleras à la sueur de ton front.»

L'idéologie de Duplessis se basait sur une thèse selon laquelle il existait des principes éternels et immuables d'ordre et de stabilité dictés par la divine providence qui fixe à chacun sa place dans la société. Or, «les deux autorités, civile et religieuse, doivent être également respectées parce qu'elles viennent de Dieu». Et le *Devoir* de ce 9 juin 1949 poursuit, en rapportant ses paroles : «Ne vous laissez pas atteindre par la tuberculose et le cancer de la *pensée*...»

Et les «enfants du péché» ne devaient-ils pas se soumettre à ces autorités plus que quiconque? N'étaient-ils pas déjà très favorisés de jouir d'un toit et de trois repas par jour?

Si, au dix-septième siècle, on enfermait indistinctement la folie, la pauvreté, la débauche et le crime; si, pour des raisons politiques et économiques, on se chargeait de débarrasser les rues des personnes oisives et saines de corps pour les soumettre aux travaux forcés, c'est que, guidé par une éthique puritaine mêlée de rationalisme économique, on considérait l'internement comme la seule solution pour cette gamme de misérables.

Aussi scandaleux que ce soit, dans la première moitié du vingtième siècle, le Canada n'a guère progressé sous le rapport de cette éthique. Dans sa façon de traiter les aliénés, il s'inspire largement des théories et pratiques longtemps maintenues en France et en Angleterre, selon lesquelles le fou n'est pas considéré comme un humain; on le rabaisse au niveau de la bête, une bête qu'il est inutile de soigner et de réconforter. C'est dans ce contexte sordide des années 1790 qu'ont été publiées les théories de Samuel Tuke et de Philippe Pinel.

Ces deux grands défenseurs de la cause du malade mental tentent d'abolir ce préjugé qui associe vice, pauvreté et folie. La loge est décriée et cède le pas à ce lieu idyllique qu'est l'asile, où le malade pourra être guéri, loin des tensions familiales et surtout loin de la ville qui crée la folie ainsi que toute autre forme de décadence universelle. Pinel affirme que l'aliénation est passagère et il la définit comme un état purement nerveux. Malheureusement, la révolution se voulait scientifique mais ne fut que sémantique. L'aliéné est un malade qu'il faut soigner et c'est au médecin que l'on accorde le rôle médico-administratif dans le champ de l'aliénation mentale. Cet éveil presque romantique de la conscience populaire face à la folie témoigne d'une nouvelle conception de la dignité humaine, croit-on. Michel Foucault, dans son ouvrage *Folie et Dérision,* n'en démystifie pas moins cette rhétorique en affirmant que l'asile n'est que l'expression de la moralité bourgeoise : « Le fou est désormais tout à fait libre, mais tout à fait exclu de la liberté. »

Bien plus, la folie devient rentable. En 1865, dans son cinquième rapport annuel, le Conseil des Inspecteurs d'Asiles et de Prisons annonce : « Dans une telle situation, propriétaires ou contracteurs ont manifestement intérêt à dépenser le moins possible pour la nourriture et l'entretien des patients et à exiger en retour le maximum d'eux sous forme de travail. »

Déjà en 1888, une commission royale d'enquête sur les asiles du Québec s'élève contre la nature des soins donnés aux malades, l'usage excessif de la contrainte physique et l'absence de pouvoir des médecins visiteurs. En citant l'hôpital Saint-Jean-de-Dieu, l'enquêteur ne ménage pas ses mots : « Dans cette ménagerie humaine, quelle lueur d'espoir peut s'infiltrer ? Je devrais, en fait, considérer l'Ange de la Mort comme le visiteur le plus clément que pourraient accueillir ces pauvres malheureux. »

Le gouvernement doit donc abolir le système des contrats avec les propriétaires d'asiles et étatiser ces institutions. Le clergé y voit une attaque subversive et antireligieuse. L'arrivée des libéraux au pouvoir fait échec aux recommandations de la Commission, et, en 1893, les sœurs de la Charité de Québec achètent l'asile de Beauport et le paient 425 000 $, consacrant ainsi le monopole des communautés religieuses sur les institutions asilaires francophones. Le gouvernement de la province s'engage alors à payer 100 $ par patient par année aux propriétaires d'asiles. De plus, il nomme un surintendant médical à qui il confie le contrôle administratif, favorisant ainsi les communautés, car au droit de propriété s'ajoute le droit de gestion et de distribution des fonds. Même si, en 1923, cet asile prend le nom d'hôpital Saint-Michel-Archange, il n'en continue pas moins de prospérer et de tenir le bureau médical à l'écart. L'élite cléricale protège son fief. Parallèlement, le 8 mai 1900, commencent les travaux de construction de l'asile à Saint-Ferdinand-d'Halifax, sous la direction des sœurs de la Charité de Québec. Le 21 décembre 1903, le gouvernement du Québec signe un contrat de vingt-cinq ans avec la communauté. Le nombre des malades dépasse alors la centaine.

Ce contrat demeure en suspens de 1928 à 1930, année où le Secrétaire de la province se montre favorable à une construction à l'épreuve du feu. La signature en est reportée au 3 mars 1933, pour un minimum de cinq cents malades. Après l'incendie de l'hôpital Saint-Michel-Archange en 1940, on transfère les enfants de l'école de La Jammerais à l'asile de Saint-Ferdinand, nommé Hôpital Saint-Julien. De trois cent quatorze malades en 1931, cet asile passe à plus de huit cents en une décennie.

Dans son ouvrage intitulé *De l'asile à la santé mentale,* Françoise Boudreau reconstitue l'historique des hôpitaux psychiatriques d'aujourd'hui. Elle nous révèle que, dans cette même période, l'Université Laval, affiliée à l'hôpital Saint-Michel-Archange, parraine la création de la clinique Roy-Rousseau, destinée, à l'origine, à des patients nécessitant des soins de courte durée. Mais la clinique devient rapidement un établissement de classe, financé par ses patients. Il en est de même du sanatorium Mastaï créé sur les mêmes lieux par les religieuses pour desservir dans l'anonymat les membres de l'élite cléricale et politique du Québec. Toujours pendant ces mêmes décennies, un certain nombre d'institutions privées dirigées par des religieux voient le jour à travers la province, pour devenir, peu de temps après, des asiles oubliettes dont le rôle est d'absorber le trop-plein des hôpitaux Saint-Michel-Archange et Saint-Jean-de-Dieu. Quelques lignes extraites d'un document remis à la Commission Bédard en 1962 révèlent la mentalité des asiles de cette époque : « Humble violette de la charité dans le champ du père de famille, l'hôpital Saint-Julien aidera, par la prière et la collaboration de ses membres, aux œuvres sociales d'action catholique qui assureront à nos institutions la survivance, dans la paix, la justice et la charité, pour le bien des *âmes* et la gloire de notre mère la Sainte-Église. »

Brossant un tableau des années 1894-1961 dans *Le Premier Demi-siècle de la psychiatrie au Québec,*

C.A. Martin résume cette période en ces quelques mots : « Puis ce fut la paix. »

Ainsi, comme l'explique Françoise Boudreau, « les congrégations religieuses étendent leur monopole sur la presque totalité des asiles du Québec, où elles répandent, par leur labeur journalier, un triste mélange de prétention à la médecine et de religion, d'autoritarisme et d'humanitarisme ».

Et cette « humble violette de la charité » rapportait, paradoxalement, un excédent de revenus de 187 520,82 $ en 1961. En effet, 79,6 % du revenu des hôpitaux psychiatriques provenait du gouvernement provincial sous la forme de per diem de 2,75 $ par patient hospitalisé, alors que 2,3 % provenait du gouvernement fédéral, 4,5 % de l'assurance-hospitalisation et 7,4 % des patients. À peu d'exceptions près, les pensionnaires étaient admis en institution psychiatrique en vertu de la loi sur la curatelle publique en vigueur depuis 1945 et perdaient donc leurs droits de citoyens sur leurs biens et leur personne.

Qu'il nous soit permis d'extrapoler, faute de documents officiels afférents, qu'en vertu de cette même loi les orphelins indésirables tombaient sous la curatelle publique à partir du moment où un dossier d'arriération mentale leur était attribué, à tort ou à raison, légalement ou non. Or, en 1950, trois hôpitaux seulement, dont le Verdun Protestant Hospital, Saint-Jean-de-Dieu et Saint-Michel-Archange, sont outillés pour admettre, diagnostiquer, classifier, traiter et diriger les patients vers les asiles en périphérie, dont l'hôpital Saint-Julien. Mais de quel droit et en vertu de quelle compétence médicale des orphelines de la Maison Sainte-Domitille de Laval-des-Rapides, entre autres, sont-elles envoyées à ce même hôpital et condamnées à l'admission définitive à partir d'un dossier médical des plus contestables? On sait que la loi concernant les hôpitaux pour le traitement des maladies mentales en 1950 (14 Georges VI, Ch.31-32) consacrait l'hégémonie du surintendant, qui avait tous les pouvoirs de décision concernant l'admission, la sortie et le type de cure. Son objectif premier était d'assurer la garde des pensionnaires dans l'ordre, la discipline et la propreté. Toute mesure un tant soit peu répressive était donc justifiée. De plus, le pensionnaire n'avait rien à dire et devait s'estimer fort reconnaissant qu'on lui ait offert un toit et un couvert. La confusion la plus totale régnait alors entre soin et punition.

Au moins jusqu'en 1961, faux et vrais malades mentaux sont soumis à ces conjonctures et infrastructures qui ne font que donner raison à Pinel lorsqu'il écrit, en 1792 : « À la contrainte physique est substituée une liberté qui rencontre à chaque instant les limites de la solitude ; au dialogue du délire et de l'offense, le monologue du langage qui s'épuise dans le silence des autres ; à la parade de la présomption et de l'outrage, l'indifférence. »

Le cinéma, avec *Aurore, l'enfant martyre* et *Le Mur invisible,* témoigne des tendances mélodramatiques de cette époque.

Cette grisaille sociale contamine les dernières semaines de cet hiver 1946. Il tarde que le printemps dévoile un centre d'intérêt nouveau aux orphelines de l'asile : des balançoires suspendues ou à planche prennent la vedette aussitôt que le dégel les a fait sortir de leur cachette.

Mieux encore, le retour des beaux jours gratifie ces enfants de la visite régulière d'une vieille dame du village. Cette dernière se faufile à travers les arbres, toujours à la même heure, et sort de son sac des gâteries à n'en plus finir. Il suffit de marcher le long du boisé, mine de rien, pour ne pas éveiller la vigilance de la surveillante, et d'attraper dans l'herbe la friandise qui vient d'être lancée. Les petits yeux moqueurs de cette bonne dame brillent de satisfaction alors que les fillettes dégustent bonbons et gomme à mâcher. Hélas! Ce caméléon au cœur d'or disparaît bientôt comme il est venu, sans que personne n'en connaisse l'identité. Ses bontés, à saveur de secret, ont eu le mérite de réchauffer les cœurs et de susciter une complicité presque vitale entre ces jeunes orphelines.

Mais en ce matin du 29 juin 1946, Alice est très inquiète: elle est privée de son déjeuner, comme deux autres de ses compagnes, sans en connaître la raison. Conduite à l'infirmerie dans le mutisme le plus total tant de la part des religieuses que du personnel en place, elle s'affole en voyant disparaître derrière une lourde porte la première victime, Anita. Des plans s'échafaudent dans sa tête pour se soustraire à ce mystérieux sort lorsque Anita réapparaît, immobile dans les bras de l'hospitalière, du sang s'échappant de sa bouche.

Deuxième appel: Emma.

Ouf! Alice l'a échappé belle. Elle dispose d'un peu de temps encore pour trouver le moyen de s'enfuir.

Troisième appel: Alice.

«Trop tard. Il fallait dégringoler avant», lui dit une petite voix intérieure. L'hospitalière l'achemine

à la salle d'opération et lui tend la jaquette ouverte à l'arrière :
— Dépêche-toi de te changer, je t'attends.
Deux minutes suffisent.
— Embarque, lui ordonne la sœur Théoret, en lui désignant la table placée sous de grosses lampes.

Alice obéit, juste le temps de gagner leur confiance et de les voir lui tourner le dos pour vaquer à certains préparatifs...

Décidée d'échapper à la mort, elle dégringole à toute vitesse de la table et fuit sous les lits de l'infirmerie. Aux grands maux, les grands remèdes ! Le personnel hospitalier poursuit la fugitive. Aussitôt rattrapée, elle est forcée d'aspirer du chloroforme. L'intervention chirurgicale peut alors commencer.

Une première ablation s'effectue en douceur. On s'apprête à compléter la tâche lorsque l'agitation gagne la jeune patiente et nécessite une deuxième anesthésie. De celle-ci, elle aura du mal à sortir.

Reconduite dans la salle de réveil, elle tente, à maintes reprises, de secouer l'engourdissement qui l'empêche de réagir à la douleur. Péniblement, elle s'arrache à un sommeil qui l'a transportée en plein milieu de l'après-midi. Sa fin de journée ressemble à un damier sur lequel s'entrecroisent rêve et réalité.

Une complication n'attendant pas l'autre, dès le lendemain matin cette gorge qu'on a dépouillée de ses amygdales recommence à saigner. Alice se voit donc privée du plaisir de retourner à sa salle en même temps que ses deux compagnes. Elle en est fort contrariée.

Malgré l'interdiction faite à toute personne nouvellement opérée, elle se permet de crier par la fenêtre pendant la récréation des religieuses : elle accable de noms comme « grosse patate » une des pensionnaires les plus obèses.

La rechute ne surprend personne. Alice sera punie « par où elle a péché ». C'est ce qu'on lui dit. Un séjour prolongé à l'infirmerie s'impose, sans toutefois la pénaliser. Elle se réjouit de se savoir temporairement privée de cours ; de ces cours où elle s'ennuie éperdument à entendre répéter les mêmes leçons.

Il faut dire qu'elle prend de plus en plus goût à côtoyer les deux personnes affectées à la pharmacie : la sœur Théoret et tante Yvonne. Cette dernière, âgée de trente-sept ans, impressionne Alice par ses multiples talents. Femme énergique et combien humaine, elle fait montre d'un dévouement à toute épreuve, non seulement pour le bien-être des malades, mais aussi pour le développement artistique et musical des jeunes internées. En 1943, elle acquiesce aux désirs de l'aumônier et met sur pied elle-même l'orchestre de la maison. Aux quelques instruments recueillis par l'aumônier, elle ajoute, à même ses deniers, de quoi bâtir une harmonie des plus méritantes. Douée d'un sens musical exceptionnel, elle attribue les instruments appropriés aux orphelines qui se sont distinguées à l'occasion des répétitions de chant choral. Alice se place parmi ces dernières : étant donné son oreille sensible et sa voix juste, pouvant s'adapter à n'importe quelle partition, elle obtient un violon.

Des treize filles qui jouissent du privilège de toucher un instrument, Alice est la cadette. Elles se partagent les trois mandolines, les trois guitares, le xylophone, le banjo, la flûte à bec, l'ukulele et les cinq violons ; tous des instruments que tante Yvonne met gratuitement à leur disposition.

Les orphelines n'apprécient guère le nom d'orchestre Saint-Edgar décerné à cette harmonie. Mais comme c'est le prénom de l'aumônier de l'institution, alors, à tout seigneur, tout honneur !

Les premières leçons de violon ont lieu à la faveur des vacances d'été. Alice languit de devoir commencer par le solfège, la façon de tenir son instrument et de manier son archet. Elle brûle d'interpréter une vraie mélodie, un air qu'elle connaît.

Elle doit s'exercer surtout à bien rendre le morceau désigné pour son premier concert. Ce n'est pas sans larmes qu'elle y parvient. Accroupi sur ses talons, oncle Léon lui fredonne amoureusement et patiemment les notes qu'elle essaie de lui rendre sous son archet. Beau-frère de tante Yvonne, il est venu lui prêter main-forte pour les derniers préparatifs du concert.

– Elle me fait pleurer, tante Yvonne, quand elle s'impatiente comme ça ! Je deviens nerveuse puis je répète toujours les mêmes erreurs, confie-t-elle à son nouveau professeur.

Tante Yvonne réapparaît aussitôt, visiblement inquiète, et prévient Alice :

– Il reste à peine quinze minutes avant que les invités arrivent, Alice. Alors, ne perds pas une minute.

Le regard plein de tendresse, oncle Léon pose ses mains sur les genoux de la jeune violoniste et la défie de réussir du premier coup :

– Allons, reprends, Alice. Il était un petit navire / Il était un petit navire / Qui n'avait ja-ja-jamais... Concentre-toi encore davantage, Alice. Tu joues six fois le si, ensuite le ré et le do. Recommence, veux-tu ? Et cesse de pleurer, tu ne verras plus tes notes !

Enfin, elle n'a pas hésité un seul instant sur le ré ! Oncle Léon s'exclame :

– Tu vois, Alice ! Tu es capable ! Aie confiance maintenant. Je te promets que tu vas réussir.

Le moment fatidique arrivé, musiciens et spectateurs se rendent à la grande salle Saint-Gabriel. Alice n'aime pas entrer seule dans cette salle. Les malades qui y vivent lui semblent plus menaçantes que celles de la salle Saint-Michel. L'activité théâtrale l'a souvent forcée à s'y rendre malgré toute l'appréhension qu'elle ressent.

Les premières tables sont réservées aux dignitaires de la place : Monsieur l'aumônier, flanqué de la Mère supérieure et de l'hospitalière. Les religieuses de chaque salle jouissent du privilège d'assister au concert. Un peu plus loin derrière elles, dans le grincement des lourdes chaises glissées sur le vieux prélart ciré, les malades s'entassent par groupes de salle, accompagnées de leur responsable.

Le silence s'installe rapidement. Les membres du jeune orchestre interprètent leur première pièce avec assurance. Des applaudissements, au départ timides, prennent une ampleur soudaine et s'échelonnent en battements plus ou moins rythmés. Une religieuse placée derrière les invités d'honneur y met fin d'un geste non équivoque. De petits groupes s'exécutent. Soudain, l'aumônier s'avance et se tourne vers l'auditoire :

– Mes chers amis, je tiens à vous présenter personnellement notre prochaine virtuose. Il s'agit d'une toute petite bonne femme haute comme trois pommes, la petite « Quintouche ». Elle va vous interpréter au violon *Il était un petit navire*. Je tiens à vous souligner qu'elle n'a que huit ans et qu'elle étudie la musique depuis deux mois seulement. Et voici, sans plus tarder, Mademoiselle Alice Quinton!

Supportée par les applaudissements et la décision soudaine de tante Yvonne de la faire accompagner de la guitare, Alice contrôle sa nervosité tant et si bien que son archet lance un si des plus vigoureux. Tante Yvonne relâche quelque peu sa tension et anticipe un «ja-ja-jamais» bien rendu. Un *ralentissimo* tout à fait improvisé permet à sa jeune musicienne de vaincre l'obstacle. De généreux applaudissements font vibrer la petite «Quintouche». Des larmes coulent sur son violon. Alice pleure sa joie d'avoir réussi, mais combien plus l'honneur fait à tante Yvonne! Elle l'aime beaucoup, cette jeune dame.

La fête terminée, Alice se désole de voir partir oncle Léon. Elle aurait tant souhaité qu'il l'emmène avec lui. Malgré cette déception, elle se couche heureuse, ce soir. Comme elle fut singulière, cette journée, par ses félicitations, ses encouragements et ses bravos!

Deux semaines plus tard, au retour de ses vacances, tante Yvonne s'ingénie à faire oublier à sa jeune musicienne les péripéties de son premier morceau et prépare un deuxième récital. Faute de salle appropriée, les musiciennes empruntent la pharmacie pour les répétitions. «Pichounette», le petit serin, s'en donne à cœur joie dans sa partition. Quelle faveur que de pouvoir placer quelques notes dans *La Prière en famille* et dans *La Polka*. D'autres belles pièces telles que *Le Rosaire* et *La Gavotte* figurent au programme du troisième concert. Un peu plus tard, le célèbre menuet de Boccherini et *Hawaiian Frolic* les initieront à un répertoire un peu plus étoffé.

Alice demeure malgré tout fort tentée de jouer à l'oreille; elle profite des moments d'attente au début des répétitions et des concerts pour s'y exercer et reproduire les succès du palmarès, au grand contentement de ses compagnes de salle. L'un de ces succès se place au premier rang et devient presque leur chant national, à elles, les orphelines de Saint-Ferdinand. À peine quelques notes ont-elles frissonné sous l'archet que les voix se font entendre, teintées de cette émotion que leur inspire le parolier :

S'il était, quelque part en ce monde,
Quelqu'un qui m'aimerait un peu,
Ma misère, elle serait moins profonde,
Car tout seul on est si malheureux.
Enchaîné presque au fond de la terre,
Tout seul dans un sombre cachot,
Oui, je pleure en faisant ma prière,
Mais personne n'entend mes sanglots.

Peu entraînées à s'appesantir sur leur malheur, les choristes interprètent maintenant des mélodies d'un caractère plus énergique. *Vive la croisade!* et *Gloire aux aïeux!* injectent une dose de fierté à ces jeunes filles qui n'ont d'autres héros que ceux des chansons et de la Bible. Et *Monte toujours* les entraîne vers l'hymne national *Ô Canada* qui vient se perdre dans les *Roses pétales*.

Visiblement émue, tante Yvonne fait preuve d'une douce compréhension après la recommandation faite à sa jeune violoniste de suivre les notes sur la portée... L'intense satisfaction qu'Alice ressent à prêter à son instrument les musiques qui l'obsèdent transpire dans son jeu ; et lorsqu'elle découvre le doigté de *La Complainte du petit Michel,* le chœur qui se forme spontanément autour d'elle émet des sonorités auxquelles personne ne peut demeurer insensible.

Ces quelques moments de liesse donnent à ces orphelines un avant-goût du bonheur.

4

Le choc de la violence

Malgré sa prétendue « débilité mentale profonde », Alice poursuit son apprentissage scolaire avec un groupe de jeunes orphelines de différents âges. Soumise au programme de la troisième année à son arrivée à l'asile, elle rencontre les exigences pédagogiques du milieu et se plaît à aider ses compagnes à mémoriser les réponses du catéchisme et les tables de multiplication. Avant le petit déjeuner, dans l'après-midi et un peu dans la soirée, elle se mesure aux plus ambitieuses de son groupe.

Et pourtant son univers intérieur s'assombrit. Son neuvième anniversaire de naissance n'annonce rien qui inspire le goût de vivre. Pas une seule journée ne se termine sans que la sœur Sainte-Scholastique, son professeur, n'inflige son châtiment préféré à l'une de ses élèves. Alice en est profondément troublée, tout en se félicitant d'en être épargnée.

Les lundis matin l'accablent davantage d'une semaine à l'autre. Celle-ci débute cependant d'une façon plutôt exceptionnelle ; une odeur tout à fait inhabituelle laisse présager une agréable surprise ; en effet, des livres neufs sont déposés sur leurs tables de travail. Des illustrations en couleurs les rendent encore plus attrayants ! Au comble de l'émerveillement, Alice s'empresse de partir à la découverte des secrets que recèlent ces nouveaux livres de lecture. Son professeur, d'autre part, n'entend pas déroger à la discipline habituelle. Sans perdre une minute, fermant les yeux sur l'excitation mal contenue de ses étudiantes, elle indique le numéro de la page à lire. Chaque élève désignée s'exécute à haute voix avec toute la précision dont elle est capable. Curieuse et empressée, Alice s'aventure à tourner fébrilement ces pages excitantes de nouveautés en attendant que son tour vienne. Une illustration de l'anatomie humaine retient son attention. Intriguée et réjouie, elle s'y attarde quelque peu. Soudain, elle s'entend interpeller :

– Suivante !... Alice Quinton, qu'attends-tu ?

Surprise et quelque peu affolée, elle ne parvient pas à retrouver la page que son index gauche avait maintenue ouverte pour ce moment fatidique.

– Qu'est-ce que tu faisais, Alice, au lieu de suivre la lecture ? Montre-moi ce que t'as trouvé de si intéressant dans ton livre, lui ordonne la sœur Sainte-Scholastique en s'approchant de son pupitre.

Penaude, Alice se résigne à lui dire la vérité.

– On se permet d'être vicieuse en plus ? Viens avec moi.

Tirée par le bras, Alice est emmenée devant les trente filles de la classe pour recevoir, fesses nues, une raclée à la courroie de cuir.

Pas vicieuse, mais pudique, Alice se débat à un tel point que sa culotte se fend en deux !

Doublement humiliée et révoltée par cette punition, elle commence à détester les heures de classe. Une certaine lassitude menaçait déjà de s'installer par la répétition des mêmes leçons. Une aversion s'ajoute maintenant, et les quelques satisfactions qui se présentent se vivent rarement à l'état pur. Elles se terminent souvent comme ce concours de catéchisme où les filles de sa salle se sont montrées supérieures aux étudiantes de la salle Saint-Raphaël. Les combats d'équipes jouissaient d'une grande popularité dans ce contexte scolaire. Réparties en deux camps, les étudiantes posent les questions à tour de rôle à l'équipe adverse et comptent les points. Cette fois, les filles de la salle Saint-Michel ont gagné. Pour célébrer leur victoire, le professeur emmène les championnes dans le corridor de la salle des perdantes pour chanter *On a gagné nos épaulettes.* Pour mieux entendre les consignes données, Alice se fraie un chemin à travers les plus grandes et vient se placer en avant du groupe. Hélas ! elle trébuche sur des barres de fer longeant ce grand corridor en rénovation. L'écho double le bruit et provoque la colère de la sœur Sainte-Scholastique.

– Va à ta salle, Alice. Je vais aller te voir tantôt. T'as pas fini...

À travers ses larmes, Alice tente d'expliquer à la sœur Rose-de-la-Paix :

– Je vous jure que j'ai pas fait exprès. Je les ai pas vues, les barres de fer. C'est pas juste que je me fasse punir.

– T'avais qu'à faire attention, Alice.

Elle avait espéré un mot de consolation ; elle ignore encore que sur la liste des priorités de la maison, le bonheur ne figure pas. La tendresse non plus.

La porte s'ouvre. Alice sursaute. La sœur Sainte-Scholastique apparaît.

– Va à la salle de bains puis déshabille-toi. Je vais te retrouver dans quelques minutes, lui ordonne-t-elle d'une voix saccadée.

Aussi indignée que soumise, Alice compte éviter le pire, se souvenant de la mise en garde reçue à son arrivée dans cet hôpital : « Tu ne seras pas plus malheureuse que les autres ici. Si tu obéis, bien entendu ! »

Recouverte de la chemise de bain réglementaire, elle tremble de froid, de peur et de honte. Elle appréhende par-dessus tout la « strap ».

Le traitement débute par un bain d'eau glacée accompagné d'un récurage à la brosse à plancher. Le dos lui fait mal. Elle claque des dents. Elle s'accroche de tout son petit être à la pensée de cette minute où elle pourra enfin se rhabiller. Une profonde détresse creuse en son cœur de fillette de neuf ans le besoin de bras maternels qui se tendraient vers elle ; des bras qui s'ouvriraient pour la réchauffer et chasser sa douleur d'enfant. Où est-elle, cette mère qui accourrait sûrement à son aide si elle savait de quelle brutalité son enfant devient l'objet ?

Alice se tourne vers le ciel et implore la délivrance. « Et si jamais elle était déjà montée au paradis, maman ! Alors, ce serait ma chance ! Elle pourrait entendre toutes mes prières et me secourir. » Un geste de la sœur Sainte-Scholastique lui parle de prière exaucée : déposant sa brosse à plancher sur le bord de la baignoire, elle s'essuie les mains et quitte la salle de bains sans dire un mot.

Enfin seule, Alice se laisse aller à pleurer.

Sa chemise mouillée lui glace le dos. Sa gorge est crispée par le froid. La tête appuyée sur ses genoux repliés, Alice se recroqueville dans l'espoir de récupérer un peu de chaleur en attendant que la permission lui soit accordée de sortir de l'eau.

Une voix la fait sursauter :

– Tu peux te rhabiller, Alice. Mais avise-toi pas de recommencer !

– De recommencer quoi, mère Sainte-Scholastique ? Qu'est-ce que j'ai fait de si mal ? Personne ici peut comprendre qu'on s'accroche des fois sans faire exprès ?

Sa dernière phrase s'est perdue dans l'écho des pas de la sœur Sainte-Scholastique, déjà sortie du dortoir. Inutile d'espérer une réponse. Et combien plus illusoire de croire qu'on puisse tolérer une maladresse. Elle devait apprendre que les résultats font foi de tout. Elle a dérangé, elle méritait une punition, peu importent les circonstances.

Des mots comme « sacrifice », « obéissance » et « silence » résonnent d'une importance capitale dans la formation donnée à ces jeunes filles. Le souci d'économie jouit aussi d'une grande vénération, soit par nécessité, soit en vertu du vœu de pauvreté prononcé par les religieuses ; en conséquence, l'austérité caractérise tous les domaines de la consommation : il n'y a pas que l'alimentation et le vêtement qui en soient touchés ; les chaussures font l'objet de politiques de restriction et de punition. Et sur ce plan, Alice n'est pas épargnée. Comme elle entretient la mauvaise réputation d'user très vite ses souliers, elle éveille certains doutes dans l'esprit des autorités :

– Ferais-tu exprès pour briser tes chaussures, Alice ? soupçonne la sœur Rose-de-la-Paix.

– Bien non, mère. Pourquoi vous me demandez ça ?

– Parce que tu passes plus vite à travers tes souliers que n'importe quelle autre ici. Là, j'ai des vieilles bottes à finir d'user. C'est ce que tu vas mettre à partir d'aujourd'hui.

Alice considère avec dédain ces misérables galoches. Beaucoup trop longues et par surcroît doublées de flanelle, elles portent l'empreinte des pieds plats qui les chaussaient. Humiliée de se promener ainsi, Alice rage en son cœur. Les crampes lui tordent les mollets à force de marcher les orteils recroquevillés pour ne pas trop faire résonner ses talons. Les chaleurs de l'été la font davantage transpirer. Elle souffre des plaies qui se forment autour de ses chevilles. Les frottements occasionnés par l'espace vide autour de son pied déchirent cette membrane que la chaleur a tuméfiée. Les œillets de métal qui doivent laisser passer le lacet lui égratignent le dessus du pied.

Les matins se font particulièrement douloureux : la peau sèche et fendillée s'ouvre au contact du caoutchouc et la porte à boiter. Après quelques heures, la transpiration aidant, elle gagne un peu de souplesse mais pas assez pour s'y trouver confortable. La voyant de plus en plus clopiner et pleurer, la sœur Rose-de-la-Paix lui examine les pieds et reprend ses vieilles bottes. Une tendance bien connue d'Alice à infecter la moindre blessure aggrave la situation au point que la sœur Rose-de-la-Paix décide de consulter le médecin.

— Mais qu'est-ce qu'elle s'est fait aux pieds, celle-là, de demander le médecin ?

— Elle transpire énormément, de répondre la sœur Rose-de-la-Paix.

« Menteuse, hypocrite », réplique la malade dans le silence de son cœur. Ces mots se bousculent au bord de ses lèvres. Mais elle sait fort bien que les prononcer une seule fois lui mériterait une punition combien plus douloureuse que les plaies et l'humiliation actuelles !

– Tu ne peux plus porter de souliers avant deux mois, ma p'tite. On va te mettre cette pommade-là sur tes plaies. Il faudra pas y toucher, tu m'entends bien ? Si tu passes ton temps à gratter tes bobos, ça peut pas guérir. Voilà, mère Rose-de-la-Paix. Et surveillez-la bien pour ne pas que l'infection se mette là-dedans.

Plus que la colère de devoir marcher pieds nus, c'est la déception qui habite cette jeune orpheline ; son immense besoin de faire confiance aveuglément à l'adulte se heurte au comportement mensonger de cette femme que l'enfant avait portée au pinacle de la perfection.

Mais il y a plus scandaleux que ce comportement de la sœur Rose-de-la-Paix. Et combien ! Alice le découvre d'une façon tout à fait fortuite. En se rendant étendre les linges à vaisselle sur le séchoir de bois de la galerie, Alice est témoin d'une scène inimaginable : au bout de la galerie sur laquelle donnent les cellules, elle aperçoit une sœur battant une jeune fille d'environ treize ans avec une chaîne de la taille d'une laisse. Elle croit rêver. Horrifiée par ce spectacle, elle n'ose plus avancer, de peur d'être découverte ; et pourtant elle se sent happée par l'inconcevable. Elle risque deux autres pas en avant pour mieux suivre la scène. Une autre sœur intervient et frappe à son tour. La jeune fille se lamente à lui en arracher le cœur. Une surveillante s'approche ensuite, saisit la chaîne et en administre des coups sans ménagement. Alice pense s'évanouir. Puis trois autres bourreaux, ceux-là choisis parmi les pensionnaires de la salle de la victime, s'exécutent. Alice les reconnaît : ce sont des malades de la salle Saint-Gabriel.

Complètement ahurie, elle ose à peine respirer. Son regard et sa sensibilité ne peuvent en supporter davantage. Enfin quelques minutes de répit. La victime pleure encore mais aucun autre bruit ne se fait entendre. Alice avance à pas feutrés de peur qu'une surveillante soit demeurée sur place. Oui, la pauvre fille est seule enfin ! En apercevant Alice, elle la supplie d'aller lui chercher de l'eau. Mais Alice a peur de se faire prendre. Elle se faufile en hâte au dortoir et réussit à attraper un verre d'eau. Elle doit faire vite, consciente d'avoir déjà dépassé le temps normalement alloué pour étendre ses linges à vaisselle. Elle y parvient sans encombre. Enfin, elle glisse le verre d'eau entre les barreaux de la fenêtre adjacente. Une main tremblante s'en empare avec avidité. La jeune fille le vide en une fraction de seconde. À travers ses sanglots, d'une voix faible, elle balbutie :

– C'est épouvantable, c'qu'y m'ont fait... ! Y étaient sept... Puis y m'ont donné au moins trois coups de chaîne chacune...

Alice pleure aussi. Tout à coup, le carreau intérieur de la cellule s'ouvre. Alice se précipite par terre le long du mur. Elle rampe sur la galerie jusqu'à ce qu'elle soit sûre de ne plus être dans leur champ de vision. Le carreau se referme. Ouf ! Sauvée ! Elle se hâte maintenant d'aller reporter le verre à sa place. À peine engagée sur le seuil de la porte du dortoir, elle arrive face à face avec la sœur Rose-de-la-Paix.

– Ça te prend bien du temps à étendre tes linges à vaisselle, aujourd'hui ! Et puis qu'est-ce que tu fais avec un verre à la main ?

Le cœur lui fait trois tours.

– Je... je... je... je l'ai trouvé sur la galerie.

Elle l'a encore échappé belle !

Tremblante et bouleversée, elle réalise, en s'approchant de sa salle, que c'est l'heure de la récréation. L'horreur du spectacle qui l'habite ne lui laisse aucune envie d'y participer. Elle ne souhaite qu'une chose, se retrouver seule. Seule! La scène qui vient de se dérouler sous ses yeux lui a enlevé tout goût de rire et de parler. «Qu'on me laisse au moins tranquille dans ma chaise berçante», se dit-elle en luttant pour refouler ses larmes. Se distraire en regardant jouer les autres? Elle le tente sans succès. Sans cesse replongée dans le drame qui la hante, elle sursaute à tout moment comme si elle incarnait le rôle de la victime.

Après deux jours de mutisme et d'immobilité, la sœur Rose-de-la-Paix s'inquiète :

— Alice, pourquoi tu joues plus avec les autres? Si t'es malade, on va aller voir le médecin.

— Je suis pas malade.

— Va rejoindre tes compagnes, d'abord.

Malgré ses efforts pour obéir, elle éprouve une telle répugnance pour l'amusement qu'elle revient à sa chaise. Cette fois, on ne l'importune pas. Alice aspire à cette minute divine où elle pourra enfin retrouver son lit, se blottir entre ses draps et leur abandonner quelques larmes en toute tranquillité.

Ironie du sort, cette paix traditionnellement acquise à l'heure du coucher lui est confisquée ce soir-là. Une conversation vient la troubler. La sœur responsable de la salle Saint-Gabriel discute avec la sœur Rose-de-la-Paix de la possibilité de transférer une pensionnaire de son dortoir à celui-ci. En dépit de sa curiosité naturelle, Alice prête à peine l'oreille aux propos échangés entre les deux religieuses. À peine dix minutes plus tard, une «étrangère» fait son apparition;

Alice reconnaît, à n'en pas douter, une des tortionnaires à la chaîne, debout près de son lit. Sans même avoir le temps de réfléchir, elle échappe d'une voix audible :
— Nous v'là pognées avec c'te bête-là, maintenant !
La réplique ne tarde pas à venir :
— Je vas le rapporter à la religieuse de ma salle, ce que tu viens de dire.
La sœur Rose-de-la-Paix s'approche :
— Qui est-ce qui vient de parler ?
— C'est Alice pis la nouvelle venue, de répondre la plus bavarde de la place.
— J'ai pas eu à te réprimander depuis un bon bout de temps, Alice. Alors, continue de te taire. Et toi, si t'es pas contente, retourne dans ton dortoir.
Le lendemain soir allait offrir à cette nouvelle compagne de nuit l'occasion unique de poursuivre ses menaces :
— T'as pas fini, Alice Quinton. On est plusieurs filles qui se promettent de te pogner dans le corridor. Tu vas y goûter. On t'attend demain soir en s'en allant à l'orchestre.
Prise de panique, Alice lutte contre le sommeil. Avant qu'il ne la gagne, elle doit trouver une échappatoire. Les scénarios les plus divers se bousculent dans sa tête ; ils lui suggèrent instamment la dénonciation, pratique plus que populaire dans cette maison. Tout compte fait, elle préfère subir les conséquences de cette solution plutôt que de se faire piéger par cette fille sauvage et méchante. Elle ne veut surtout pas lui concéder le pouvoir de contaminer la seule joie pure qu'il lui soit permis de vivre dans cette maison : ses cours de violon. D'autant plus que le dédale de corridors qu'elle doit emprunter pour s'y rendre favorise au

maximum la mise en œuvre de plans malveillants. À la recherche du moment idéal pour s'ouvrir à la sœur Rose-de-la-Paix, Alice retourne dans sa tête cinquante formulations différentes pour aborder sa responsable de salle de manière à n'être pas éconduite dès la première phrase. La cloche du réveil la ramène instantanément à l'une d'entre elles, comme si elle n'avait pas fermé l'œil de la nuit.

La pause qui suit le déjeuner semble le moment tout désigné pour aborder sa responsable :

– Mère Rose-de-la-Paix, j'ai quelque chose de grave à vous dire.

Un voile de sévérité recouvre soudainement le visage de la religieuse. L'effet visé est atteint. Prise à l'écart, à l'abri de toute indiscrétion, Alice raconte en détail toute la scène de torture dont elle a été témoin trois jours plus tôt. La sœur Rose-de-la-Paix l'écoute en silence, soucieuse de ne laisser paraître aucun jugement. Le récit terminé, elle s'en tient à une question :

– Pourquoi t'es pas venue m'en parler à ce moment-là ? J'aurais pu faire quelque chose pour cette pauvre fille.

Alice croit à la sincérité de ces paroles. La sœur Rose-de-la-Paix a fait preuve d'humanité à plusieurs reprises. Elle en témoigne dès cet instant envers Alice ; à compter de ce jour, elle ne l'autorise plus à circuler seule en dehors de la salle.

Bien plus, une douce combinaison de complicité et de protection se traduit dans certains gestes : ainsi, lorsque vient le moment de remplacer une vadrouille trop usée, la sœur Rose-de-la-Paix invite Alice à l'accompagner jusque dans une sorte d'entrepôt où les choses les plus insolites sont rangées avec une minutie exemplaire. Des piles de tissus aux coloris variés retiennent l'attention d'Alice. Elle se permet de rêver à l'éclat que prendraient certains d'entre eux, taillés en jolie robe de printemps. D'ailleurs, la sœur Rose-de-la-Paix excelle en couture; son ingéniosité lui a déjà inspiré plus d'une cinquantaine de modèles différents, l'été dernier. Pourquoi ne pas lui suggérer d'utiliser ces tissus pour remplacer les robes de l'an passé, devenues trop petites? Mais chut! Des pas se dirigent vers elles et la soustraient brutalement à sa rêverie. Une inquiétude soudaine se lit sur le visage de la sœur Rose-de-la-Paix. Alice prend peur avant même de savoir de qui il s'agit. Misère! C'est l'une des deux sœurs à la chaîne. Cramponnée à la jupe de sa protectrice, elle tremble de tous ses membres. La sœur Rose-de-la-Paix la saisit par le bras droit et lui siffle entre les dents :

– Reste là, Alice, n'aie pas peur! Et qu'elle vienne te toucher, pour voir!

Alice ne sait comment interpréter l'attitude de la sœur Rose-de-la-Paix. Elle croit y percevoir un étrange mélange de culpabilité, de crainte et de colère. Mais pour quelle raison? Colère, oui, à cause de ce qu'Alice lui a révélé de la cruauté de cette sœur envers la jeune fille de la salle Saint-Gabriel. Mais pourquoi la sœur Rose-de-la-Paix se comporte-t-elle comme si elle était surprise en flagrant délit? Pourquoi se sent-elle pressée de justifier leur présence en ces lieux? D'un sourire soudainement endimanché, elle prévient leur visiteuse :

– J'ai amené ma jeune fille se choisir une nouvelle vadrouille; la sienne était usée à la corde.

– C'est-i fin un peu!

Cette réplique à la saveur de grimace lui donne un air diabolique. À la grande surprise d'Alice, la conversation se poursuit dans une grande sérénité. Les bras croisés dans ses larges manches de robe, la sœur Rose-de-la-Paix contrôle parfaitement bien la nervosité qu'elle n'avait pu cacher quelques instants plus tôt. Alice ne cesse pour autant d'avoir mal au ventre, du simple fait de se retrouver en présence de cette tortionnaire. La sœur Rose-de-la-Paix veut la rassurer :

– Calme-toi, Alice. Tu vois, tout s'est bien passé !

Les pas se perdent dans les escaliers et ramènent la sœur Rose-de-la-Paix et sa protégée au but premier de leur visite à la réserve. Les deux rescapées se réjouissent d'avoir échappé à l'on ne sait quel cataclysme.

Quelques semaines plus tard, Alphonsine, une orpheline de la salle Saint-Gabriel, vient à son tour dormir avec les pensionnaires de la salle Saint-Michel. Cette nouvelle compagne de nuit, contrairement à la précédente, reçoit très tôt un accueil des plus favorables : pour avoir déjà partagé leur vie de groupe, elle est autorisée à joindre les pensionnaires de la salle Saint-Michel avant l'heure du coucher. Elle se choisit deux confidentes, Alice et Béatrice, à qui elle dévoile les incroyables atrocités qui se commettent dans son dortoir :

– Y a un bébé dans notre groupe, raconte Alphonsine. Elle s'appelle Michelle. Elle a trois ans.

Toutes les filles de la salle l'avaient remarquée, cette fillette, à leur arrivée. Comme les répétitions et la représentation des pièces de théâtre se déroulaient dans cette grande salle, cette bambine avait tôt fait d'attirer l'attention de tout le monde ; elle semblait tellement normale ! Le fait qu'on l'ait placée dans ce groupe de quatre-vingt-quatre malades dont plusieurs figuraient parmi les plus perturbées avait toujours fortement intrigué et peiné Alice.

– Michelle a un problème, d'expliquer Alphonsine. La nuit, elle crie et pleure pendant des heures. C'est pour ça que la sœur a placé son lit le long du mur de sa chambre. Quand les pleurs commencent, elle ouvre le carreau placé juste au-dessus de la couchette et là, elle la soulève par les cheveux et la tire dans sa chambre par le carreau. Si tu savais ce qu'elle fait après... Moi, je suis pas capable d'entendre ça sans avoir le goût d'aller la bûcher, la sœur Marie-des-Sept-Douleurs. Écoute! Elle prend la petite Michelle et la tape tellement fort qu'on entend tout dans le dortoir. Elle la bat tant qu'elle arrête pas de pleurer.

– Qu'elle est bête, cette sœur-là, de répliquer Alice, un sanglot dans la gorge! Elle mériterait juste de se faire battre à la «strap», elle aussi.

Si elle n'avait déjà été témoin d'une scène tout aussi cruelle en allant étendre ses linges à vaisselle, Alice aurait peine à croire à de telles monstruosités. Elle souhaiterait que ces récits soient exagérés, qu'ils ne soient que le produit d'une imagination délirante. Elle consulte sa grande amie Béatrice :

– Penses-tu que c'est vrai, ce qu'elle nous raconte, Alphonsine?

– Moi, je pense que oui. Je trouve qu'Alphonsine est pas assez intelligente pour inventer tout ça!

– Puis, pourquoi qu'elle prendrait le risque de nous raconter des grosses menteries comme ça? S'il fallait qu'elle se fasse déclarer, elle paierait pour, hein?

– Sais-tu quoi, Alice ? Moi, je pense qu'Alphonsine a trop de peine pour garder ça pour elle toute seule. C'est pour ça qu'elle nous en parle, à toi puis à moi.

– Moi aussi, c'est ce que je pense, Béatrice.

– En tout cas, moi, j'y ai bien promis de jamais le dire.

– Moi aussi. Jamais je la déclarerai. Mais j'aimerais ça qu'on trouve un moyen de faire arrêter ça.

– J'vois pas comment qu'on pourrait faire à part de la cacher, la petite Michelle.

– Ouais ! Puis ça, c'est pas facile ! Alphonsine pourrait le faire mieux que nous autres, en tout cas. Mais je pense pas qu'elle fasse ça.

Vouées à l'impuissance, les deux fillettes, davantage alertées, notent des changements alarmants chez la petite Michelle : des ecchymoses apparaissent sur son visage et sur ses membres. Les filles de la salle Saint-Michel ont le loisir de l'observer de plus près ce lundi midi, alors qu'elles doivent attendre que le réfectoire soit libéré pour commencer leur répétition de la prochaine pièce de théâtre. Alice prévient Béatrice d'un énergique coup de coude :

– Regarde, c'est la sœur Marie-des-Sept-Douleurs qui s'en vient avec la petite Michelle.

D'un pas déterminé et trop rapide, la sœur traîne la petite par le bras. Elle s'arrête à la table contre laquelle Alice et Béatrice sont appuyées. D'un mouvement brusque, la sœur Marie-des-Sept-Douleurs saisit Michelle, et elle l'assoit si brutalement, en lui frappant l'abdomen sur le bord de la table, qu'Alice, placée tout près d'elle, s'exclame tout haut :

– Ah, qu'elle est bête ! Elle va la défoncer !

Se sentant aussitôt concernée par cette réflexion, la religieuse réagit une fois de plus avec duplicité : mine de rien, elle dévie le mouvement de son bras pour flanquer à l'insolente un coup de coude en plein visage. Instinctivement, Alice se penche et réussit à l'éviter.

Les semaines s'additionnent alors que la bambine régresse visiblement :

– Ça se peut-tu, Alphonsine, que la petite Michelle soit plus malade de ce temps-ci ?

– Oh oui ! On dirait qu'elle est trop malheureuse pour jouer comme avant. J'essaie, mais elle veut plus faire de jeux. Y a des fois qu'elle répond même pas. C'est rendu assez triste de la voir. Elle parle presque plus jamais. Même qu'elle pleure plus beaucoup non plus. On dirait que sa pensée est rendue très loin...

– C'est ça, hein ? Me semblait, aussi, qu'elle était plus comme avant. Elle pleure encore la nuit ?

– Oh oui ! Ça, par exemple, ça a pas changé.

Exaspérée, la sœur Marie-des-Sept-Douleurs aurait décidé de mettre fin à ces séances de cris nocturnes : Michelle doit finalement dormir dans une petite pièce suffisamment retirée pour ne plus perturber le sommeil de qui que ce soit. Emprisonnée dans sa camisole de force et attachée à sa couchette, elle ne cause plus de problèmes. Elle peut même se permettre de mourir sans déranger personne.

Avec la même discrétion, elle est recueillie par la morgue Fleury le matin même de son décès. Une tumeur au cerveau, dit-on, ne lui aurait pas permis de vivre au-delà de cinq ans. Ce matin-là, la sœur Marie-des-Sept-Douleurs porte des traces de larmes sur son visage. Contrairement aux traditions de la maison, les pensionnaires n'ont pas le droit de circuler une à une près du corps de la petite Michelle avant son enterrement. On doute même que l'employé désireux de l'adopter dès son arrivée à l'institut ait fait exception.

Alice est fort troublée par ce décès ! Une grande tristesse l'habite à la pensée de ne plus jamais revoir le bébé de la salle Saint-Gabriel. Elle ne comprend pas qu'il soit normal de mourir à cet âge ! Par contre, elle se réjouit de la libération que la mort lui apporte. Sortir de cette salle infernale pour se retrouver au paradis lui semble enviable. Et combien plus lorsqu'elle est informée d'une activité pour le moins étrange, toujours dans ce même groupe : les duels.

– Pourquoi sœur Marie-des-Sept-Douleurs oblige les filles à se battre dans votre salle, Alphonsine ?

– Je le sais pas, mais personne a le droit de se cacher ou de se trouver une raison pour pas se battre.

– Moi, en tout cas, je me battrais pas, maintient Alice.

– Tu dis ça, hein ? Mais il t'arriverait la même chose qu'à Marie-Paule, l'autre jour.

– Qu'est-ce qui lui est arrivé ?

– Elle a dit qu'elle avait trop mal au ventre. Puis elle est partie aux toilettes. Ben, sais-tu ce que la sœur a fait ?

– Non !

– Elle a obligé Florida à aller lui pincer les deux... tu devines quoi... et le ventre jusqu'à tant que Marie-Paule décide de se lever de sur le siège.

Ces batailles organisées cachaient-elles un but thérapeutique ? Étaient-elles considérées comme un moyen de défoulement collectif ? Un défoulement dirigé qui aurait eu pour effet d'éviter toute explosion d'agressivité non planifiée ? Chose certaine, toutes devaient s'y soumettre sans discussion.

Une série de découvertes du même ordre fait réaliser à Alice qu'elle vit vraiment dans un monde insensé. La menace de la sœur Aimé-de-Jésus de l'envoyer chez les fous si elle n'écoutait pas aurait dû être prise au sérieux. Alice le comprend maintenant. Et dire qu'elle avait répondu : « Tant mieux ! », croyant qu'on la laisserait alors tranquille. Parfois, elle se demande même qui sont les vraies malades mentales. De telles sauvageries lui font considérer la cruauté comme une forme d'idiotie. Elle la redoute pour elle-même cette folie. Elle craint d'en être atteinte un jour comme on attrape la rougeole, à l'improviste ou par contact.

Occupée à repriser des bas avec Mademoiselle Claire, elle cherche un apaisement à son inquiétude :

– Garde Claire, les malades qui sont ici, est-ce qu'elles étaient folles avant d'arriver ?

– Je le sais pas, Alice. J'ai pas toujours été ici, moi.

– Est-ce que ça peut arriver que je devienne folle moi aussi, à force de rester ici ?

– Ma pauvre petite Alice, tu te mets de drôles d'idées dans la tête, toi.

– Comme ça, vous pensez que c'est pas dangereux pour moi ?

– Ben voyons, pourquoi tu penses à ça ?

– J'ai très peur, des fois, garde Claire. Je voudrais assez pas finir comme la petite Michelle.

– Ben non, Alice.

Un indice sécurisant lui vient à l'esprit : pour les avoir très souvent observées, elle sait que les « démentes » ne répliquent pas lorsqu'elles sont maltraitées. Elles se contentent de pleurer ou de pousser des gémissements comparables à ceux d'un animal pris au piège. Or, Alice écope souvent de punitions à cause de sa mauvaise habitude de répliquer. Elle considère donc qu'elle n'est pas contaminée pour l'instant.

Pour elle comme pour plusieurs de ses compagnes, le mystère demeure complet quant aux motivations qui poussent des religieuses à de telles méchancetés. Sans doute ces fillettes ignoraient-elles que ces femmes n'avaient jamais choisi de travailler dans un asile; qu'elles y étaient contraintes par leur vœu d'obéissance, sans égard pour leurs goûts et talents personnels. Elles étaient loin de soupçonner qu'un certain nombre de jeunes filles n'entraient pas dans les ordres par vocation : les unes allaient y noyer une peine d'amour alors que d'autres s'y retrouvaient parce qu'il était de mise que chaque famille consacre une de ses filles à Dieu.

Et quelle femme n'aurait pas ressenti une fatigue excessive à travailler sept jours par semaine auprès de cinquante à quatre-vingts jeunes plus ou moins handicapées, avec une seule aide laïque ? D'aucuns savent bien que le coutumier des communautés ne prévoyait pas de vacances pour ses religieuses ; seule la retraite annuelle favorisait une pause bien méritée. Et comment oublier que la mentalité de cette époque voulait que les enfants conçus dans le péché soient châtiés, comme s'ils en portaient eux-mêmes la responsabilité ? De la même façon, un enfant infirme était considéré comme le fruit probable d'un lien consanguin ; il apparaissait donc normal qu'il naisse dément ou difforme pour punir les fautifs. Mais en luttant contre le «mal», ces «élues de Dieu» n'arrivaient-elles pas à châtier le fruit de ce prétendu mal plutôt que ses auteurs ?

L'orchestre et la chorale procurent les seules joies dignes de ce nom aux orphelines qui ont la chance d'en faire partie pour le service du culte.

Les autres plaisirs qu'Alice essaie d'arracher au hasard des événements cachent souvent une facette désagréable : tantôt c'est l'appréhension de se faire dénoncer, tantôt c'est la crainte d'être punie. Et lorsque l'occasion se présente d'inverser les rôles, elle hésite à peine. Ainsi, lorsque la sœur Rose-de-la-Paix constate la diminution de ses réserves de lingerie, elle trouve sur sa route une complice idéale pour mener son enquête :

– As-tu remarqué, Alice, que ma lingerie baisse vite depuis quelques semaines ?

– Oui, mère, je le sais !

– Tu sais quoi, Alice ?

– Si je vous le dis, j'ai peur que vous me croyiez pas.

– Dis toujours ! On verra !

– Elle va se fâcher contre moi si elle apprend que c'est moi qui l'ai dit.

– Je vais garder le secret, Alice. Je te le promets. Mais, dis, de qui tu veux parler ?

– C'est que l'autre jour j'ai vu la deuxième surveillante entrer dans la lingerie ; puis quand elle est sortie, longtemps après, elle avait deux sacs pleins dans les bras.

– Quand ça, l'autre jour ?

– Quand vous avez pas voulu que j'aille jouer dehors avec les autres. Vous m'avez obligée à rester ici pour faire le ménage de la salle.

Un premier rapport déposé au bureau de la Mère économe et ensuite acheminé aux policiers permet à ces derniers d'effectuer une perquisition pour le moins profitable, au domicile de l'employée.

Félicitée pour sa franchise, Alice ne craint pas moins l'éventuel retour de cette employée et les dénonciations dont elle pourrait être l'objet. Par contre, elle sent monter la confiance entre elle et la sœur Rose-de-la-Paix. Elle compte bien conserver ce climat de saines relations. Et pourtant son côté espiègle ne perd pas pour autant de sa vivacité. Après une semaine où Alice a été particulièrement agitée, Mademoiselle Claire, la surveillante de sa salle, décide de la priver du plaisir de regarder un film avec ses compagnes. La projection d'*Aurore, l'enfant martyre* aurait beaucoup intéressé Alice. Révoltée, cette dernière menace sa surveillante de se venger.

– Ah oui ? Tu veux te venger ? Alors, on va se venger à deux, ma p'tite.

Rouge de colère, Mademoiselle Claire saisit le balai et frappe Alice de plusieurs coups dans le dos avec une violence insoupçonnée. Le cœur et le corps broyés par la douleur, Alice suffoque sous les coups. Les cris de la victime semblent impuissants à calmer la colère de la surveillante. Meurtrie tout autant par sa grande déception que par ces actes de violence, Alice cuve sa peine seule dans son lit, le reste de la soirée. Recroquevillée sur sa douleur, elle sanglote sans que personne ne se sente concerné. La douleur est monnaie courante dans cette maison ; à force de la côtoyer, on n'y fait plus attention ; c'est à se demander si on n'est pas arrivé à s'immuniser contre toute expression de souffrance.

Le lendemain matin, les meurtrissures se font plus douloureuses encore. Mademoiselle Claire entre dans la salle juste après le déjeuner. Alice, fidèle à son poste, occupe sa chaise berçante portant le numéro 26 ; ce matin, contrairement à son habitude, elle ne joue pas au professeur avec ses compagnes de classe. La tête basse et le regard fixé sur ses genoux, elle demeure enfermée dans son malheur de la veille. Mademoiselle Claire s'approche :

– T'as vu comme j'étais capable de me fâcher, hein ? lui dit-elle en se penchant, les mains appuyées sur les bras de sa chaise.

Alice ne lève pas les yeux. De longs sanglots lui nouent la gorge et la secouent ; les douleurs se font aussitôt ressentir dans le bas de son dos ; elle s'efforce de remuer le moins possible, mais la présence de Mademoiselle Claire a ravivé sa peine. Alice l'aimait, Mademoiselle Claire ! Et même après cet événement incompréhensible pour une enfant de dix ans, plus espiègle que méchante, Alice l'aime encore. Chez elle, la douleur n'appelle pas immanquablement l'amertume.

Les séquelles que cet accès de colère a laissées dans le corps d'Alice la suivront pendant plus de vingt ans, causant des abcès à répétition au bas de son dos et l'obligeant à subir une intervention chirurgicale.

Il va sans dire qu'en ces années 1940-1950 les crèches et les orphelinats débordent ; une politique gouvernementale propose comme solution que les orphelinats ne gardent dans leurs classes que les « enfants éducables », à qui ils dispenseront une éducation et une instruction soignées. Les autres enfants seront intégrés dans des asiles pour y accomplir différentes tâches d'entretien tout en parachevant une scolarisation de base. Le premier ministre Maurice Duplessis impose alors à plusieurs institutions l'admission des jeunes « aliénés » dont les soins seront confiés en partie aux orphelines « non éducables ». Ainsi, en 1950, la Maison Sainte-Domitille de Laval-des-Rapides déverse son trop-plein au Mont-Providence, une magnifique résidence que les subventions des gouvernements fédéral et provincial financent à ces fins. D'autre part, l'hôpital Saint-Julien bénéficie d'un octroi qui lui permet l'érection d'une annexe de deux étages en attendant la construction du pavillon Notre-Dame en 1953.

Un double mouvement d'intégration caractérise cette décennie : des aliénés dispersés en milieu éducationnel reconverti en milieu psychiatrique, et des enfants normaux internés avec les malades mentaux jusqu'à leur majorité ou davantage, selon le cas. Il est d'usage, donc, dans tout internat, que les pensionnaires soient soumis à des travaux d'apprentissage et d'entretien. La particularité se trouve dans la cohabitation des aliénés et des enfants normaux ou légèrement perturbés. À moins que pour chacun d'eux, un dossier médical faisant état de débilité mentale n'ait été produit, comme dans le cas d'Alice ! Nous ne sommes pas sans savoir aussi que les subventions gouvernementales étaient octroyées au prorata du nombre d'« idiots » internés. Il était donc avantageux financièrement de déclarer le plus grand nombre possible de pensionnaires sous la rubrique de l'arriération mentale.

Des statistiques nous révèlent la montée effarante du nombre d'internés entre 1941 et 1961. Pour ne nommer que l'hôpital Saint-Julien, le nombre de malades y est passé de huit cents à mille quatre cent quatre-vingt-quinze. Conséquemment, les filles de dix ans et plus doivent donc sacrifier les périodes de scolarisation de l'après-midi à l'apprentissage du travail. Trois heures par jour sont consacrées à la confection de catalogne, sur métier, au tricot à l'aiguille ou à la machine et au montage de chapelets destinés à la vente.

Alice se voit d'abord affectée à l'arrondissage des perles de chapelet à l'aide d'un appareil approprié. Loin d'exceller, elle en rate plus que la quantité acceptable. La religieuse surveillante s'indigne :

– Quel gaspillage ! Ça mérite pas moins qu'une volée à la «strap» de si mal travailler !

– C'est pas de ma faute, c'est la première fois que je fais ça, échappe Alice.

Exaspérée par sa réplique et son inaptitude, la sœur responsable des ateliers se fait un plaisir de lui administrer une volée à la courroie de cuir. Une deuxième tentative, cette fois au métier à tisser, ne donne que des résultats peu satisfaisants. Les exigences physiques de ce travail sont à ce point disproportionnées aux capacités d'une enfant de onze ans qu'Alice décide de porter plainte à la sœur Rose-de-la-Paix :

– J'ai toujours mal dans le dos depuis que je tisse des catalognes. En plus, je me fais tout le temps crier après parce que je vas pas assez vite.

– C'est vrai que ça doit être fatigant pour toi, ce travail-là. Faut dire que le fait que tu aies les bras et les jambes plus courts que les autres filles de ton âge, ça t'aide pas. De toute façon, j'ai besoin de quelqu'un pour des petits travaux de couture ; c'est toi que je vais garder avec moi.

– Qu'est-ce que vous allez me faire faire, au juste ?

– Tu vas commencer par repriser les bas...

– Je sais comment les repriser.

– Oui, puis tu le fais très bien, en passant. Mais je voudrais surtout que tu t'exerces à faire des reprises invisibles ; on aura beaucoup de travail à te donner si tu réussis.

– J'aime beaucoup faire ça, mère Rose-de-la-Paix. J'ai regardé souvent les autres filles qui en faisaient. Je le sais maintenant.

Privilégiée, Alice l'était à certaines heures.

À ce changement important s'ajoute, quelques semaines plus tard, un événement porteur d'espoir : quelques pensionnaires de la salle sont choisies et conduites dans un local particulier où de jeunes médecins les attendent. La sœur Rose-de-la-Paix, particulièrement fière de ses filles, les submerge de recommandations :

– Écoutez-moi bien, les petites filles. Vous écoutez bien la question, puis vous prenez votre temps pour répondre.

– Est-ce qu'on va avoir une récompense si on a des bonnes notes ? demande Alice.

– Toute une récompense, ma belle !

– Oui ? Quoi ?

– Peut-être que tu pourras t'en aller dans un couvent normal après ça.

– Oh ! Ça, ça serait l'fun !

Une vingtaine de jeunes orphelines se rendent à la nouvelle salle de théâtre, partiellement aménagée ; elles sont exceptionnellement accompagnées de la sœur Rose-de-la-Paix. Plus de dix jeunes messieurs sont assis chacun à une table et attendent leurs patientes. Alice se sent à la fois nerveuse et exaltée.

Le test est constitué de questions orales et d'objets à identifier. Suivant la recommandation de la sœur

Rose-de-la-Paix, Alice prend le temps de réfléchir avant de répondre. Un seul objet parmi tous ceux qui lui sont montrés lui cause un problème. Jamais encore elle n'a vu un article semblable. On lui apprend qu'il s'agit là d'un portefeuille. Alice quitte la salle très satisfaite de sa performance. Tout comme ses compagnes, elle attend avec fébrilité ce jour où on viendra l'informer de son transfert. Ce jour qui la délivrera de la terreur que lui font vivre certains événements et certaines personnes dans cet institut.

Ce jour n'en finit plus de se faire attendre. La lassitude brouille sa faculté d'espérer. Les semaines et les mois s'écoulent sans qu'aucun résultat ne leur soit divulgué; et personne d'entre elles n'aura quitté l'asile à la suite de cette évaluation.

Ces petites filles ont-elles été utilisées comme simples cobayes pour de jeunes étudiants en psychiatrie alors qu'on leur faisait miroiter la possibilité de sortir de cet asile? Ces jeunes orphelines manifestèrent-elles des symptômes de débilité au cours de ces tests? Et dans la négative, qu'advint-il des résultats obtenus par ces jeunes médecins? De tels constats pouvaient-ils être tenus sous silence? Tout nous porte à répondre par l'affirmative. Existait-il d'autres cas semblables à celui d'Alice dans cet hôpital? Des orphelines faussement étiquetées «débiles mentales profondes»? Hélas! nous en connaissons plus d'une qui se prénomment Marie-Jeanne, Bernadette, Marguerite, Rose-Aimée, Marie-Anne, Hélène, Marie-Berthe, Yvonne, Albertine, Marie-Paule, Nicole, Micheline, Huguette, Aline, Denise, Jeannette, Thérèse et Béatrice. Toutes des jeunes filles qu'Alice considère comme parfaitement normales.

Comme toutes les autres dont on ignorait les origines, elles n'ont pas été épargnées dans cet asile. Par contre, celles qui y étaient amenées par leur famille recevaient un meilleur traitement.

Qu'il nous soit permis de douter de la volonté des autorités de libérer les orphelines alors qu'elles devenaient de plus en plus utiles. Encore fallait-il trouver où les héberger. Les orphelinats débordaient encore vers les années cinquante. Bien plus, de pleins autobus de malades mentales arrivèrent de Giffard, de Roberval et de partout dans la région de Québec aussitôt que l'hôpital Saint-Julien eut annexé un nouveau pavillon. Or, le début de cet exode des enfants de la crèche vers les asiles coïncide étrangement avec l'arrivée au pouvoir de Maurice Duplessis en 1944. Quelle compensation pouvait-il offrir aux asiles en retour de l'hébergement massif des orphelins en milieu psychiatrique? S'était-il jamais interrogé sur les effets que pouvait avoir sur des enfants normaux leur incarcération dans un tel milieu? Comment pouvait-on s'imaginer que jamais la loi du silence ne serait violée?

En effet, les seuls transferts dont Alice est témoin cette année-là ne sont pas de nature à la rassurer. Ce sont les «gros cas» qui en font l'objet et ils sont destinés à l'hôpital Saint-Michel-Archange. Ces départs terrorisent celles qui en sont témoins. Alice n'oubliera jamais le spectacle de cette compagne étendue sur une civière, revêtue de la camisole de force et plongée dans le sommeil artificiel du Démérol. On l'avait informée qu'elle était menacée d'aller y subir la lobotomie parce que trop révoltée. «Aujourd'hui, on n'a plus de misère avec ces filles. Elles ne mangent plus seules, elles bavent et sont confuses mais soumises. » Cet aveu d'une sœur qui avait vécu son initiation à Saint-Michel-Archange crée une hantise que chaque menace de punition vient amplifier dans l'esprit d'Alice. D'autant plus qu'elle connaît bien cette compagne, même si elle ne vit pas dans la même salle qu'elle. Le fait que cette fille était normale à son arrivée à l'asile ne la rassure guère sur le sort qui lui est réservé à la moindre infraction. Infraction ? Que dis-je ? Même les accidents servent de prétextes aux punitions : cette malheureuse était accusée d'avoir délibérément causé une fracture au bras d'une compagne pendant une partie de ballon. Cette manœuvre, jugée pour le moins malhonnête, devait être sévèrement punie : battue et malmenée, la présumée coupable passe de l'indignation à la révolte. Nouveau chef d'accusation : elle est devenue trop dangereuse pour ses compagnes. Cinq fois déjà, les responsables de salle s'en étaient déchargées au détriment d'un autre groupe, mais bien davantage encore, au détriment de la victime même : car, d'une fois à l'autre, elle se voyait condamnée à vivre avec des malades de plus en plus perturbées, menacée de redoutables sévices.

À la suite de cet événement, les orphelines s'acquittent de leurs tâches dans la plus grande soumission. La peur de passer au traitement ou d'être déportées à l'hôpital Saint-Michel-Archange dans un état d'inconscience, leur inspire un esprit d'obéissance à toute épreuve.

Lorsque la construction de la nouvelle salle de théâtre est achevée, la Mère économe sélectionne une douzaine de filles de douze à quinze ans dans chacune des deux salles Saint-Michel et Saint-Raphaël, pour s'attaquer au récurage du parquet. Armées de brosses à plancher, à genoux deux à deux de chaque côté de leur chaudière, elles rivalisent d'ambition : elles parient sur l'équipe qui arrivera le plus vite au bout de l'allée. Inexpérimentées et discrètement enjouées, elles passent quatre heures à se promener ainsi à quatre pattes, se partageant le transport du seau ; elles prennent plaisir à aligner leurs douze récipients et à observer les contours qu'elles dessinent, ainsi accroupies. Malgré tout, les résultats sont tels que la Mère économe s'en émerveille :

– Que vous avez bien travaillé ! Maintenant, j'ai une surprise pour vous autres ! Venez près de la porte. Regardez dehors.

Un gros camion chargé de gâteaux Vachon les attend. Leur course, leur bousculade et leur voracité étonnent le chauffeur, qui est loin de se douter que ces jeunes filles voient ses petits gâteaux pour la première fois de leur vie. Quoi d'étonnant à ce qu'elles se précipitent pour déguster toute la gamme de saveurs présentée !

La grande chapelle terminée, elles anticipent le plaisir de revivre cette délicieuse expérience. Pour sa part, Alice jouit d'un privilège plutôt exclusif pour une jeune fille de douze ans : tante Yvonne lui attribue l'insigne honneur de l'aider à vérifier l'acoustique de la nouvelle chapelle en y interprétant quelques pièces de violon. Indûment postée dans la chaire du prédicateur – « Excusez-moi, Monsieur l'aumônier » –, elle s'exécute. Au fil des pièces musicales, le sourire ravi de tante Yvonne l'incite à poursuivre. Alice se sent transportée par les vibrations que la grande voûte laisse tomber comme des fleurs effeuillées sur la nef. Elle est habitée par la merveilleuse impression de promener son archet sur un nouvel instrument, un instrument d'une sonorité à la fois puissante et grandiose. Sous les cabrioles de son imagination, la chapelle se transforme miraculeusement en une grande salle de concert remplie de personnes élégantes. Ce public l'attend, elle, Alice Quinton, la jeune virtuose et son inséparable violon. Il la réclame. Elle le tient suspendu à son premier mouvement d'archet avec une allégresse indéfinissable, lorsque tante Yvonne l'invite à sortir... L'expérience est terminée... et son rêve inachevé.

Ce rêve né à l'aube de son expérience musicale lui fait anticiper des réalisations aux limites du concevable. Les événements honorifiques de la maison semblent tout désignés pour en poser les jalons; ainsi, la célébration du vingt-cinquième anniversaire de services du médecin en chef à l'hôpital Saint-Julien. Mais, hélas! ce fantasme s'est à peine profilé dans l'accompagnement d'une pièce musicale pour ballet. Une chorégraphie où les neuf danseuses portaient sur la bavette de leur tablier une grosse lettre de carton doré et ponctuaient leur dernier mouvement de manière à ordonner les lettres du slogan de la journée : « VIVE LE JUBILÉ » !

Alice, déçue de n'avoir pu en une telle occasion exprimer son talent musical de façon plus tangible, boude et sous-estime tous les efforts que tante Yvonne s'est imposés pour aller prendre des cours de ballet à Thetford-Mines afin de leur en donner à elles pour le spectacle de ce jubilé d'argent.

Enfermée dans sa déception, elle se refuse à l'allégresse qui caractérise cette fête. Au creux de cette solitude, elle n'a de désir que pour ce jour où il lui sera donné de sortir de cette prison. Quelques orphelines de son groupe jouissent de ce privilège de façon occasionnelle mais combien enviable! Elles ont eu la chance de n'avoir pas reçu le sacrement de confirmation avant d'entrer à l'asile; cela leur donne la possibilité d'avoir une marraine parmi les bonnes dames du village ou la parenté des employés. Certaines marraines reçoivent la permission d'emmener leur filleule en promenade et même en vacances dans leur famille. Là encore, tante Yvonne fait sa part. Alice n'est donc pas surprise mais peinée lorsqu'elle lui annonce que l'orchestre fera relâche pour les deux semaines suivantes :

– Je pars en vacances et j'emmène ma filleule avec moi, confie-t-elle, toute réjouie.

Alice ne se cache pas d'envier le sort de cette fille qu'elle voit partir en vacances avec tante Yvonne pour la deuxième fois. Elle a beau se répéter que c'est normal qu'une filleule jouisse d'un tel privilège, elle ne se sent pas moins défavorisée, elle qui ne peut qu'imaginer la saveur du mot « vacances ». Elle n'est pas sortie de cet établissement depuis cinq ans.

Cinq ans! Cinq ans de réveils en tous points pareils les uns aux autres! Cinq ans de discipline institutionnelle sans aucun répit! Cinq ans à n'avoir rien d'autre à raconter que ce que tout le monde sait déjà. Cinq ans à écouter les « sparages » des vacancières à leur retour. Cinq ans à se contenter d'imaginer à quoi ressemble le vrai monde.

Une grande tristesse l'envahit et des larmes coulent effrontément sur ses joues. Du revers de la main, elle dévie leur parcours, échappant ainsi à la perspicacité de tante Yvonne. La jeune violoniste mise sur le déchiffrage de sa pièce musicale pour distraire sa peine. Cette dernière fait le poids et lui pousse un sanglot

dans la gorge. Des larmes coulent sur son violon. Tante Yvonne interrompt la répétition sur-le-champ :
– Voyons, Alice ! Pourquoi tu pleures ?
– Rien, rien ! soutient Alice sans lever la tête.

Afin de ne pas retarder les autres musiciennes, tante Yvonne préfère la retenir après la répétition.
– Tu vas me dire maintenant pourquoi tu pleures ?
– Je n'ai pas de chance, moi. Jeannette, elle est chanceuse, elle.

Tante Yvonne la regarde d'un air moqueur et lui annonce :
– Mais tu viens avec nous toi aussi, Alice !

Au comble de la surprise, Alice le lui fait répéter deux fois.
– J'y vas pour vrai, tante Yvonne ? Avec vous deux ?
– Bien oui, Alice ! Mais si tu t'étais montrée jalouse, j'aurais changé d'idée. J'aurais emmené quelqu'une d'autre à ta place.

Décelant l'inquiétude sur le visage d'Alice, elle s'empresse de dissiper les doutes qui menacent de ternir sa joie :
– Rassure-toi, Alice. J'ai obtenu la permission de l'hospitalière et de la sœur Rose-de-la-Paix.

Une joie exubérante la transporte au-delà du sommeil qu'elle aurait dû normalement trouver sur son oreiller. Et pour tante Yvonne aussi, un tel événement mérite une attention particulière. Ainsi, dès le lendemain matin, elle entreprend les soins de beauté qui feront de sa protégée une élégante demoiselle. Une permanente de marque « Rêve » devrait métamorphoser ces cheveux rebelles en boucles soyeuses. Ironie du sort, cette permanente ne dure effectivement que le temps d'un rêve. Déçue, les cheveux en aiguillettes, Alice doit maintenant se choisir une robe pour le départ ; au bureau de l'hospitalière, des réserves devraient offrir aux deux jeunes vacancières les vêtements requis pour une quinzaine à l'extérieur de la pension. Alice en choisit une de soie bleue pour le grand jour du départ. L'hospitalière la lui concède en ne manquant pas d'ajouter une ribambelle de recommandations.

En dépit de sa prévoyance naturelle, elle allait oublier un aspect de la réalité en autorisant cette sortie : Alice ne sait pas manger avec une fourchette ! Une telle inaptitude constitue un handicap non négligeable quand il s'agit de s'intégrer le moins gauchement possible dans la société. Mais jamais dans cette maison les pensionnaires, tant orphelines que « démentes » n'ont utilisé d'autres ustensiles que des cuillères. Craignant de voir un autre rêve s'écrouler, Alice s'empresse de convaincre l'hospitalière :

– Je vous promets de faire comme il faut. Je vais laisser les autres commencer les premiers.

– On va te donner une chance de bien te comporter, Alice.

La journée avance à pas de tortue. Alice va de déception en déception : le départ est reporté à dix-huit heures trente, ensuite à vingt et une heure. Quelle déconvenue s'il fallait retourner dormir au dortoir ce soir ! Enfin, le papa de tante Yvonne se pointe. Courant pour ramasser leurs valises, les deux jeunes voyageuses sont interceptées par tante Yvonne ; Jeannette doit absorber quelques Gravol pour éviter les nausées. Alice devrait peut-être en prendre elle aussi. Mais elle craint tellement de se voir refuser ses vacances qu'elle répond inconsidérément à la question posée par tante Yvonne :

– As-tu mal au cœur en auto, Alice ?

Comment peut-elle répondre à cette question, elle qui n'a connu qu'un seul voyage dans sa vie, celui qui l'a amenée ici, en train, cinq ans auparavant ?

Oh! Malheur des malheurs! La voiture à peine engagée sur la route, Alice éprouve une curieuse sensation dans la gorge, un serrement qui la porte à saliver de plus en plus et lui donne la nausée. Malheureuse et intimidée, elle prie Dieu de lui venir en aide. Mais plus elle tarde à parler, plus elle craint de dégobiller tout son repas si elle ouvre la bouche. Elle doit donc avouer son mal, et dès maintenant! Confuse de devoir faire interrompre le trajet plusieurs fois, elle tente l'impossible pour se contrôler : tante Yvonne lui recommande alors de marcher autour de la voiture et de respirer profondément. Elle s'y contraint malgré une douloureuse migraine qu'elle tient secrète.

Étant donné l'indisposition d'Alice, les deux adultes décident de faire escale à Fontainebleau pour la nuit ; en moins d'une demi-heure, ils atteignent ce village. Épuisée, Alice s'abandonne à un lit qui pourrait bien, en cette circonstance, se réduire à un simple grabat sans qu'elle en ait conscience.

Le lendemain, l'annonce d'une visite chez oncle Léon et tante Alberte à Roxton Pond soulève l'enthousiasme des jeunes vacancières. Les Gravol aidant, elles triomphent de toute nausée. Alice anticipe avec appétit sa première expérience d'un repas au restaurant. Soucieuse de respecter les consignes de l'hospitalière, elle s'empresse de rassurer ses bienfaiteurs :

– Je vous promets de pas vous faire honte. Je sais comment bien manger.

Sa démarche, visiblement affectée, se veut remarquable de distinction. Elle remercie en souriant la serveuse qui leur assigne une table. Entraînée très tôt à l'ordre et à la propreté, elle remarque les pièces de monnaie qui traînent sur les tables et s'empresse de les ramasser.

– Qu'est-ce que tu fais là, Alice? C'est pas à toi, cet argent-là, lui explique tante Yvonne, toute confuse.

– Je pensais qu'ils l'avaient oublié.

– Bien voyons, Alice! On fait toujours ça, dans les restaurants; on laisse de l'argent à la serveuse pour lui montrer qu'on est content de son service.

– Ah! Mais je savais pas.

– Bien sûr que t'as pas voulu mal faire. Mais demande, quand t'es pas certaine.

– Promis, tante Yvonne.

Le repas se déroule sans autre anicroche; Alice maîtrise l'usage de la fourchette avec une habileté étonnante. Tante Yvonne lui fait un large sourire de satisfaction. Pourquoi ce plaisir devait-il être terni par une maladresse qui la fait trébucher et lui fait salir sa belle robe bleue à la sortie du restaurant?

– Regarde donc où tu marches, lance tante Yvonne exaspérée par ses chutes répétitives. Tu sais pas encore marcher, à l'âge que t'as?

Alice est humiliée et triste d'avoir taché sa plus belle robe. Depuis le temps qu'on la traite de «palotte» à Saint-Ferdinand! Malgré ces quelques bévues, Alice allait vivre la quinzaine la plus merveilleuse de ses treize ans. Immanquablement, les soirées se font musique et chansons, et Alice y prend la vedette : excellente dans ses interprétations à l'oreille, elle accompagne toutes les pièces du répertoire familial; les applaudissements se font généreux. Notre jeune musicienne est transportée au septième ciel. Une baguette magique semble avoir transformé une orpheline mal aimée en princesse des soirées de fête. Et pas une journée ne se termine sans que des dizaines d'amis et de parents ne se joignent à Léon et Alberte à leur domicile pour vibrer aux accords des succès du palmarès et des airs de *La Bonne Chanson*. Alice se demande ce que le paradis peut offrir de plus. Même les activités de jour la comblent de joie : ou bien elle travaille au commerce de nettoyage des vêtements d'oncle Léon à effectuer de ses doigts de fée des reprises invisibles, ou bien elle aide à servir le déjeuner au restaurant d'un ami de la famille, pépère Sidney.

De partout les éloges pleuvent et Alice se sent devenir une autre personne.

« Je suis récupérable, se dit-elle. J'ai appris à me servir d'un couteau et d'une fourchette dès la première journée, je suis capable de servir des déjeuners au restaurant et je sais comment me comporter avec les gens. En plus, ils m'applaudissent quand je chante ou quand je joue du violon. Ça se pourrait qu'ils me gardent avec eux autres. Ils voient bien que je suis pas à ma place avec les folles ! Je suis certaine qu'il y a une famille qui va offrir à tante Yvonne de me prendre ! »

Cette quinzaine paradisiaque tire à sa fin. Alice constate qu'il ne reste que trois soirs aux vacances de tante Yvonne, et les adultes continuent de se montrer très discrets sur leurs intentions. Peut-être choisissent-ils de lui ménager une surprise ? Plus le jour du départ approche, plus Alice se cramponne à cette hypothèse ;

mais l'espoir et les appréhensions se livrent une telle lutte que les joies des derniers jours en sont ternies. Elle doit faire un effort pour accrocher un sourire à ses lèvres. Le projet d'une visite-surprise à la famille d'accueil de Pierrette, une ancienne compagne de la salle Saint-Michel, fait échec à la tristesse pour un court moment seulement, car Pierrette semble malheureuse. Alice ne comprend pas, elle qui a toujours prêté un pouvoir magique à la libération de Saint-Ferdinand! Ce qu'elle donnerait pour se retrouver à sa place au lieu de retourner à l'asile dans deux jours! Mais peut-elle imaginer que tous les foyers n'offrent pas nécessairement le climat de chaleur humaine et de joie de vivre qu'elle vient de connaître dans la famille de tante Yvonne? Peut-elle aussi songer que la vie au quotidien se différencie d'un climat de vacances, alors qu'elle n'a connu que l'internement avant cette chaleureuse immersion de deux semaines?

Au restaurant de pépère Sidney, Alice est promue au service à la clientèle. Comme elle est fière de se retrouver derrière le comptoir, toute disposée à servir avec empressement! Or, devant ce monsieur qui demande un paquet de cigarettes Player's sans filtres, Alice s'affole. Peu familiarisée avec ce genre de produits, elle cherche désespérément sur les rayons placés derrière le comptoir; des dizaines de paquets de toutes marques y sont alignés. Lequel est le Player's sans filtre? Alice ne sait plus lire. Le client s'impatiente et lui flanque une poussée dans le dos pour lui river le nez aux rayons. Alice chancelle sous l'élan et s'arrête sur les tablettes fixées au mur. Les éclats de rire et les remarques grivoises de certains clients la clouent sur place. Se sentant humiliée, elle est sur le point de pleurer lorsque pépère Sidney prend sa défense. Elle va alors se réfugier dans une pièce à l'arrière du restaurant pour ramasser les débris de son château écroulé : « C'est donc vrai que je suis pas comme les autres. Y a rien que moi qui me fais bousculer, puis, en plus, je suis même pas capable de me défendre. Tout le monde rit de moi. Si ça faisait pas si longtemps que je suis enfermée avec des folles, je serais peut-être pas comme ça ! Qu'est-ce que je vais faire dans la vie ? Je veux plus retourner à Saint-Ferdinand ! Je voudrais qu'une famille me prenne et me montre comment être normale. » Ce vendredi de grisaille assombrit la fin des vacances d'Alice.

Samedi soir. Dernier soir. Personne encore n'a donné raison d'espérer à la jeune musicienne qui refuse de prendre son violon pour cette dernière rencontre familiale. De la tristesse plein le cœur et les yeux, elle demeure muette et impassible devant la grande vitrine qui lui présente des horizons sans limites. Ces grands espaces où toutes les formes de liberté ont droit de cité lui sont interdits. Demain, les murs d'un asile lui imposeront leur barrière, sans respect ni raison. Durant la nuit, la tentation d'échapper à ce retour lui suggère plus d'un moyen : la fugue, la maladie, une crise... « Mais s'il fallait que je perde la chance de revenir l'an prochain, je le regretterais toute ma vie, se répète Alice. Vaut mieux que j'essaie d'être raisonnable pour cette fois-ci. »

Tante Yvonne avait prévu une surprise pour ce malheureux jour de la rentrée :

– On a quelqu'un que vous connaissez bien à aller visiter ce matin. Vous devinerez pas qui...

Aucune des deux vacancières ne mord à l'appât. Alice pleure à chaudes larmes alors que sa compagne garde un silence mortuaire. De nouveau, elle a mal au cœur. Avant même de monter dans la voiture, elle a mal. Mal de s'en retourner sans que personne n'ait manifesté le désir de la prendre chez elle.

Un détour par Plessisville les conduit au bureau de l'ancien aumônier Edgar.

– Tiens, c'est-ti pas ma petite «Quintouche» de Saint-Ferdinand, ça?

Alice en est émue et cueille cette douceur passagère. Mais jamais elle ne pourra se consoler de n'avoir eu que deux semaines pour s'acclimater aux gens et aux choses. Elle a expérimenté cette sève de vitalité qui monte en soi en de tels moments, et cette énergie lui avait redonné non seulement le droit mais aussi le goût d'exister. Tant de choses à découvrir l'ont maintenue dans un état euphorique que seule une adoption aurait pu prolonger. Aussi loin que ses souvenirs puissent la ramener en arrière, elle retrouve cette même douleur de n'être pas choisie. Et si, au moins, c'eût été vrai qu'elle était promise!

5

Survivre à tue-tête

Jamais encore ces jeunes orphelines n'avaient imaginé qu'une religieuse puisse pleurer! En ce vendredi après-midi, elles sanglotent avant même que la sœur Rose-de-la-Paix leur ait dévoilé la raison de son chagrin; son visage tuméfié leur révèle qu'elle a dû pleurer toute la matinée. Après maints efforts pour contrôler sa voix, elle leur annonce :
– Je vais vous quitter.
Un chagrin plein d'affolement les précipite vers elle. Les malades prisonnières de leur immobilité crient la même protestation par leurs renfrognements silencieux. Après six ans des meilleurs traitements dispensés dans cette institution, les plus lucides s'attendent au pire. Sachant instinctivement qu'elles disposent de peu de temps, elles cherchent à en profiter au maximum. Leurs cœurs s'agrippent à sa présence comme leurs mains voudraient s'agripper à sa jupe. Protester? Retenir? Protéger? Tout devient urgent. Mais quelle impuissance! Le seul pouvoir qui leur appartienne est de faire un effort pour comprendre et se soumettre.
Consternée, Hélène s'inquiète :
– Pourquoi vous voulez partir?
– C'est pas moi qui l'ai décidé, proteste la sœur Rose-de-la-Paix.
– Mais c'est qui? demande Marie-Berthe.

– Ce sont mes supérieures.

– Pourquoi elles vous envoient ailleurs ? lance Huguette avec une indignation à la limite de la révolte.

– Parce qu'elles trouvent que je vous laisse trop de liberté.

– Mais on va se faire dompter si vous partez ! réplique Alice.

– Je n'y peux rien, mes pauvres enfants.

Les orphelines pleurent du mauvais sort qui s'abat sur elles. Dans un suprême effort, la sœur Rose-de-la-Paix leur offre, en guise d'adieu, l'assurance de sa fidèle affection :

– Je n'oublierai jamais chacune de vous, je vous le promets. Et si...

Les sanglots des orphelines la font éclater à son tour, mais aussitôt elle se souvient qu'il lui incombe de se montrer courageuse et obéissante et de penser à « ces pauvres violettes dans le jardin du Père » plutôt que de s'attendrir sur sa peine.

– Si le bon Dieu le veut, je vous retrouverai un jour.

– Mais c'est qui qui va s'occuper de nous autres ? demande Béatrice, tremblante d'appréhension.

– Je ne sais pas qui me remplacera, répond la sœur Rose-de-la-Paix en se tournant vers Mademoiselle Claire. Je vous remets entre les mains de Dieu notre Père pour qu'il vous protège.

Ce vœu chargé de sollicitude a les accents d'une triste prémonition. Mademoiselle Claire, visiblement troublée, semble impuissante à dissiper ce climat de désarroi.

– J'ai peur, moi, avoue Denise à travers ses pleurs.

– Moi aussi, ajoutent Jeannette, Thérèse et toutes les autres en se pelotonnant sur elles-mêmes comme pour se protéger d'une éventuelle menace.

– Je ne sais pas si je vous reverrai un jour, mais je veux que vous sachiez que je vous aime beaucoup. Maintenant, je vais vous remettre vos choses personnelles ; vous viendrez les prendre à mesure que Mademoiselle Claire vous nommera.

Toutes deux se dirigent vers la lingerie, où sont disposés de menus objets portant les noms des pensionnaires de la salle. Alice reçoit ses trois petits cadres de confirmation et son harmonica ; elle avait oublié l'existence de cet instrument parmi ses choses personnelles ; peu après l'avoir reçu en cadeau de la sœur Rose-de-la-Paix, elle en avait perdu la jouissance au hasard d'une punition. Sur-le-champ, la jeune mélomane vérifie l'état de son instrument et ose souffler quelques notes. Une orpheline parmi les plus âgées la sermonne et le lui confisque :

– T'as pas de cœur, Alice Quinton. C'est pas le temps de faire de la musique, là.

– Je voulais juste essayer pour voir s'il jouait encore, réplique Alice, malheureuse d'être ainsi incomprise.

– On dirait que ça te fait rien de voir partir mère Rose-de-la-Paix, toi.

– Ben voyons ! C'est pas vrai, ça !

Et les larmes recommencent à couler. Jamais plus Alice ne reverra son harmonica.

La distribution des souvenirs terminée, leur mère Rose-de-la-Paix adorée quitte la salle Saint-Michel, muette dans sa résignation et le cœur meurtri par la souffrance de ses protégées. Elle quitte ces cinquante jeunes filles éplorées comme un parent que l'on arracherait à ses enfants, appréhendant des jours sombres pour ces jeunes êtres que la vie a déjà trop éprouvés. D'un simple geste de la main, elle cède sa place. Mais à qui la cède-t-elle ?

Ces jeunes filles devenues une deuxième fois orphelines ne vont pas tarder à le savoir. En effet, dans la même journée, la salle Saint-Raphaël se libère de la « sœur-bourreau », la sœur Marie-du-Calvaire. Dorénavant, c'est aux pensionnaires de la salle Saint-Michel qu'elle se consacrera pour faire régner la discipline parmi elles... par la terreur. Elle se présente avec tout son arsenal de camisoles de force et sa « strap ». Dès son arrivée, sa silhouette fantomatique les refoule au fond du local. D'une voix rauque qui crache l'indignation, elle les rappelle à l'ordre :

– Gang de folles ! Bande de sauvages ! Allez toutes vous asseoir à vos places. Puis pas un mot !

Elle saute sur la première occasion pour leur livrer un spécimen de son savoir-faire correctionnel : elle attrape sa victime, Victoria, l'emprisonne dans une camisole de force, lui masque le visage avec une taie d'oreiller et l'entraîne dans la lingerie pour lui attacher les pieds à un poteau. Puis elle l'écrase au sol après lui avoir baissé la culotte. S'appuyant alors de tout son poids sur les reins de la jeune fille, elle frappe avec la courroie de cuir jusqu'à épuisement ; *son* épuisement. La victime suffoque sous les coups. Elle se tord de douleur sous le regard victorieux de son bourreau. Le virus de la haine se propage alors dans le groupe à la vitesse d'une épidémie. « Vieille capuche sale ! »

« Maudite pisseuse ! » Mais aucune de ces insultes ne crie assez fort l'indignation que la religieuse soulève chez ces témoins impuissants.

Le lendemain, la même pensionnaire et une de ses amies, Bernardine, sont à la torture. D'ailleurs, toutes les orphelines de cette salle auront l'occasion de crier leur révolte, car aucune d'elles ne sera épargnée.

Cette fin de semaine de noirceur et d'appréhension trouve un léger répit lorsque les classes reprennent leur cours normal. Pour la première fois, Alice se considère comme privilégiée de devoir se rendre à l'école. Les filles de la salle Saint-Raphaël accueillent celles de sa salle avec une certaine sympathie :

– Pauvres vous autres ! Vous avez pas fini de manger des volées !

– Vous avez pas besoin de nous le dire, réplique Hélène. Elle a déjà commencé, votre espèce de folle !

– Vous allez en arracher avec elle, renchérit une deuxième. Nous autres, on est bien contentes d'en être débarrassées !

– Elle avait pas d'affaire à s'en venir dans notre salle, proteste Victoria. Vous auriez pu le garder avec vous autres, votre démon.

– Hé ! Ça fait assez longtemps qu'on en mange, nous autres. On est en train de devenir folles rien qu'à la sentir venir, explique une troisième.

– Pis nous autres, c'est-ti mieux ?

Un haussement d'épaules exprime bien le sentiment d'impuissance partagé par toutes ces orphelines. Les plus menacées se demandent où et comment aller chercher un peu de réconfort. Défier la loi du silence malgré l'autorité avec laquelle elle leur est imposée ? Elles en devinent déjà le prix ! À moins de porter plainte auprès de l'hospitalière ? Mais rien ne leur permet d'anticiper une attitude compréhensive de sa part. Pour les musiciennes, il reste tante Yvonne. Mais il y a les commères !

Malgré les risques courus, Alice ne peut demeurer passive devant certaines scènes : une troisième victime, Hélène, qui souffre de malaises cardiaques, doit subir à son tour la fureur de la sœur Marie-du-Calvaire. Ça n'en finit plus ! Les pensionnaires normales de la salle rugissent de colère et craignent pour la vie d'Hélène. Les autres continuent de bercer leur démence. « Tant qu'elle va crier, se dit Alice, y a de l'espoir qu'elle s'en sorte. » Les lamentations cessent soudain. Mais pas les coups de « strap ». « Et si elle était en train de crever ? Que faire pour la sauver ? » se demande Alice. L'idée lui vient d'imiter la voix de l'hospitalière. Elle hurle avec furie :

– Voulez-vous la lâcher !

Les coups s'arrêtent instantanément. La sœur Marie-du-Calvaire sort de la lingerie, haletante, la tête basse, les joues sanguinolentes, sans poser une seule question. Triomphantes mais figées de peur, les orphelines baissent les yeux à leur tour pour ne pas attirer sa colère ; elles attendent avec anxiété que la malheureuse victime réapparaisse. Elle tarde, Hélène. Qui serait assez brave pour aller voir ? Du regard, elles échangent tous ces mots que la terreur fait taire. Ouf ! Elle sort enfin, se traîne, épuisée, la figure bleutée et le regard noyé de pleurs. Elle n'est pas sauvée ! Elle respire très difficilement et semble ressentir une douleur intense à la poitrine. Le dos courbé, les bras croisés sur le thorax, elle gémit. Aucun secours ne lui est apporté. Et gare à qui oserait intervenir ! Titubante, elle se rend jusqu'à la salle de bains, où elle s'effondre d'épuisement. La colère gronde dans la salle Saint-Michel.

De telles cruautés nourrissent l'exaspération d'Alice, exaspération qu'elle a du mal à dissimuler.

Cette exaspération est à son comble lorsque, peu de temps après, des corrections massives sont appliquées sans enquête ni préavis. Comme plusieurs de ses compagnes, Alice devient de plus en plus nerveuse. La moindre approche la fait sursauter. D'autres, moins solides, sont littéralement terrorisées.

Un soir, une chauve-souris s'affaire à chercher une sortie juste au moment où le groupe doit emprunter le corridor conduisant au dortoir. Il est vingt-deux heures trente et, comme tous les troisièmes vendredis du mois, les pensionnaires de la salle Saint-Michel reviennent de visionner un film; ce soir, elles ont revu pour la énième fois *La Porteuse de pain*. La séance terminée, elles doivent déambuler à pas feutrés pour ne réveiller personne. Le moment est mal choisi pour pousser des cris et se bousculer à la vue de cette malencontreuse chauve-souris. Si certaines religieuses excuseraient la panique des jeunes filles, la sœur Marie-du-Calvaire, elle, juge cette conduite impardonnable! Aussi, postée en gendarme à la porte du dortoir, elle flanque un énergique coup de poing dans le dos de la petite Réjeanne, la première à vouloir en franchir le seuil. Estomaquée, Réjeanne chancelle sous l'impact et dévisage vivement la sœur, qui attend la suivante. Cette dernière hésite à emboîter le pas, mais, tirée par le bras, elle trébuche vers l'avant sous le choc du coup de poing. Crispées de peur, les autres jeunes filles ont cependant vite compris qu'il était inutile et même dangereux de tenter de s'esquiver. Le tête rentrée dans les épaules, le dos arqué, prêtes à recevoir le coup, elles suivent une à une la seule route qui leur donne accès à leur lit. Les unes tremblent alors que d'autres, au caractère plus combatif, vocifèrent intérieurement. Mais toutes, sans exception, tombent sous la hargne de la sœur avant d'aller dormir.

Le défilé terminé, sept d'entre elles sont sélectionnées sur-le-champ pour payer la note de tout le groupe. Alignées contre le mur adjacent à la grande salle, elles attendent, silencieuses et meurtries. Elles voudraient se blottir les unes contre les autres pour se protéger et puiser dans ce geste un certain réconfort, mais elles savent qu'elles ne doivent pas s'écarter de la ligne où leurs pieds se sont posés sous les ordres de la sœur Marie-du-Calvaire.

Les coups de «strap» se font entendre sans répit sous les pleurs étouffés des victimes. Les rescapées de cette nuit devraient et voudraient bien dormir. Mais la terreur et la révolte les secouent comme une tourmente. Le repos a perdu ses droits de cité.

Nuit de cauchemar! Nuit de révolte! Nuit de douleur!

Alice rage de ne pouvoir consoler celles qui reviennent dans leur lit après la volée. Si elle est surprise à circuler après la cloche du grand silence, elle risque de s'ajouter à la liste des «domptées» de cette nuit infernale. Leurs sanglots lui arrachent le cœur; elle n'a de recours que d'y mêler les siens.

Après une durée impossible à définir tant elle fut chargée d'affliction, la tempête s'est calmée. La sœur Marie-du-Calvaire a réintégré sa chambre. La douleur émet encore quelques gémissements ici et là dans le dortoir. Le bruit des sommiers, le mouvement des couvertures et les toussotements simulés de certaines orphelines révèlent bien que si le bourreau a pu trouver le sommeil, ses victimes et leurs sympathisantes sont livrées à l'insomnie. Il urge de trouver un moyen sûr et efficace d'échapper aux foudres de cette maniaque. Des solutions comme la fugue, la dénonciation ou la révolte collective présentent toutes un taux de risques trop élevé. Alice les réexamine soigneusement pour la énième fois avant de sombrer dans le découragement. Le sommeil en profite pour la faire succomber sur son oreiller humide.

Le lendemain, la cloche sonne le début d'un jour que d'aucunes auraient bien concédé à l'éternité. La mort ne demeure-t-elle pas la délivrance par excellence ? Alice aurait souhaité ne plus jamais se réveiller. Les quatorze ans que la vie lui a accordés sont trop stigmatisés pour lui donner le goût de les multiplier. Les règlements militaires, les corvées, les repas peu ragoûtants, les frustrations de toutes sortes et maintenant les menaces de torture ont saboté son goût de vivre.

Ce matin, elle n'est pas la seule à refuser son déjeuner. Le cœur au bord des lèvres, elle se contente de laisser ses larmes couler tranquillement dans le plat de gruau qui refroidit. En proie aux séquelles de cette nuit d'épouvante, elle entend à peine la voix de Mademoiselle Claire : « Avale au moins ton gruau, Alice. » Mais comme il est assez fréquent qu'elle retourne son assiette sans même y avoir plongé sa cuillère, la surveillante n'insiste pas.

La vaisselle terminée, les écolières du matin se rendent au sous-sol pour huit heures trente, comme d'habitude. À leur arrivée en classe, les filles de la salle Saint-Raphaël les accablent de reproches pour les avoir dérangées dans leur sommeil la veille au soir. L'insulte vient maintenant s'ajouter à l'ignominie d'une nuit qu'il faut taire sous peine de signer son propre arrêt de mort.

Chaque jour, le nombre des jeunes filles jusque-là épargnées diminue de façon effarante. Alice n'a jamais oublié les noms des vingt-quatre pensionnaires qui subissent les mêmes tortures physiques, dont la durée semble se prolonger en fin de liste.

Elles en ont assez de cette courroie maudite! «Il faut trouver un moyen de la faire disparaître! songe Alice. Où est-elle cachée?» Décidée à s'en charger elle-même, Alice part à la recherche d'un indice révélateur. L'après-midi est plus particulièrement propice à cette investigation, étant donné la diversité des activités au programme. Hélas! Toutes ses recherches demeurent infructueuses.

La loi provinciale en vigueur depuis 1943 impose la fréquentation scolaire pour les enfants de six à quatorze ans, sous peine d'amende aux parents. Comme dans plusieurs autres institutions semblables, les orphelines de l'asile Saint-Julien ne reçoivent que deux heures et demie d'enseignement par jour; le reste de la journée est consacré aux corvées. Des dossiers d'arriération mentale, comme dans le cas d'Alice, peuvent-ils justifier cette réduction du temps consacré à la scolarisation?

Il n'en demeure pas moins que la répétition des mêmes tâches et l'interdiction, pour la majorité des orphelines, d'accéder à d'autres secteurs d'apprentissage limitent beaucoup leur formation. Le reprisage constitue la besogne bouche-trou par excellence. Alice ne fait pas exception à la règle, d'autant plus qu'elle fait preuve d'une dextérité exceptionnelle. Mandatée par Mademoiselle Claire pour aller sortir les bas à repriser de l'armoire où l'on relègue tout ce qui a besoin d'être réparé, elle profite de l'occasion pour fouiller de fond en comble chacune des tablettes. Surprise! Voilà la «strap», camouflée à travers le linge destiné aux reprises à la machine à coudre. «Là, je comprends! se dit Alice. Parce qu'on n'a pas le droit de toucher à la machine à coudre, elle pensait qu'on la retrouverait pas, sa chienne de "strap". Attends un peu! J'ai une petite surprise pour elle. Mais il faut que je commence par sortir d'ici sans que ça paraisse!» Glissant en toute hâte l'instrument de supplice sous le devant de sa robe toujours trop grande pour sa taille, Alice franchit en courant les quinze mètres qui la séparent de la chute à déchets. Il faut faire vite. N'importe qui pourrait l'apercevoir et la dénoncer. Elle voudrait chausser des bottes de sept lieues. Même si elle l'a déjà franchi plus de mille fois, ce corridor lui semble long à n'en plus finir. Enfin, elle attrape la poignée du carreau d'accès. Ouf! Elle y est enfin parvenue! Non, personne autour. Elle est sauve! «Puis les vidanges sont brûlées demain matin. Ça donne pas le temps à la folle de sœur d'aller fouiller là-dedans», se dit Alice.

De retour à sa salle, elle regarde ses compagnes avec une secrète jouissance. Elle brûle d'envie de leur dévoiler le cadeau qu'elle vient de leur faire. Mais le risque est trop grand; à plus d'une reprise, Alice a fait confiance et l'a regretté. Ce n'est pas le moment de répéter une erreur pareille; il lui en coûterait trop cher.

La disparition de la courroie est signalée moins de six heures après le larcin. Courroucée, l'illustre tortionnaire se met en quête de son instrument préféré.

Des flèches dans le regard, les dents serrées et les joues empourprées, elle apostrophe son auditoire :

– Qui a caché la «strap»?

Figées sur leurs chaises, les filles se taisent. Ni doigts ni lèvres ne remuent.

– Celle qui a fait ça ferait mieux de se déclarer elle-même. Sinon, vous savez ce qui l'attend...

Le silence total perdure. Faisant demi-tour, la sœur Marie-du-Calvaire sort de la salle avec une détermination qui fait pressentir l'orage.

Tôt le lendemain, Mademoiselle Claire est congédiée. Alice ne peut laisser faire une chose semblable! Mademoiselle Claire! Leur surveillante!

C'est Mademoiselle Claire qui est accusée d'avoir fait disparaître la courroie de cuir. Jamais la vraie coupable n'aurait imaginé un tel dénouement! Comment accepter que le seul être qui puisse encore leur apporter soutien et protection dans cette salle soit congédié par sa faute? Que faire?

Alice décide de tout lui dévoiler. Au moment prévu pour la répétition des leçons, elle lui souffle à l'oreille :

– Garde Claire, j'ai quelque chose de grave à vous dire.

– Qu'est-ce qui t'arrive, Alice?

– Je peux pas vous le dire ici. On pourrait aller dans la lingerie?

Le visage troublé d'Alice ne laisse planer aucun doute sur sa sincérité.

– Garde Claire, allez-vous me croire si je vous dis que c'est moi qui l'ai cachée, la «strap»?

– T'as pas fait ça, Alice!

— On est tannées, nous autres, de toujours se faire dompter avec ça !

— Je te comprends, ma petite fille, mais as-tu pensé à ce qui va arriver quand elle va la retrouver ?

— Elle peut pas la retrouver, garde Claire.

— Comment ça ?

— Parce qu'elle est brûlée...

— Où t'as fait ça, Alice ?

— C'est pas moi, garde Claire. C'est que je l'ai jetée dans la chute aux vidanges.

— Ouf ! Que tu m'as fait peur !

— Pensez-vous, garde Claire, que je devrais me déclarer à sœur Marie-du-Calvaire ? J'ai peur de la punition... mais j'aurais bien trop de peine s'il fallait que vous partiez à cause de moi.

— Garde ton secret, Alice.

— Mais elle va vous mettre dehors !

— Ça me fait rien d'être accusée à ta place, Alice. C'est devenu trop grave ici. Je suis plus capable de voir souffrir mes petites filles comme ça !

— Mais qu'est-ce qu'on va devenir sans vous, garde Claire ?

— Je sais, Alice. Ça me fait beaucoup de peine, moi aussi. Mais, vois-tu, elles me mettent à la porte et je peux rien faire contre ça.

— Qu'on n'est pas chanceuses, nous autres ! Moi aussi, je vais m'en aller, un bon jour. Puis je veux pas qu'y me retrouvent jamais.

— Calme-toi, Alice. Ce sera peut-être une surveillante bien fine qui viendra à ma place.

Mais pour Alice, personne ne peut convenablement remplacer Mademoiselle Claire. Avant l'arrivée de la sœur Marie-du-Calvaire, c'est elle qui faisait vivre à ces jeunes filles des moments de grande joie en les faisant chanter et en montant des pièces de théâtre avec elles. Sans compter l'aide précieuse qu'elle leur apportait à l'heure des devoirs. Elle s'était même préoccupée de leur trouver des marraines de confirmation dans le village. Cette espèce se faisait rare mais elle y était parvenue. Alice avait apprécié par-dessus tout ces moments où elle lui avait appris à composer une lettre.

– Écris-moi comme si tu me parlais, Alice; tu vas voir, c'est pas si difficile.

Stimulée par la confiance que Mademoiselle Claire lui témoignait, Alice avait relevé le défi.

La dernière complicité qu'elles avaient partagée s'était vécue autour du panier de bas à repriser. La sœur Marie-du-Calvaire les astreignait à cette tâche des journées entières. Elles étaient lasses de s'attaquer à des chaussettes déjà parsemées de reprises. Ce jour-là, Mademoiselle Claire en avait assez; un triage en bonne et due forme destinait presque la moitié des paires de bas au rebut. Chargée de cette opération délicate pour laquelle elle s'était déjà montrée experte, Alice ramasse le paquet. Un coup d'œil furtif aux environs et le tour est joué. Vlan! Dans la chute! Avant que la coupable n'ait eu le temps de se retourner, une voix retentit derrière elle :

– T'es brave, toi, Alice Quinton! Ah! Ah! Ah!

Alice sursaute! Sa gorge se contracte, le sang lui monte au visage et une paralysie soudaine gagne tout son corps. «C'est la voix de la méchante, y a pas de doute. Il fallait bien que ce soit elle qui me surprenne!», se dit Alice en retournant sur ses pas. Elle craint cette fille autant que la sœur Marie-du-Calvaire;

d'ailleurs, celle-ci la charge souvent de s'occuper d'une malade agressive et de la contrôler par la force. La sœur Marie-du-Calvaire, affairée au grenier, descend à toute vitesse :

– Qu'est-ce que t'as jeté dans la chute, Alice Quinton ?

– Du papier... Juste du papier, mère.

Non satisfaite de la réponse d'Alice, elle croit bon de vérifier auprès de la surveillante :

– Bien sûr, mère. C'est moi qui l'ai envoyée jeter des papiers ; c'était plus bon.

Alice pousse un soupir de soulagement. Elle n'en attendait pas moins de Mademoiselle Claire. À la dérobée, son regard plein de reconnaissance croise celui de sa surveillante. Elles n'ont pas besoin de mots...

Comment se résigner à perdre cette protectrice et à ce que soient ainsi pénalisées ses compagnes de salle ? Alice cherche une solution. Hélas ! Le congédiement de Mademoiselle Claire s'effectue sans qu'on ait le temps de l'empêcher d'aucune façon. Une cinquantaine de jeunes filles vivent leur deuxième rupture en moins d'un an ! C'est trop !

Depuis le départ de la sœur Rose-de-la-Paix et de Mademoiselle Claire, paix et réconfort sont venus s'ajouter à la liste des interdits de la salle Saint-Michel. Jusque-là, la nuit avait servi d'ultime refuge aux orphelines ; maintenant, entre le soir et le matin, de redoutables sorcières se faufilent entre leurs lits. Des semeuses de mauvais rêves, quoi ! Les jeunes filles prient Dieu dans le secret de leur cœur pour que leur sommeil soit exempt de cauchemars. De ces cauchemars où certaines de leurs compagnes subissent des sévices inimaginables : elles sont battues jusqu'à ce que la douleur les fasse sortir de leur sommeil. Pour sa part, Alice ne comprend pas que ces pauvres victimes tardent tant à se réveiller.

Par contre, il n'y a pas que la démence qui soit passible de brutalités dans cet asile. Les manquements au silence le sont tout autant, sinon davantage. Lorsque cinquante-quatre filles bavardent, quoi de plus normal que de ne pas entendre le bruit du claquoir de bois annonçant la fin de la récréation ! Hélas ! aucun motif n'est valable pour rompre le silence mortuaire qui doit régner au premier avertissement. Alice, toute à son plaisir de raconter une histoire, n'a pas entendu le signal.

– Alice Quinton ! Ça fait longtemps que je voulais te prendre en défaut, toi. Va dans la salle de bains puis attends-moi là. Je vais m'occuper de toi aussitôt que le service du souper sera terminé.

Il est dix-sept heures. C'est au tour d'Alice de tomber entre les griffes de la sœur Marie-du-Calvaire. Elle tremble de tous ses membres. Elle cherche un moyen de s'évader à tout jamais ! Sauter par-dessus le muret de la salle de bains la coincerait entre trois portes verrouillées. Inutile d'y penser ! Elle se sent prise comme une souris dans une trappe. Si elle brise une fenêtre, elle risque de se faire court-circuiter et d'écoper d'une sentence deux fois plus sévère. De plus, où irait-elle une fois sortie de cette maison infernale ?

Plus le temps la presse, plus ses idées se brouillent. Le bruit d'une porte qui s'ouvre la tire brusquement de ses réflexions. « C'est elle qui s'en vient ! » Alice reconnaît les pas de la sœur Marie-du-Calvaire. Écrasée sur ses talons dans un coin de la salle de bains, les bras croisés sur les genoux, elle se cache le visage pour se protéger des coups. « Aussi bien ne rien voir », décide-t-elle.

La sœur entre en coup de vent, entraîne l'accusée au dortoir et prend soin de verrouiller la porte derrière elle. Le combat de la camisole de force lui fait marquer un premier point.

– Couche-toi à plat ventre sur le lit puis arrête de gigoter, ordonne-t-elle à Alice d'un ton péremptoire.

Ainsi enserrée dans cette camisole, Alice est réduite à l'impuissance et n'a rien de mieux à faire que de se rendre. La sœur Marie-du-Calvaire lui passe une corde aux pieds et les lui fixe aux barreaux de fer. Une autre lanière lui rive les épaules au sommier. Tout est prêt pour le grand défoulement ! En voulant lui retirer sa culotte, elle découvre qu'Alice porte un corset. Une colère noire la fait hurler :

– T'as pas fini, Alice Quinton ! Tu m'as laissée travailler pour rien, hein ! Maintenant tu vas recevoir une double volée !

Contrainte de la détacher, elle marmonne sans cesse en la dépouillant elle-même de ce corset de baleines. Pour une fois, Alice l'aurait trouvé confortable, ce sous-vêtement que l'hospitalière lui avait imposé de porter à ses onze ans, dans le but de corriger sa silhouette de « boîte carrée », comme elle disait.

Enfin dénudée et de nouveau ligotée sur le lit, Alice voit sa tortionnaire s'avancer avec une corde à danser de plastique. Elle bénit alors le ciel d'avoir réussi à faire disparaître la courroie de cuir ! Mais elle avait sous-estimé l'efficacité du nouvel instrument de la sœur Marie-du-Calvaire.

Le premier coup est si violent qu'il lui fend la peau des cuisses. Malgré ses pleurs, la flagellation se poursuit avec rage. Les fesses et les cuisses lui brûlent. Les lamentations enveniment l'humeur de la sœur Marie-du-Calvaire :

— Tant que tu vas crier, je vais continuer à te dompter, tu m'entends ?

Soudain, elle laisse tomber la corde à danser. Alice profite de cet instant de répit pour tenter de se détendre. Horreur ! La sœur revient avec la corde du ventilateur !

— Ah non ! Je vous en supplie ! Pas ça !

Cette corde, aux extrémités de métal, s'abat sur le dos d'Alice avec une telle violence qu'elle suffoque sous les coups. À bout de résistance, elle s'abandonne au fantasme d'une délivrance miraculeuse. « Quand je sentirai plus de mal, j'ouvrirai les yeux et je verrai tout près de moi un bel ange aux ailes dorées ; il me sourira et m'annoncera qu'il vient me chercher pour m'emmener au paradis. Et là, tout le monde saura que c'est la sœur Marie-du-Calvaire qui m'a tuée. Ce sera son tour de se faire enfermer et de se faire battre. » Soudain, les coups cessent. Le bourreau s'est éloigné du lit ; d'autres pas se font entendre, et s'en rapprochent. Espérant reconnaître l'ange de ses désirs, Alice risque un regard épuisé. Poussant un gémissement désespéré, elle replonge aussitôt sa figure dans le matelas. Une planche de cinq centimètres de largeur lui rebondit sur les fesses. Privée même du droit de crier, Alice implore l'Ange de la Mort de ne plus tarder à venir la délivrer. Un début d'engourdissement lui annonce que sa prière pourrait être exaucée sous peu. L'engourdissement s'intensifie malgré la répétition des coups. Alice ne se lamente plus. Et tout s'arrête. Épuisée, elle souhaite se laisser couler un peu plus profondément dans cet état comateux et mourir.

Un ordre de colonel la tire brusquement de cette torpeur où elle avait enfin goûté la douceur de l'insensibilité.

– Lève-toi de là que je reprenne ma camisole de force.

Alice ne s'était pas rendu compte qu'elle n'avait plus les pieds attachés au lit. Ses membres bougent péniblement. Sa vue est brouillée par la fatigue et l'enflure de ses paupières. Elle doit faire un effort énorme pour se retourner et mettre les pieds sur le sol. C'est alors qu'elle constate l'illusion de cette insensibilité, qui n'avait dû être causée que par la multiplication des coups. Le moindre geste lui arrache maintenant une grimace de douleur. Mais ce n'est pas le moment de s'apitoyer sur soi-même. La sœur Marie-du-Calvaire attend pour reconquérir son instrument de correction ; elle pourrait en avoir besoin pour quelque autre pensionnaire avant longtemps. À moins qu'elle crève ! Et dire qu'elle devint cardiaque ! « Personne n'aurait soupçonné qu'un cœur puisse battre dans la poitrine de ce monstre de violence ! »

Alice s'est laissée retomber sur son lit et elle pleure à chaudes larmes. Broyée du dehors jusqu'au dedans, elle désire que quelqu'un la prenne dans ses bras pour la consoler. Comme toujours, personne n'est là pour répondre à sa détresse. La sœur Marie-du-Calvaire lui ordonne de se rhabiller en vitesse et de la suivre. Avant de l'entraîner vers sa salle, elle lui inflige l'ultime coup : elle la prive de son cours de violon pour ce soir-là. « Mon violon ? Pas de violon ce soir ? Ah non ! Pas ça! C'est tout ce que je peux serrer dans mes bras ici. C'est tout ce qui peut m'apporter un peu de joie. Ça se passera pas comme ça! » Ces cogitations qu'elle s'interdit d'exprimer à haute voix la raniment. La révolte gronde sous ses quatorze ans.

Malgré cette fureur qui lui fait battre le cœur comme un tambour, elle doit faire preuve de politesse; tel qu'il lui fut enseigné, elle précède la sœur de quelques pas pour lui ouvrir la porte de sa salle. Interceptée dans son élan pour aller se blottir dans sa chaise berçante, elle est contrainte de demeurer debout près de la sœur Marie-du-Calvaire pendant que celle-ci fait une déclaration pour le moins pernicieuse :

– Écoutez-moi, les filles. Personne ici n'a encore reçu une volée comme celle qu'Alice vient d'avoir... Je peux vous dire qu'elle a bon caractère...

Sur ce, elle les quitte pour aller souper. Elle peut se permettre, elle, d'avoir faim.

S'abandonnant de nouveau à ses larmes, Alice reçoit des témoignages de sympathie et des encouragements de ses compagnes d'infortune : « Pleure pas Alice. Est plus folle que toutes les folles qu'y a ici, elle. » « Qu'est-ce qu'a t'a fait, cette fois-là? A t'a-tu battue avec la "strap"? » « Est vache, hein? Moi, je l'haïs à la tuer. Est venue près de me faire mourir, l'autre soir. » « Il faudrait qu'on le dise à Mère hospitalière, ce qu'elle nous fait! » « Ça fait mal à plein, hein? Montre-moi tes marques, voir. » Claudine manifeste une telle compassion et une telle sincérité qu'Alice acquiesce à sa demande : elle lui dévoile ses blessures. « Ç'a pas de bon sens. Garde-moi-z'y donc le dos! Pis t'as l'air encore plus marquée sur les fesses. C'est pour ça que t'as pas remis ton corset? Pauvre toi, tu seras jamais capable de dormir avec ça!» Une autre compagne intervient: «Vas-tu être capable de venir à ta pratique d'orchestre, à soir?» Alice ravale ses pleurs et leur confie: «La folle veut pas que j'aille; mais moi, j'y vas pareil.» «Tu fais bien, Alice. Qu'elle aille chez le diable avec ses punitions; elle est assez bête qu'a mériterait juste qu'on y tombe toutes dessus pis qu'on lui donne une maudite volée.» Claudine s'avance: «Chut, la surveillante revient. Taisez-vous, vous allez vous faire pogner!»

Malgré ces témoignages de sympathie, Alice se sent coupable et malheureuse; elle est consciente d'avoir désobéi aux règlements. Combien de fois leur a-t-on répété l'interdiction de parler entre elles de leurs punitions et corrections! Et la volonté de défier la sœur Marie-du-Calvaire en assistant à la répétition musicale malgré son interdiction ajoute à ce sentiment de culpabilité. Tant pis! Il est presque dix-huit heures trente et Alice se rend comme d'habitude à son cours de violon, laissant le reste du groupe terminer la récréation sans elle. Avec d'infinies précautions, elle réussit à s'asseoir sans attirer l'attention de tante Yvonne. Fidèle à ses habitudes, elle profite des minutes d'attente avant l'arrivée des autres musiciennes pour étreindre son violon, comme si elle serrait une poupée contre son cœur. L'interdit confère à cette séance de répétition une intensité toute particulière. Son instrument souffle à Alice des propos d'une tendresse que personne encore ne lui a témoignée. Toutes les mélodies porteuses de paroles douces et romantiques lui offrent une gerbe de mots de velours. Elle s'y attarde volontiers pour les mieux retenir...

« Tout le monde est là ? » demande tante Yvonne. Sans attendre la réponse, elle enchaîne : « Alors, nous commençons... »

La première demi-heure se passe relativement bien. Mais voilà que les traces de la volée se font de plus en plus ressentir ; Alice ne trouve plus de position pour demeurer assise. Discrètement, elle se soulève un peu de son siège pour atténuer la douleur. Les cuisses lui brûlent. Des larmes glissent silencieusement sur son violon. Alertée, sa voisine de droite lui tapoche la cuisse en lui demandant plusieurs fois :

– Qu'est-ce que t'as, Alice ? Pourquoi tu pleures ?

Alice éclate. Tante Yvonne, qui l'observe furtivement, s'inquiète :

– Qu'est-ce qui se passe, Alice ? T'es pas comme d'habitude, ce soir, toi qui fais toujours rire les autres !

Alice n'ose pas lui répondre.

Pour ne pas retarder la répétition, tante Yvonne poursuit. Aussitôt la dernière pièce terminée, elle fait signe à Alice de l'attendre là pendant que les musiciennes rangent leurs instruments.

– Qu'est-ce qui t'arrive ce soir, Alice ?
– Je peux pas vous le dire, je vas me faire chicaner.
– Voyons, tu me connais pas encore ? Dis-moi ce qui s'est passé.

Se laissant gagner par son immense besoin de consolation et la confiance que tante Yvonne lui a toujours inspirée, Alice lui raconte tout.

– Montre-moi ça.

Alice découvre ses plaies. Sans perdre un instant, tante Yvonne se redresse et la fixe, le regard brûlant :

– Attends-moi là, toi. Moi, je vais faire un rapport et tout de suite.

Alice la supplie de n'en rien faire :

— Vous m'avez promis de pas le dire, tante Yvonne. Je vais me faire chicaner encore.

Filant à toute allure chez la Mère hospitalière, tante Yvonne n'entend plus rien. Quelques minutes plus tard, elle revient bredouille, n'ayant pas trouvé l'hospitalière à son poste. Alice doit maintenant regagner sa salle et y affronter son agresseur.

Ses appréhensions se confirment : elle est attendue. La sœur Marie-du-Calvaire, campée à l'entrée du local, l'apostrophe :

— D'où viens-tu, Alice Quinton ?

— De ma pratique d'orchestre, mère.

— Comment ça, ta pratique d'orchestre ? Je t'avais pas défendu d'y aller, toi ?

Alice baisse la tête sans répondre.

— En plus de désobéir, on se permet de montrer ses marques aux autres pour se faire plaindre ? Tu sais pas encore que c'est défendu de faire ça ?

Claudine l'avait dénoncée. Alice s'est remise à sangloter.

— Puisque c'est comme ça, tu vas me les remontrer, à moi aussi. Et si elles sont pas de mon goût, on va recommencer. Ça t'apprendra à désobéir...

Alice pleure. S'il fallait qu'elle ne les trouve pas de son goût ! Soulevant sa robe avec hésitation, elle sent une main énergique venir à sa rescousse et soulever le rebord de sa culotte pour le laisser retomber sans ménagement sur ses plaies.

— T'as besoin de te surveiller, Alice, parce que dans une semaine je vais te reprendre.

La terreur que lui inspire cette religieuse devient telle qu'à la récréation Alice n'ose plus parler, de peur de commettre une erreur. Elle se sent bafouée par la vie. Aussi, elle a mal dans son corps. Une douleur inconnue qu'elle n'arrive pas à définir. Une douleur qu'elle doit, de plus, garder secrète, parce que, pour sa tortionnaire, tout est prétexte à punition. Deux jours, trois jours s'écoulent; Alice souffre maintenant de violents maux de tête. Elle se traîne toute la matinée à sa tâche de «décrotteuse de toilettes». L'après-midi lui semble tout aussi interminable. Il n'y a pas que le mouvement de sa chaise berçante qui devient intolérable. Le bruit des autres chaises, le charabia des démentes et la réverbération des néons l'agressent au plus haut point. À l'heure du souper, elle n'a pas faim. Une seule chose l'intéresse : se tapir dans ses draps le plus vite possible, s'enfouir la tête dans son oreiller pour ne plus sentir aucune agression, s'abandonner à l'oubli du sommeil.

Hélas! ce sommeil ne vient pas. Des frissons lui secouent le corps. Des vomissements surviennent et se répètent sans répit. Alice va frapper à la porte de la chambre de la sœur Marie-du-Calvaire pour obtenir de l'aide :

– Je vais y aller dans cinq minutes.

Les cinq minutes se multiplient sans que la religieuse daigne se lever. Lasse d'entendre les plaintes d'Alice, une de ses compagnes d'orchestre, Pierrette, se risque à son tour. Aucune réponse, aucun mouvement! Une surveillante de nuit, la sœur Saint-Théodore, passe enfin et s'arrête près du lit d'où proviennent des pleurs :

– T'es malade, toi?

Assise dans son lit, Alice se plaint qu'elle a des nausées.

– Attends, je vais vite te chercher quelque chose.

La sœur Saint-Théodore se rend à la hâte à la pharmacie et revient tout essoufflée, quelques minutes plus tard.

– Tiens, prends ça, c'est du Fermentol. Ça va arrêter tes vomissements.

Alice le rejette comme tout le reste. Plus personne ne circule avant le matin.

La cloche du réveil apporte l'espoir. De fait, la sœur Marie-du-Calvaire s'approche du lit de la malade avant de se rendre à la chapelle :

– Toi, lève-toi ! Y a assez que tu m'as fait passer une nuit blanche !

Au comble de la surprise, Alice rassemble tout ce qui lui reste d'énergie pour s'asseoir dans son lit. Elle est tellement déçue par la froideur de cette femme, par son égoïsme et sa cruauté qu'elle est tentée de renoncer à tout effort. « Qu'est-ce que ça peut bien changer ? se dit-elle. Elle a une roche à la place du cœur. » Maladroitement, elle tente d'attraper ses vêtements du bout des doigts. Elle réussit tant bien que mal à s'habiller. En se penchant pour prendre ses souliers, elle est prise de vertige et perd conscience. Dans sa chute, elle se blesse au front. Reprenant conscience, elle sent couler sur son visage un liquide qu'elle essuie du dos de la main. Du sang. Elle est stupéfaite de ne ressentir aucune douleur. Et pourtant, la blessure ouverte saigne abondamment. Elle réussit à se relever. Chancelant dès son premier pas, elle comprend qu'il vaut mieux renoncer à se rendre au lavabo. Et voici la sœur Marie-du-Calvaire qui revient à son lit et qui lui tend un chiffon, comme s'il s'agissait d'une situation routinière.

– Essuie-toi, puis rembarque dans ton lit, lui ordonne-t-elle sèchement. Je vais venir prendre ta température. Si tu fais pas de fièvre, tu vas avoir la même volée qu'il y a trois jours.

Alice s'en fiche, tellement elle la déteste. La religieuse revient avec le thermomètre, qu'elle place vigoureusement dans la bouche de la malade :

– Lève ta langue... Ferme ta bouche. Puis ouvre-la pas avant que je t'enlève le thermomètre. J'ai pas le temps de recommencer dix fois.

Tournée vers la grosse horloge, les mains dans les manches, la sœur Marie-du-Calvaire trépigne d'impatience ; les deux minutes écoulées, elle retire le thermomètre, le scrute en silence et repart sans adresser un seul mot à sa malade. Comment peut-elle se montrer si peu inquiète de l'état d'Alice ? À moins qu'elle n'en soupçonne déjà la cause ? Les plaies occasionnées par la volée se seraient-elles infectées au point de causer tant de fièvre ? Alice a toujours présenté une tendance à l'infection...

La journée passe. Personne ne vient. Que faut-il en déduire ? Pour ne pas sombrer dans le désespoir, Alice raisonne : « Je dormais peut-être quand quelqu'un est venu voir si j'avais besoin de quelque chose. On m'a rien apporté à manger. Une chance que j'ai pas faim ! Je dois pas avoir le droit de manger. Mais j'ai tellement soif que je voudrais bien que quelqu'un vienne. Je me sens pas la force de me relever. Puis si y fallait que je retombe ! Comment ça que j'ai toujours mal à la même place dans le dos depuis trois jours ? Regarde donc ça, ça fait mal en dessous de mon oreille droite aussi. J'ai une bosse, là. J'voudrais bien savoir c'est quoi, cette maladie-là. »

Le silence est revenu dans la salle. La récréation est terminée. Alice considère qu'il doit être aux alentours de quatorze heures trente. Elle réalise soudain que c'est aujourd'hui le 29 mai 1952; ses compagnes ont pu aller jouer dehors puisqu'il fait très beau : de gros rayons de soleil traversent le dortoir en diagonale, illuminant sur leur parcours des millions de petites poussières qui voltigent sans cesse. « C'est comme dans ma tête, constate Alice. Ça me fait plein de petits bourdonnements, comme si j'avais des milliers de petits maringouins là-dedans. »

Vers seize heures, la sœur vient prendre encore sa température, dans le plus grand respect du silence. Alice scrute ce visage stoïque ; on le croirait taillé dans la pierre.

Avec la tombée du jour, la fièvre monte, au point qu'Alice délire. Il est plus de dix-huit heures trente et toutes les pensionnaires sont déjà au lit. Les hallucinations d'Alice sèment le trouble dans le dortoir. La sœur Marie-du-Calvaire juge pertinent de consulter l'hospitalière. Celle-ci s'amène. Elle prend à son tour la température de la malade et s'affole :

– Cent quatre degrés de fièvre ! Il faut la sortir d'ici.

Avec l'aide de sa consœur, elle transporte la malade dans la salle et l'allonge sur une table de fer-blanc destinée au lavage de la vaisselle. Alice a très froid. Elle claque des dents sans arrêt. Ce choc la réveille de son engourdissement. Elle entend l'hospitalière confier à la sœur Marie-du-Calvaire :

– On va lui donner une injection de pénicilline.

Alice appréhende cet instant. Elle a toujours craint les piqûres. Elle redoute par-dessus tout la réaction de l'hospitalière lorsque celle-ci découvrira les marques sur sa peau. «Elle qui donne toujours raison aux sœurs, elle est bien capable d'imaginer que j'ai fait un coup pendable pour mériter une volée pareille», se dit Alice.

Voilà l'hospitalière de retour :
— Tourne-toi sur le ventre, Alice. Je vais t'aider à relever ta jaquette.

Sous le regard inquiet de la sœur Marie-du-Calvaire, Alice obéit. L'hospitalière s'apprête à soulever machinalement le vêtement de nuit lorsque son bras semble soudainement paralysé ; la stupeur couvre son visage ; un moment d'arrêt, des yeux sur le regard fuyant de la sœur Marie-du-Calvaire, un silence chargé de soupçons, et le drap retombe délicatement sur le dos de la malade. D'un pas déterminé, l'hospitalière ressort de la salle. Alice tremble et préfère refermer les yeux. Tout est glacial : l'atmosphère, le silence et cette table de fer-blanc. Soudain, l'écho ramène le bruit des pas de l'hospitalière. D'un œil à peine entrouvert, Alice l'aperçoit, attentive à verser un liquide brunâtre sur un coton à fromage. Elle commence à lui badigeonner le dos. Ce traitement brûle la peau. Même si la malade ne parvient pas toujours à contrôler ses sursauts, elle retient ses gémissements avec une endurance exemplaire. Une aiguille lui perce la fesse sans prévenir. Un cri avorte dans sa gorge.

Maintenant recouverte en conformité avec les règles de la modestie chrétienne, Alice est laissée à elle-même. À mesure que les pas s'éloignent, elle comprend qu'elle s'illusionne en espérant de l'hospitalière le mot de consolation que la coupable lui a toujours refusé. Cette dernière la ramène au dortoir.

Alice ne se souvient pas d'avoir revu l'hospitalière dans les jours suivants. Pendant de nombreuses nuits, elle lutte contre cette fièvre qui la livre aux cauchemars. Elle a peur de pousser des cris involontaires qui pourraient lui valoir d'être fessée comme une de ses compagnes, cette malheureuse qui reçoit la volée à chaque soir, sans exception.

Les jours passent et sa douleur au milieu du dos l'oppresse de plus en plus. Malgré la résistance de son jeune corps de quatorze ans, elle pense qu'elle pourrait en mourir.

* * *

Il est sept heures. La messe vient de commencer. Toutes les pensionnaires lucides y assistent obligatoirement avec les religieuses. Les autres se bercent bêtement dans la salle sous la surveillance d'une préposée laïque. Abandonnée seule au dortoir, Alice peut se laisser aller à sangloter... Mais voici que la porte du dortoir s'ouvre tout doucement :

– C'est toi, Alice ?

C'est la voix de « tite mère Oret » ! Alice la reconnaît mais elle n'a pas le temps de répondre avant que sa visiteuse s'identifie elle-même :

– C'est moi, sœur Théoret.

Elle s'avance sur la pointe des pieds. Épiant tout autour d'elle comme une écolière en fugue, elle s'approche du lit de la malade. Le regard chargé de compassion, elle pose une main sur le front d'Alice « Pauvre enfant ! », soupire-t-elle. La chaleur de sa présence et ses paroles consolatrices font naître de gros sanglots dans la voix d'Alice. Pour l'avoir tant espérée, cette tendresse lui fait mal. Elle ramène à la surface cette infinie détresse qu'elle avait enfouie sous l'indifférence pour mieux survivre. Elle voudrait éterniser ces doux moments ; ne plus jamais laisser partir cette sœur, l'une des rares personnes qui lui aient témoigné quelque affection dans sa vie. À la crèche, les autorités interdisaient aux employées de donner des marques d'affection aux bambins, pour ne pas créer d'attachement... Et à l'orphelinat, la même consigne semblait régner...

Mais la messe tire à sa fin... Le temps les bouscule. Alice retient la main de sa consolatrice.

– Fais un effort pour comprendre, Alice. Tu es une grande fille raisonnable. Laisse-moi partir et ne dis à personne que je suis venue te voir. Je vais t'envoyer le médecin.

Alice est persuadée qu'elle le fera. La sœur Théoret, affectée à la pharmacie avec tante Yvonne, lui a toujours inspiré confiance. De plus, Alice a pu constater à plusieurs reprises que cette religieuse aux qualités incontestables exerçait un certain ascendant sur le médecin en chef. Tel que promis, ce dernier vient visiter sa malade en fin d'avant-midi. Pour ce faire, il passe directement du dortoir à la salle où travaille la sœur Marie-du-Calvaire et lui demande :

– Tout va bien, ici ?
– Oui, docteur, tout va bien.
– D'où vient-il que vous ayez une jeune fille de couchée à cette heure de l'avant-midi ? Est-elle malade ?
– Oh oui ! C'est vrai, docteur. Je l'oubliais, celle-là.

Feignant l'empressement, elle accompagne le médecin au dortoir.

À peine a-t-il posé la main sur le front de la malade qu'il se retourne vers la sœur Marie-du-Calvaire avec indignation :

– Ma sœur, cette enfant fait beaucoup de fièvre. Pourquoi ne m'avez-vous pas consulté ? Depuis combien de jours est-elle malade ?

– Elle est comme ça depuis une semaine, docteur.

– Quel médicament lui avez-vous donné ?

– Je ne sais pas ce que je devrais lui donner. Elle traîne une fièvre qui grimpe à cent trois le soir...

– C'est énorme, ma sœur ! Pourquoi ne m'avez-vous pas avisé ? Je serais venu. Aujourd'hui, je n'ai pas le temps de l'examiner. Je vais lui injecter une dose de pénicilline et je reviendrai demain pour un examen complet. Il faut trouver la cause de cette fièvre.

Alice le regarde préparer sa seringue ; un scénario déjà connu risque de se répéter au moment où il la découvrira pour la piquer.

– Couche-toi sur le ventre, jeune fille.

Alice obéit en prenant soin de garder la tête tournée vers eux. Elle repousse le geste secourable du médecin qui voudrait l'aider à relever sa robe de nuit. Alice n'aime pas se faire toucher.

Un dos lacéré et teinté d'iode le fait se redresser subitement ; le regard brûlant de colère, les poings sur les hanches, il fixe la religieuse dans les yeux :

– Maintenant, je comprends. Je comprends pourquoi vous ne m'avez pas fait appeler. D'ailleurs, ce n'est pas la première fois que vous battez des enfants, ma sœur ! J'en ai déjà entendu parler... Si jamais j'apprends que vous l'avez fait encore, je serai dans l'obligation d'avertir les autorités.

Se retournant ensuite vers sa malade, il la rassure avec une telle bonté :

– Je vais m'occuper de toi, jeune fille. Tu vas guérir.
Alice fond en larmes.

– Il faut pas que tu pleures. C'est pas bon pour toi dans l'état où tu te trouves.

Cette voix chaude et enveloppante incite Alice à se blottir sans broncher, de peur d'en perdre la douce sensation. Elle ferme les yeux pour mieux fixer dans sa mémoire ce regard de bienveillance qui a daigné se poser sur elle. Depuis le départ de la sœur Rose-de-la-Paix et de Mademoiselle Claire, Alice ne lit que reproches et menaces dans les yeux qui l'observent. En cet instant, son corps et son cœur s'abandonnent.

Le lendemain matin, un examen complet permet de diagnostiquer une pneumonie. Des extraits de notes cliniques indiquent que des injections de pénicilline auraient été administrées à Alice les 29, 30 et 31 mai. Par ailleurs, le relevé des ordonnances médicales indique « oreillons » en date du 19 mai 1952 et une « submatite à la base pulmonaire gauche avec diminution du permure respiratoire » le 30 mai de cette même année, avec la prescription suivante : « Pénic. 300 000 v. Tespodionine ».

Cette prescription lui vaut la visite régulière de l'hospitalière. Un médicament au goût fort désagréable s'y ajoute et provoque des vomissements. Les repas, bien que très différents du régime en vigueur dans la maison, n'excitent guère son appétit. Devant cette difficulté à s'alimenter, le médecin lui demande de suggérer des mets qu'il lui plairait de goûter. Alice aurait alors souhaité trouver bonbons, chocolat et autres friandises dans son plateau. Son vœu n'est pas exaucé.

D'autre part, le médecin essaie de convaincre Alice d'accepter un transfert à l'infirmerie :

– Si tu viens à l'infirmerie, je pourrai bien mieux m'occuper de toi. Mes malades sont toutes là.

Bien malgré elle, Alice pleure chaque fois qu'il lui adresse la parole. Cette hypersensibilité la gêne. Elle aimerait se l'expliquer aussi clairement qu'elle sait pourquoi elle refuse d'aller vivre sa convalescence à l'infirmerie : elle connaît une des religieuses qui y travaillent, et celle-ci, semble-t-il, n'aime pas les jeunes. Elle préfère donc rester seule plutôt que de risquer de devenir le souffre-douleur d'une autre sœur.

Après trois semaines de solitude, Alice reprend ses activités. La sœur Marie-du-Calvaire ne lève plus la main sur elle. D'ailleurs, Alice aura été la dernière fille à être battue dans cette salle.

6

Adieu, violon!

Avec l'arrivée de ces matins tièdes de juin, les vacances d'été s'affichent au calendrier de l'hôpital. Il y a un an déjà, Alice vivait la quinzaine la plus merveilleuse de sa vie. Ce souvenir allume en son cœur une petite flamme d'espoir. Flamme trop vacillante cependant pour la pousser à exprimer ouvertement son désir de retourner en visite chez les parents de tante Yvonne. Elle choisit d'attendre et d'observer. Hélas! Son attitude passive la dessert. Tante Yvonne les quitte pour ses vacances sans que l'ombre d'une invitation ne lui soit adressée. Confinée à sa tristesse, Alice jongle et cherche une explication : « J'ai dû lui faire trop honte... Ça doit être pour ça qu'elle veut plus m'emmener dans sa famille. » Elle rougit encore en se rappelant le nombre de fois où elle a trébuché pendant ces vacances. Certaines phrases l'humilient : « Palotte, regarde où tu marches! T'es bien salope! Ta robe est encore toute tachée! T'as dû t'enfarger encore? T'es capable de t'enfarger dans ton ombre! » Ces paroles, elle les avait délibérément oubliées pour ne pas ternir le souvenir des bons moments vécus avec ces gens. Mais il y a plus : Alice est rongée par l'envie. Pour la troisième fois, tante Yvonne amène avec elle une compagne de la salle Saint-Raphaël, sa filleule de confirmation, Jeannette. À plus d'une reprise, Alice regrette d'avoir été confirmée à la Maison Sainte-Domitille et de perdre ainsi certains privilèges. «Toujours sa filleule, se dit Alice. Là-bas, je pense qu'on n'en avait même pas, de marraine!» Effectivement, ce n'est que vingt-cinq ans plus tard qu'Alice apprendra l'existence de cette marraine, Madame G. Diges, la maman d'une jeune religieuse du Bon Pasteur. De ce fait, elle ne peut nourrir que de faibles espoirs de congés à l'extérieur. Ainsi, rien qui sorte de l'ordinaire ne lui semble réservé pour l'été de ses quatorze ans. Elle s'ennuie, sans trop savoir de qui et de quoi. Ses soirées de violon lui manquent.

Un événement pour le moins impromptu marque cet anniversaire de ses vacances : la visite de la Mère supérieure. Non pas qu'il fût rare qu'elle rencontre les pensionnaires, mais jamais encore elle ne s'était mêlée d'infliger elle-même une sanction aux orphelines. Elle se montrait généralement gentille et condescendante. La raison qui l'amène dans cette salle ce jour-là est pour le moins inusitée : elle vient informer Alice de la punition qu'elle mérite à cause d'une maladresse commise à l'occasion de sa première menstruation :

– Mère Marie-du-Calvaire te reproche de parler de choses défendues et de ne pas lui obéir. Je dois t'emmener dans une grande salle...

Alice proteste de toute la force de son caractère.

– La décision est prise, Alice. Je dois t'emmener à la salle des Saints-Martyrs. Mais je te promets de ne pas te laisser là plus d'un mois.

Pour n'avoir point confié l'arrivée de sa première menstruation à la religieuse responsable de sa salle, en l'occurrence la sœur Marie-du-Calvaire, et pour en avoir parlé avec une ou deux compagnes, Alice doit donc quitter la salle Saint-Michel où elle vit depuis sept ans. S'en réjouir ou le regretter? Les cruautés vécues sous le règne de la sœur Marie-du-Calvaire lui donnent envie d'accueillir ce changement comme une libération. Par contre, son transfert à la salle des Saints-Martyrs lui donne la chair de poule : il paraîtrait que soixante-quatorze grandes malades y séjournent dans des conditions redoutables et que la sœur Saint-Jean-de-la-Croix y fait régner la terreur. Malgré tout, Alice préfère simuler l'ignorance. Elle est déterminée à tout faire, et à ne rien faire surtout, qui puisse provoquer la colère de la sœur Saint-Jean-de-la-Croix.

Les premiers jours se déroulent sans conflits avec les autorités de la salle. D'autre part, le climat est difficile à supporter; des nuits tumultueuses et de nouvelles tâches à assumer fatiguent tellement Alice qu'elle a des douleurs au dos. L'étrange maladie de sa voisine de lit la force à garder les bras croisés sous le menton et à lutter contre le sommeil pour ne pas tomber sous ses assauts; en état de crise, cette malade, grande et forte, menace ses compagnes de strangulation. Bien que certains de ses comportements annoncent l'imminence de la crise, encore faut-il l'observer pour quitter la place à temps. Moins de deux semaines après son arrivée dans cette salle, Alice en est informée. La bonne sœur décrète alors qu'à la prochaine crise c'est elle qui sera sollicitée pour prêter main-forte. Alice sera mise à l'épreuve. L'expérience a démontré qu'en l'occurrence, il convient de se placer derrière la malade et d'immobiliser ses coudes en les reculant le plus loin possible derrière son dos. Sous des airs de bravade, Alice tremble. Elle récapitule les recommandations faites lorsque, tout à coup, l'orage gronde. La malade commence à s'agiter. C'est inquiétant.

– Prépare-toi, Alice, ça s'en vient, lui recommande la sœur Saint-Jean-de-la-Croix.

– Et si j'ai trop de misère, allez-vous venir à mon secours ?

– Commence et on verra ! lui répond-elle d'un air narquois. Mais si tu manques ton coup en partant, t'es faite !

Le moment de passer à l'action est venu. La malade s'agite de plus en plus. Alice n'a plus une seconde à perdre. Elle réussit à lui saisir les bras et à les maintenir dans son dos ; mais la résistance de la malade est telle qu'Alice sent ses forces l'abandonner. La sœur Saint-Jean-de-la-Croix l'observe sans broncher. Une certaine malice se lit dans son regard.

– Venez m'aider, mère ! J'en peux plus !

Plusieurs minutes s'écoulent avant que le secours vienne. Les efforts d'Alice pour maîtriser la malade par la camisole de force l'ont épuisée.

Les nuits subséquentes lui permettent de récupérer un peu sans toutefois qu'elle s'habitue aux cris et aux lamentations qui la font sursauter juste au moment où elle va sombrer dans le sommeil. Des scènes d'une étrangeté et d'une violence indescriptibles la perturbent au plus haut point : certaines malades se frappent la tête contre les carreaux des fenêtres jusqu'à ce que les vitres cassent. Il lui semble entendre dans leurs gémissements ceux d'un animal traqué. Les fantômes de la nuit s'emparent alors de son imagination et sèment l'affolement dans son esprit. Elle se cramponne à son lit de peur d'être emportée dans l'avalanche de ces délires. Elle ne peut qu'aspirer au lever du jour.

Heureuse de n'être plus astreinte au nettoyage des toilettes après cinq ans de métier, soulagée de ces abcès à répétition aux genoux, Alice avait compté sur ce changement de salle pour se voir confier une autre corvée que celle de l'entretien des salles de bains.

– Alice Quinton, tu auras l'avant-midi complet pour faire le ménage de sept cellules. Demain matin, une ancienne ira te montrer comment faire.

D'abord réjouie, Alice a nourri une autre illusion : plus que jamais, ces nouvelles tâches lui imposent de jouer dans la «merde» : sept cellules de grandes malades démentes et non autonomes à nettoyer chaque matin.

Sa première patiente, une petite femme d'une soixantaine d'années, fait un peu figure de princesse dans son petit royaume aux dimensions d'une cellule : issue d'une famille riche comptant plusieurs religieux, elle se voit servir des repas plus soignés que ceux des autres aliénées. De plus, sa famille lui fournit de très beaux vêtements, qu'elle ne se gêne pas de déchirer pendant ses crises. Sa maladie s'exprime ainsi.

Tous les quinze jours, des parents lui rendent visite. La plupart sont des religieux; certains cherchent à connaître la nouvelle préposée afin de la récompenser pour les bons soins prodigués à leur bien-aimée malade. Jamais le nom d'Alice n'est prononcé; on laisse entendre que c'est tout le monde et personne en particulier qui s'occupe de cette patiente. Les bonbonnières de chocolat défilent sous les yeux d'Alice, qui doit se contenter de saliver en admirant les boîtes. Et pourtant, que de blessures cette malade lui a infligées au cours des soins apportés à son corps et à sa cellule!

Sa deuxième patiente remporte la palme de l'originalité : âgée aussi d'une soixantaine d'années, cette femme occupe ses journées entières à confectionner des motifs de broderie à l'aide de bouts de fil et de crins de balai ; elle en tire des chefs-d'œuvre de dextérité manuelle. En outre, cette patiente ne laisse aucun excrément à ramasser ; elle les mange... À moins d'être malade. C'est à ce signe d'ailleurs qu'un bon matin Alice croit opportun d'informer la sœur Saint-Jean-de-la-Croix que sa patiente est dans un état inquiétant :

– Mère Saint-Jean-de-la-Croix, je pense que Madame Gagnon est malade.

– Comment ça, malade ?

– Bien... elle a pas mangé son caca aujourd'hui.

– Va-t'en donc, espèce de niaiseuse, lui répond-elle en tournant les talons.

« Bon, c'est bien ça, se dit Alice. On n'a jamais raison, ici. On est toujours qu'une gang de niaiseuses ! »

De fait, la malade meurt peu de temps après.

Deux autres dorment avec la camisole de force, ligotées à leur lit. Chaque matin, elles réservent à leur préposée un ménage de fond en comble ; en plus de souffrir d'incontinence, elles s'amusent à décorer les murs avec leurs excréments de la journée. L'une d'elles, Olive, âgée d'à peine vingt ans, circule librement le jour et ne semble pas méchante pour deux sous. Sa nouvelle « femme de ménage » voudrait bien comprendre pourquoi la responsable la fait dormir avec la camisole de force.

Sa voisine de cellule, Géraldine, soulève l'indignation générale ; plusieurs orphelines de la salle des Saints-Martyrs sont persuadées que cette jeune femme de vingt ans est devenue à ce point perturbée à cause de « la Vaillancourt » : cette dernière, appartenant à l'une des salles libres, remplace occasionnellement les surveillantes absentes et en profite pour battre Géraldine parce qu'elle chante fort en se berçant.

La cinquième malade demeure dans sa cellule toute la journée, sans camisole de force malgré une très forte tendance à mordre. Simone a une taille imposante et un tempérament hypernerveux, et l'intrusion de la fille de ménage dans sa cellule nécessite la présence de deux « chiens de garde » qui doivent immobiliser la jeune femme pendant une bonne vingtaine de minutes. Il va sans dire que toutes doivent redoubler de prudence avec elle. En dépit de cette tendance malsaine, Alice éprouve une sympathie indéfinissable pour Simone. Elle entreprend donc de l'apprivoiser. Lorsqu'elle passe devant sa cellule, elle s'arrête souvent devant son carreau et lui lance un regard amical qui lui est souvent rendu. Un jour, elle tente l'expérience de lui apporter des livres. Sa malade en est ravie. Elle y prend plaisir assez longtemps pour qu'Alice n'ait pas besoin de se faire accompagner à sa cellule. Peu à peu, son regard se teinte d'une douceur insoupçonnée... Alice en fait sa préférée. L'affection qu'elle lui témoigne diminue la fréquence des crises. Ni Simone ni Alice n'avaient besoin du gâchis dont la sœur Saint-Jean-de-la-Croix allait se rendre coupable en décidant de se servir des tendances morbides de cette jeune femme. Alice en est tellement bouleversée qu'elle se confie à Réjeanne :

– Il faut que je te parle de quelque chose, Réjeanne.

– Vas-y, ma noire, je suis là pour ça !

– As-tu déjà entendu parler de Simone, la malade qui mord ?

– Non ! Je me rappelle pas.
– En tout cas, cette fille-là est pas chanceuse.
– Comment ça ?
– Quand j'ai commencé à faire le ménage de sa cellule, j'avais peur qu'elle me morde. Mais non ! Plus ça va, plus elle est fine.
– A t'a jamais mordue ?
– Jamais ! Mieux que ça, elle me sourit toujours maintenant et puis elle s'amuse longtemps avec les livres que je lui apporte.
– Mais je vois pas où est-ce qu'elle est malchanceuse.
– J'y arrive. Mère Saint-Jean-de-la-Croix sait quand est-ce que Simone part en crise.
– C'est quand ?
– C'est quand elle entend crier. Elle devient tellement nerveuse qu'elle pourrait mordre n'importe qui, la première qu'elle attrape.
– C'est dangereux, ça !
– Je le sais, Réjeanne, mais c'est pas une raison pour la faire enrager. Je veux dire, mère Saint-Jean-de-la-Croix avait pas le droit de lui faire mordre la petite mongole de sa salle.
– Elle a fait ça ?
– Écoute bien. Je te jure que c'est la vérité : mère Saint-Jean-de-la-Croix traîne la jeune mongole par les cheveux jusqu'à la cellule de Simone ; la pauvre mongole crie à tue-tête ! Là, la sœur débarre la cellule de Simone et les garroche toutes les deux sur le mur. Simone est tellement énervée par les cris qu'elle ne voit plus clair. Elle se met à mordre la mongole partout puis elle n'est plus arrêtable.
– Qu'est-ce qui est arrivé ?

– Mère Saint-Jean-de-la-Croix pensait pas que ça serait si grave. Elle était plus capable de les arrêter. Elle me criait : « Viens m'aider, Alice ! Alice, arrive ! »

– Puis t'es allée ?

– Non, Réjeanne, je suis pas allée.

– A devait être en maudit, la Jean-de-la-Croix.

– Je comprends ! Mais je me disais : « C'est elle qui l'a voulue, cette chicane-là ! Qu'elle s'arrange avec, maintenant. Ça lui apprendra à nous traiter comme des bêtes ! »

– T'as bien fait, Alice ! Qui y goûtent, eux autres aussi, de temps en temps.

– Mais c'est pas tout, Réjeanne ! Le lendemain, sœur Saint-Jean-de-la-Croix amène Simone à l'infirmerie et lui fait arracher toutes les dents. Quand je te dis toutes là, c'est toutes les dents.

– Sont malades !

– Si tu la voyais, Réjeanne. On dirait qu'elle a vieilli de quarante ans !

– C'est triste...

– Bien triste ! Mais ce qui me fait le plus de peine, c'est qu'on dirait qu'elle est en train de redevenir comme avant. Moi qui étais tellement contente de la voir sourire ! Elle devenait douce, je te dis...

– Je te garantis que le jour où on va être capables de sortir de cette maudite maison de folles, c'est pas moi qui vas m'ennuyer, de conclure Réjeanne en retournant à son travail.

La sixième patiente, une vieille dame de quatre-vingt-huit ans, est surnommée « la chienne 88 » parce qu'elle marmonne sans cesse cette expression. Elle ne cause aucun désordre. En plus d'être propre et autonome, elle est belle avec ses cheveux blancs et son teint encore tout rosé.

La ronde du ménage se termine par la cellule des punitions. Alice déteste y pénétrer. Comme dans toutes les autres cellules, un grillage de fer longe le mur de la fenêtre; mais dans celle-ci, un autre grillage est ajouté à l'extérieur de la fenêtre, déjà obstruée en grande partie par les escaliers de sauvetage; de plus, un lambris de tôle recouvre tout le côté intérieur de la porte. Les murs de cette cellule semblent lancer des regards accusateurs; Alice se hâte d'en ressortir comme on ressort d'une maison hantée.

Ces quatre heures de corvée matinale trouvent leur récompense tôt après le dîner : à titre expérimental, la sœur Saint-Jean-de-la-Croix confie à Alice quatre orphelines à qui elle doit enseigner le catéchisme préparatoire à la première communion. Tâche sublime pour une «arriérée mentale profonde!» Alice adore jouer le rôle de professeur. Un sens de l'humour à défier tous les orages l'incite à convertir en jeu cet interminable répertoire de questions et réponses. «Qui en retiendra le plus long? Qui répondra la première? Qui gardera la tête le plus longtemps dans le rang? Laquelle réussira à ne jamais se retrouver à la queue?»

Au fil de ces heures, les élèves et leur maîtresse nouent des liens d'affection tels que, au décès de l'une d'elles, Alice éprouve un chagrin profond. Cette jeune fille de dix-huit ans se nommait Éva mais la sœur la surnommait Cupidon, signe d'une affection toute particulière. Elle était arrivée très jeune à l'asile et semblait souffrir d'un léger retard mental. Depuis que la sœur Saint-Jean-de-la-Croix l'avait placée avec les grandes malades, Éva se révoltait de passer des heures, les pieds et les mains attachées à sa chaise berçante. Pour se défouler, une fois libérée de ses liens, elle se frappait la tête contre les fenêtres et en cassait les vitres. Elle serait décédée d'une trop forte dose de Largactyl. Alice avait entendu ce verdict de la bouche même des autorités médicales après l'autopsie, à son retour comme aide à la pharmacie. À compter de ce moment, elle prend en aversion ce médicament.

Constamment sur la défensive, elle s'attend au pire, même sans raison, lorsque la sœur Saint-Jean-de-la-Croix la retient à l'écart :

– Attends, Alice. J'ai affaire à toi.
– Qu'est-ce que j'ai fait de mal, mère?
– Je t'ai demandé de m'attendre ici une minute...

Alice s'inquiète. Elle s'empresse de passer en revue ses actes des derniers jours. La sœur Saint-Jean-de-la-Croix revient :

– Viens avec moi au dortoir.
– Oui, mère. On va faire quoi, mère?
– Tu verras bien.

Le temps d'argumenter et les voilà devant le mur des garde-robes de réserve. Et quelle révélation !

– Je savais pas, mère, qu'il y avait tant de robes ici !

Cette série d'armoires regorge de costumes de toutes sortes ! Une section de robes de pensionnaires (réservées à celles pour qui les parents paient), une autre pour les orphelines et une dernière pour les malades. Il va sans dire que de l'une à l'autre la qualité laisse à désirer. Dans la dernière section, des robes sont recouvertes de vieux draps : elles ne sont utilisées que pour les grandes cérémonies. Postée devant la section des robes d'orphelines, la sœur Saint-Jean-de-la-Croix invite Alice :

— Viens te choisir une robe pour ce soir.

À peine la sœur a-t-elle terminé sa phrase qu'elle en a déjà retiré une de la collection.

— Qu'est-ce qu'y a, ce soir? demande Alice, tout inquiète.

— Bien, tante Yvonne est de retour!

— Ah! C'est pour ça? Mais je le savais, réplique Alice, faisant la moue.

— T'es pas contente de retourner à l'orchestre?

— Bien oui! ajoute-t-elle, indignée.

— C'est que j'aime mieux que t'ailles pas avec ta robe de tous les jours. Puis, avant que je l'oublie : je veux pas que tu partes avant six heures et demie; t'as le temps de te rendre pour l'heure. En attendant, essaie cette robe-là.

Alice la considère avec dédain; cette robe est semblable aux jaquettes de nuit, et ne s'en distingue que par ses rayures blanches sur un fond vert.

— Dis donc, elle te va très bien, Alice!

Mais bien sûr! Qui en serait étonné? Tout vêtement sans coupe, non ajusté à la taille, sans couture à l'épaule, ne convient-il pas à n'importe laquelle des pensionnaires?

— Tu peux la porter pour ta pratique de musique. Demain, tu remettras ta robe de semaine, comme d'habitude.

Alice est fort déçue. «Une boîte carrée! C'est bien de ça que j'ai l'air! On peut bien me le dire, que je ressemble à une boîte carrée, à force de toujours être mal habillée! Et puis elle sent mauvais, cette robe-là. Elle sent la malade. Ça me tente pas de porter ça à soir. Mais va bien falloir que je la garde, sinon elle pourrait se fâcher.»

Il n'est que quatre heures trente. Encore deux longues heures à attendre !

Enfin, la cloche du coucher sonne pour le groupe et, du même coup, libère la musicienne. Alice craint d'être en retard. De la salle des Saints-Martyrs, il faut trois fois plus de temps pour se rendre au local de musique. Et pourtant elle ne se presse pas. La joie de revoir tante Yvonne se teinte de l'humiliation de devoir avouer son transfert dans une grande salle. Dans cette maison, un tel transfert signifie qu'une infraction grave a été commise.

Des murmures s'échappent déjà à quelques mètres de la porte du local. La plupart des musiciennes seraient donc arrivées ? En effet, tous les instruments ont été sortis de la pharmacie, alors qu'habituellement chacune va récupérer son instrument sur le grand chariot recouvert d'un vieux drap. Décidément, Alice est en retard. Tante Yvonne l'attend sûrement pour donner le signal de départ.

«Mais qu'est-ce qu'elles font, les filles ? Elles sont même pas à leur place...», se demande Alice en entrant dans le local. Regroupées autour de leur musicienne en chef, elles sont une dizaine à bavarder alors que tante Yvonne s'affaire à remonter les cordes d'une guitare. Alice se fraie une petite place dans le groupe. «Oh ! tante Yvonne n'est pas comme d'habitude ! Qu'est-ce qui se passe ? Mais comment se fait-il que cette guitare n'ait plus ses cordes ? Puis l'autre non plus ! Puis le banjo aussi ! Qui a bien pu faire ça ?» Alice, absorbée dans ces interrogations, entend à peine tante Yvonne qui l'interpelle :

– Qu'est-ce qui se passe, Alice ? T'es toute pâle ! Puis cernée jusqu'au menton...
– Je suis plus capable de dormir, tante Yvonne.
– T'as mal quelque part ?
– Non. J'ai peur.
– T'as peur de quoi ?
– J'ai peur d'être attaquée.
– Mais voyons donc, Alice, qu'est-ce que tu racontes là ? Peur d'être attaquée par qui ?
– Par une grande malade.
– Depuis quand tu couches avec les grandes malades, toi ?
– Depuis que j'ai été changée de salle.
– Changée de salle...
– Oui. Y a quelque chose qu'il fallait que je dise juste à mère Marie-du-Calvaire. À personne d'autre. Puis moi, je le savais pas, ça ! C'était la première fois que... Je veux dire que personne m'avait avertie...
– Pauvre petite fille ! Où es-tu rendue maintenant ?
– À la salle des Saints-Martyrs, tante Yvonne. Je vous dis que c'est pas drôle là-dedans.
– Es-tu punie pour longtemps ?
– Pour un mois, a dit Mère supérieure. J'espère que ce sera pas plus que ça !

Tante Yvonne baisse les yeux.

– Qu'est-ce qui est arrivé à nos instruments, tante Yvonne ?

Se contentant de hausser les épaules, tante Yvonne s'applique à remonter certains instruments démantelés. Le violon d'Alice a été épargné. La flûte de l'aumônier aussi. Et pourtant on aurait pu s'en prendre à ces derniers autant qu'aux autres. Quand on sait que la participation de ce monsieur aux répétitions de l'orchestre n'avait pas l'approbation de toutes les religieuses de la maison. L'une d'elles lui avait déjà signifié ouvertement que sa place n'était pas dans l'orchestre à s'amuser avec une flûte : «Votre devoir apostolique vous réclame à la chapelle ou auprès de malades à réconforter», lui avait rappelé une religieuse en autorité.

Plus d'une hypothèse était permise quant aux raisons et à l'identité des auteurs de ce méfait. D'autant plus qu'un événement similaire s'était produit au moment même où ce petit groupe de quinze musiciennes allait connaître une certaine popularité à l'extérieur de l'institution : l'École normale de Thetford Mines, par l'intermédiaire d'une stagiaire, avait remarqué le talent de ces jeunes musiciennes et avait exprimé le désir d'entendre l'orchestre Saint-Edgar. Or, à la date désignée pour ce mini-concert, les meilleures musiciennes écopaient de trois jours de punition qui les retranchaient temporairement de toute activité musicale. Devant l'impossibilité d'interpréter les pièces au programme de façon convenable, tante Yvonne avait dû annuler le concert.

Drôle de soir de retrouvailles pour les membres de l'orchestre ! Dire qu'Alice réclamait cette soirée avec tout ce qui lui restait de joie de vivre. La hâte de revoir tante Yvonne avait ajouté à son empressement de faire revivre les cordes de son violon pour se convaincre que quelque chose d'un passé encore récent subsistait malgré son transfert à la salle des Saints-Martyrs.

Mais il n'y a pas eu que l'endommagement des instruments pendant les vacances de tante Yvonne. Plusieurs orphelines ont été changées de salle et conduites elles aussi dans l'aile des grandes malades. Deux musiciennes sont absentes : Alberte serait tombée malade alors que Pierrette aurait quitté l'asile. Morcelé sur tous les plans, l'orchestre entame la répétition des pièces déjà connues, accompagnée par l'aumônier. Alice se sent privilégiée d'avoir pu récupérer un violon intact. Son violon! Tant d'insécurité incite la jeune altiste à s'accrocher éperdument à son instrument :

Violon de mes espoirs,
Je te retrouve avec bonheur.
Vingt fois je t'ai supplié, dans le noir,
De venir tromper mon malheur.

Ce soir, tu m'es fidèle.
Bravo! Tu as tenu le coup.
C'est toi maintenant qui m'interpelles
Pour cent mille autres rendez-vous.

J'accourrai de tout mon être,
Violon de mes seules amours.
De notre fusion pourront naître
Des mélodies à la trame de velours.

Le lendemain soir, la sœur Saint-Jean-de-la-Croix informe cavalièrement la musicienne de sa salle qu'il n'y aura pas de répétition pour les membres de l'orchestre.
— Mais pourquoi? demande Alice, au bord des larmes.
— Parce qu'y en a pas, c'est tout!
— Est-ce que tante Yvonne est malade?
— Est-ce que je le sais, moi? Je te dis d'aller te coucher en même temps que les autres.

Alice s'endort le cœur rongé d'inquiétude. Ou bien la sœur veut la punir en lui faisant croire qu'il n'y a pas de répétition, ou bien il est arrivé quelque chose de grave à tante Yvonne. Il n'est pas facile d'enquêter au sujet de cette dernière. Mieux vaut jauger l'humeur de la sœur pour voir s'il ne s'en dégagerait pas quelque idée de vengeance. Le lendemain, Alice surveille tous les gestes et les paroles de sa responsable de salle ; rien ne transpire jusqu'au souper, alors que la même interdiction est formulée :

– Tu ne vas pas à l'orchestre, ce soir.

– Pas encore ! de s'exclamer Alice déconcertée.

– Non, pas encore, puis plus jamais, reprend la sœur Saint-Jean-de-la-Croix.

– Vous voulez dire... plus jamais d'orchestre ? achève-t-elle avec des sanglots dans la voix.

– C'est justement ça. T'as bien compris.

Alice a connu plus que sa part de souffrances depuis son arrivée dans cet hôpital ; mais jamais encore on ne s'était permis de lui porter le grand coup : lui enlever la seule chose qui l'aidait à supporter tous ses malheurs. Un recours de dernière instance s'impose : retourner en arrière, ne serait-ce que vingt-quatre heures, pour se cramponner à son violon et le supplier d'accomplir ce miracle de fidélité au pacte qu'ils ont conclu ensemble. Elle doit le conjurer de ne pas l'abandonner. Hélas ! Il n'y a plus de chariot à la pharmacie...

Et pourtant, n'était-ce pas ce violon qui avait initié au bonheur cette orpheline de huit ans ? Il savait si bien l'emporter très loin dans un monde féerique qu'elle en oubliait son sort d'orpheline reléguée au rang des « idiotes » pour servir Dieu sait quelle cause !

De fait, dès la venue de l'automne, la notion de service prend l'affiche et sabote sans ménagement les aires de loisir des orphelines de la salle des Saints-Martyrs. Alice se réfugie alors dans ses tâches qui, bien que répugnantes à certains égards, constituent par leur diversité son ultime instrument de distraction.

Bien qu'elle retire une certaine satisfaction de ses classes de catéchisme, le ciel de ses quinze ans continue de s'assombrir. Voilà qu'un après-midi, la répétition de la chorale terminée, Alice retourne tranquillement à sa salle. Comme d'habitude, elle frappe à la porte pour qu'on vienne la déverrouiller. Dès qu'elle entre dans la salle, la première pensionnaire assise près de la porte s'empresse de la prévenir :

– Attention à toi, Alice, la sœur va te pogner !
– Mais pourquoi ? J'ai rien fait !

Alice n'a pas le temps d'identifier ses assaillantes. Une taie d'oreiller lui enveloppe la tête. Des mains s'agitent sur son corps pour lui retirer tous ses vêtements. Alice en est profondément humiliée. Elle a beau se débattre de toutes ses forces, elle ne parvient pas à échapper à ses attaquantes auxquelles sont venues prêter main-forte la garde Simone et d'autres orphelines de la salle pour lui enfiler la jaquette d'hôpital. Alice devine qu'elles se préparent maintenant à l'emprisonner dans la camisole de force. La tâche n'est pas facile, mais à quatre ou cinq elles y parviennent ! Dans la noirceur la plus totale, elle est conduite près d'un lit qu'elle devine sans matelas au moment où on l'y attache, couchée sur le dos. Une fois bien ficelée sur ce sommier de métal aux ressorts en tire-bouchons, on lui dévoile le visage. Horreur ! La sœur Saint-Jean-de-la-Croix vient de l'enfermer dans un véritable cachot : les fenêtres de cette cellule ont été condamnées depuis les travaux d'agrandissement de l'hôpital. Il fait noir ! Il fait chaud ! D'une chaleur qui sent le moisi. C'est l'enfer ! Alice crie, pleure, et supplie qu'on lui dise au moins pourquoi on la punit. Aucune réponse ne vient. La sœur Saint-Jean-de-la-Croix et la garde Simone s'obstinent dans leur silence. Et pourtant les rapports semblaient bien amorcés entre cette dernière et Alice. Que de belles heures elles ont passées ensemble à chanter tous les après-midi ! Cette surveillante, une grande blonde mince et fière, atteinte de strabisme, s'est toujours montrée sensible et humaine avec les orphelines. Pourquoi cette méchanceté soudaine ? Pourquoi cette complicité muette avec la sœur Saint-Jean-de-la-Croix ?

Avant de quitter définitivement la cellule, la garde Simone dépose une chaudière sous le sommier de métal. Ainsi, Alice ne peut espérer se faire détacher pour satisfaire ses besoins naturels. Un tel assujettissement lui inspire la révolte, la honte et le découragement, la blessant dans sa dignité qu'elle a su conserver en dépit des circonstances aliénantes qui furent les siennes depuis l'âge de sept ans. Il suffit de peu de temps pour que ces ressorts de métal qui lui percent le dos ajoutent à son épuisement. Mais le sommeil tant invoqué n'arrive pas à s'installer dans cet inconfort. À peine s'est-il glissé dans un moment de répit que la douleur le congédie. Ces deux-là se livrent bataille toute la nuit. Ballottée de l'un à l'autre, Alice revient constamment au regret de n'avoir point tenté l'impossible pour déserter avant. Appeler au secours maintenant ? Oui, mais qui ? Les seules personnes susceptibles de lui témoigner de la compassion sont devenues inaccessibles ; les unes ont été congédiées, et « tite mère Oret » est à cent lieues de se douter du sort qui lui est infligé. Comment l'en informer si personne n'entend ses cris de détresse, ses appels à l'aide ?

Livrée à l'impuissance la plus avilissante, elle se voit aussi privée de la liberté de s'alimenter elle-même, ses bras étant retenus sous la camisole de force. Comble de la déchéance, c'est la malade la plus malpropre de la salle qui est chargée de venir lui faire avaler une affreuse mixture de gruau-café-pain pour le déjeuner. Combien de fois Alice a-t-elle dû contrôler ses haut-le-cœur en la voyant dégobiller ses aliments dans son assiette après les avoir ruminés indéfiniment dans sa bouche ! Les deux autres repas rivalisent de fétidité avec le premier, un mélange de soupe, patates, viande, thé et dessert. Alice est déterminée à refuser toute nourriture tant et aussi longtemps qu'on la retiendra prisonnière. De son côté, la sœur Saint-Jean-de-la-Croix maintient que tant qu'Alice refusera de manger, elle restera enchaînée à son sommier. Elle attend, la rage au cœur, la visite de celle qui l'abrutit de sa toute-puissance, pour lui cracher son indignation. S'en douterait-elle, par hasard ? Pourquoi ne se présente-t-elle pas alors qu'Alice la prie au moins trois fois par jour de venir la rejoindre dans son merdier ?

Les jours s'éternisent sans qu'une seule personne en autorité ne vienne lui rendre visite. Une idée géniale lui redonne espoir : la malade qui vient lui porter ses repas ne demanderait pas mieux que de les déglutir si Alice le lui demandait. « Si c'est la seule raison qui lui fait me tenir tête, on va bien voir ! » Mais le stratagème échoue.

Après trois semaines d'enchaînement, Alice ne sait plus comment pleurer pour obtenir du secours. Elle en a de moins en moins la force. Le désespoir s'empare d'elle et la hante de visions horrifiantes. Des moments d'accalmie l'amènent à penser à ce Dieu qui doit s'affliger de la douleur de ceux qu'il aime. Alice essaie de prier.

Contrairement aux habitudes de l'institution, où personne ne circule dans le dortoir entre midi et quatorze heures, une pensionnaire d'une salle libre, Louisette, compagne de chorale, s'y aventure pour observer le chantier de construction des annexes. En longeant le corridor des cellules, quelle n'est pas sa surprise de reconnaître la voix d'Alice dans les gémissements qui proviennent de la cellule des punitions.

– Qui est-ce qui pleure, s'assure-t-elle ?
– C'est moi, Alice Quinton. J'en peux plus, Louisette. Ça fait trois semaines que je suis attachée sur un sommier.
– Ç'a pas de sacré bon sens, ça ! Pauvre toi ! Mais t'es punie pour quoi ?
– Je le sais pas.
– Mais ça tient pas debout, ça ! Je vas y aller voir la sœur Saint-Jean-de-la-Croix, moi. Y a toujours des limites.

D'un pas déterminé, Louisette se dirige vers la salle des Saints-Martyrs, dans l'espoir d'y trouver la sœur Saint-Jean-de-la-Croix. Elle croise la garde Simone :

– Pourquoi vous punissez Alice de même ? Elle sait même pas pourquoi qu'elle est attachée là !
– Alice est accusée d'avoir rapporté aux filles de la chorale pourquoi Colette porte des blessures au visage ;

elle a placoté contre la sœur Saint-Jean-de-la-Croix. Et c'est grave, ça...

– C'est pas Alice qui va raconter ce qui se passe dans votre salle; c'est une fille de mon groupe, je peux vous la nommer à part ça!

La dénonciation n'a pas mis une demi-heure à se rendre jusqu'à la sœur Saint-Jean-de-la-Croix. Sans excuses ni compassion, cette dernière se pointe dans la cellule des tortures et délivre sa victime avec une froideur robotique. Après vingt jours de captivité, les lanières, même dénouées, gardent leur emprise sur ses membres; Alice n'arrive plus à remuer. Le moindre mouvement lui arrache un cri de douleur aigu. Centimètre par centimètre, elle décolle son dos du sommier qui lui a voracement confisqué quelques morceaux de chair. Le moindre geste pour s'asseoir sur le bord de ce grabat est ponctué d'un gémissement. La camisole de force lui est retirée machinalement et laisse en place deux bras paralysés par vingt jours d'immobilisation. Une circulation sanguine à peine rétablie la fait clopiner jusqu'à la salle de bains; impossible de prendre un bain dans un état semblable. Ses chairs tuméfiées réclament des douceurs dont aucune enfant n'a été gratifiée dans cet asile. Comment pourrait-elle les espérer du fond de son indignité?

Avec tout le ménagement qu'elle peut s'accorder, elle se débarrasse de cette jaquette d'hôpital amidonnée par la transpiration. Des vêtements propres imposent leurs frictions et gênent le moindre mouvement. Affaiblie par la douleur et la sous-alimentation, elle déambule comme si elle était ivre. Dans une sorte d'état second, indifférente, elle demeure impassible devant la vraie coupable, Estelle, ligotée à son tour sur le grabat de métal. Son cri à l'injustice retentit une semaine plus tard lorsqu'elle apprend que cette dernière a été libérée après six jours de châtiment seulement. Alice se doutait de la préférence de la sœur Saint-Jean-de-la-Croix pour cette fille. Cet événement la lui confirme.

La grisaille d'un mois d'août pluvieux contamine le quotidien d'Alice. Ironie du sort : la Supérieure qui l'avait placée pour «pas plus d'un mois» dans la salle des Saints-Martyrs doit subitement quitter l'asile pour des raisons de santé, laissant Alice prisonnière d'une sentence que personne ne s'arroge le droit de lever. Et Dieu sait combien Alice l'a vécu difficilement ce mois ! De tout son cœur, elle s'appliquait à des tâches monotones qui possédaient au moins la vertu de tuer le temps.

Alice pleure toutes les larmes de son corps en apprenant cette nouvelle. Elle ne peut se résigner à l'idée de prolonger son séjour en compagnie de ces soixante-quatorze malades aux anormalités les plus diverses. Qui plus est, à partir de ce jour, la sœur Saint-Jean-de-la-Croix adopte un comportement de plus en plus répressif à son endroit. Un soir, elle lui rase le devant de la tête parce qu'elle aurait défié une interdiction qu'elle ignorait complètement : se couper le toupet quand on en a marre de tout observer à travers un grillage de cheveux. Pour Alice, se promener ainsi, le cuir chevelu à découvert, est aussi humiliant que de recevoir une volée les culottes baissées. Comme elle la déteste, cette sœur ! Tant pour le mépris qu'elle lui témoigne que pour la terreur qu'elle lui inspire. Elle la craint davantage que certaines grandes malades aux manies destructrices.

Quelques pensionnaires s'emmurent dans une tristesse qui perturbe leur fonctionnement et les fait soumettre à des traitements non moins odieux que drastiques, pour ne nommer que les électrochocs. La première fois qu'Alice en est témoin, elle réalise que l'épouvante que lui inspirait ce traitement était justifiée. Elle ne parvient pas à chasser de sa mémoire cette scène où une malade, emprisonnée dans une camisole de force et attachée sur une civière, les tempes beurrées de vaseline, attend passivement qu'on lui place les électrodes de chaque côté de la tête. Quelques minutes suffisent pour que de brusques sursauts comparables aux convulsions épileptiques indiquent que le courant circule. De bourrasque en bourrasque, la malade en vient à écumer. Elle est alors détachée et transportée sur une autre civière pour céder la place à la prochaine patiente. Alice est chargée de la reconduire à son dortoir, à la demande de la sœur responsable de ces traitements. Le visage blafard et couvert de sueurs et de salive, apparemment inanimée, la patiente est laissée à elle-même pendant de nombreuses heures, sans qu'elle risque de déranger personne. «À la prochaine menstruation!», aurait-on pu lui dire en la déposant dans son lit. C'est ainsi qu'on traitait les dépressions prémenstruelles à l'hôpital Saint-Julien.

Alice en est consternée. Elle apprend, par surcroît, que c'est justement pour lui faire peur que la sœur Saint-Jean-de-la-Croix l'a envoyée participer à ces traitements.

De plus, jamais elle n'a compris pourquoi cette sœur la maltraite alors qu'elle est à la salle de bains, sans déranger personne. Réjeanne la croit à peine quand elle reçoit sa confidence :

– Je te le jure sur mon âme, Réjeanne. La Jean-de-la-Croix m'a attrapée par les cheveux puis elle m'a frappé la tête sur les tuyaux le long du mur.
– Mais qu'est-ce que t'avais fait, Alice ?
– Rien, Réjeanne, je te dis. La seule chose que je vois, c'est que je réplique souvent quand elle me chicane ou quand elle malmène une autre fille.
– Pourquoi t'en parles pas à tante Yvonne ?
– Qu'est-ce que tu veux qu'elle fasse ? C'est même pas sûr qu'elle me croirait.
– Tant qu'à ça, t'as bien raison !
– C'est rendu qu'aussitôt que je dis un mot plus haut que l'autre, elle me met en cellule des semaines de temps. Puis sais-tu ce qu'elle me fait faire pendant ce temps-là ?
– Non !
– Elle m'apporte des robes de sœurs à repriser ; elle insiste pour que les reprises soient parfaites. Comme si elle l'était, elle ! Chaque soir, elle vient vérifier mes reprises. Jamais un compliment.
– C'est pas surprenant ! Elle les ménage pour ses chouchoutes.

Alice ne se voit libérée de ce cloître que pour vaquer à l'entretien de ses sept cellules et pour aider au bain des grandes malades le vendredi après-midi. Tantôt elle s'indigne de ne pas savoir pourquoi elle se retrouve ainsi emprisonnée et tantôt elle pleure sur ce destin qui la prive de toute appréciation ; pas la moindre tendresse, pas le moindre mot d'encouragement, encore moins un geste de considération pour la qualité du travail accompli. Que de fois elle aurait souhaité qu'une religieuse vienne s'asseoir à ses côtés et lui fasse la conversation ! Ou encore qu'elle prenne le temps de lui enseigner elle-même des techniques de travail ! Aucun rapprochement, aucun privilège !

Au cœur de cette solitude imposée, un rayon de soleil lui apporte un peu de chaleur : une autre religieuse affectée à sa salle, la sœur Marie-Madeleine, trouve inhumain qu'on la traite ainsi ; en cachette, elle lui apporte des bonbons et des oranges. Ses paroles se veulent réconfortantes dans les pires moments de découragement. Alice découvre une affection sincère derrière ces petites attentions. Elle sait que la sœur Marie-Madeleine ne lui ment pas quand elle lui jure que si elle en avait le pouvoir, elle la sortirait de l'asile. Cette sœur lui semble plus douce, plus humaine que les autres. Aussi, cette religieuse ne cache pas son indignation devant certaines dépenses que s'autorise la communauté pour des choses aussi superficielles qu'un gigantesque arbre de Noël, tout illuminé, à l'extérieur, alors que cette somme devrait être consacrée au mieux-être des malades et des orphelines. Elles deux regrettent de devoir vivre sous la tutelle de la sœur Saint-Jean-de-la-Croix.

Un jour, une jeune fille de quatorze ans, nouvellement internée dans cette institution, s'approche de cette religieuse en s'exclamant :

– C'est ma fête aujourd'hui, mère Saint-Jean-de-la-Croix.

– Tiens, c'est ton cadeau d'anniversaire, lui réplique-t-elle en la giflant.

Les pleurs et le saignement de nez de la jeune fille laissent évidemment la bonne sœur insensible. Alice tremble de colère. Des idées de vengeance que sa conscience désapprouve défilent dans sa tête : « L'enfarger, se mettre en gang pour la bûcher, mettre le feu dans sa chambre... Non. C'est trop risqué tout ça!» Alice voudrait au moins protéger cette jeune fille. Elle qui était si douce à son arrivée, comment expliquer qu'en un rien de temps elle soit devenue si agressive? Une voracité étrange la pousse à s'empiffrer d'une nourriture qu'Alice trouve insipide. Avec le temps, l'agressivité marque de plus en plus ce caractère que les affronts et les tortures ont plus qu'aguerri. Aucune sœur ne parvient plus à l'approcher lorsqu'elle entre en colère. Et cette fois, fuyant sur la galerie, elle grimpe sur la rampe et s'agrippe au grillage; ainsi postée, elle accueille avec un généreux coup de pied l'intrépide qui s'avance. Quatre hommes sont appelés à la rescousse et une injection d'Argactil lui est administrée sur place. La camisole de force finit de la maîtriser, croit-on. Erreur! À la consternation générale, elle réussit à la fendre en deux. Jamais on n'a vu une fille aussi forte! Son transfert à l'hôpital Saint-Michel-Archange, à Québec, affecte beaucoup Alice. La mort dans l'âme, elle regarde partir cette fille dont l'audace a fait l'admiration de plusieurs orphelines.

Heureusement, il lui reste d'autres complices avec qui partager ses rigolades comme ses infortunes. C'est avec l'une d'elles qu'elle aurait souhaité se retrouver après l'incident du lac William. En cet après-midi ensoleillé de février, en guise de «belle surprise», la sœur Saint-Jean-de-la-Croix annonce aux orphelines qu'elles vont faire une belle promenade. Comme le temps est peu clément, elle les exhorte à s'habiller très chaudement. En un temps record, toutes l'entourent, déjà emmitouflées dans ce qu'elles ont pu dénicher de confortable et de présentable. L'expédition consiste à traverser le lac William pour atteindre la croix située au sommet de la colline, sur l'autre rive. C'est la fête ! Mais la véritable surprise se révèle peu avant le départ : les orphelines, deux par deux, doivent transporter en traîneau une compagne impotente. Déterminée à tirer le maximum d'agrément de cette sortie, Alice installe donc sa patiente sur son grabat de circonstance, attendant avec fébrilité le signal du départ. Elle et sa copine démarrent à toute allure, résolues à remporter le trophée imaginaire. Trois heures et demie leur sont allouées pour effectuer le trajet aller-retour. Que leur protégée crie de plaisir ou de peur, rien ne les arrête. Déjà championnes à la première traversée du lac, elles attendent, triomphantes, que les autres les rejoignent :

– Oh ! Regarde donc Alice, y ont pas suivi, eux autres, constate Dorothée en se retournant.

– Aie ! J'en connais une qui sera pas de bonne humeur, là.

– La Jean-de-la-Croix !

– Oui, la Jean-de-la-Croix !

Dans leur course effrénée, Dorothée et sa complice n'ont pas entendu le cri de la sœur Saint-Jean-de-la-Croix leur ordonnant de rebrousser chemin. Offusquée et essoufflée de sa trop longue randonnée, elle râle de colère en rejoignant ses deux «têtes folles».

– Vous perdez rien pour attendre, vous autres, les menace-t-elle.

D'un pas alourdi, les deux orphelines ramènent leur fardeau à l'hôpital. La camisole de force les attendait sur les lits où elles sont ligotées, la tête emprisonnée dans une taie d'oreiller. Comme dix-huit heures sonnaient déjà à leur arrivée dans la salle, Dorothée n'est soumise qu'à une heure de punition, devant

reprendre son travail à la cuisine. Condamnée à elle ne sait combien d'heures encore, Alice lui envie sa place quand tout à coup quelqu'un la touche :
– C'est qui ? demande-t-elle.

Personne ne répond. Alice se demande si elle n'est pas victime d'hallucinations. Elle imagine mille et un scénarios. À vingt et une heures, on vient la libérer, non seulement de sa camisole de force mais aussi de cette salle où une condamnation d'un mois s'est prolongée durant deux longues années. Elle la quitte sans regret. Elle réalise, avec la maturité de ses seize ans, que les rares moments de joie qu'elle aurait pu y vivre ont été tellement entachés de mesquinerie et de frustration qu'il n'y a vraiment rien à regretter ! À Noël, par exemple, la sœur Saint-Jean-de-la-Croix lui a fait don d'une débarbouillette, d'une serviette, d'un savon et de poudre à dents qu'Alice a dû rendre « au commun » dès le lendemain. La garde Anita, voulant lui faire plaisir, lui a offert sa première paire de bas de nylon ; elle a dû se contenter de les admirer, ne pouvant revêtir une robe qui leur fût assortie.

De toute évidence, Alice quitte cette salle avec la rancune au cœur. La sœur Saint-Jean-de-la-Croix lui en a tant fait voir, allant jusqu'à la priver de ses photos de vacances. L'enveloppe de photos que lui avait remise tante Yvonne près d'un an après ses vacances et qu'elle avait glissée dans sa poche d'uniforme lui brûlait la cuisse. Alice n'attendait que le moment de répit qui lui permettrait de les regarder en paix. Or, il suffisait qu'elle les retire de leur enveloppe pour que la sœur Saint-Jean-de-la-Croix l'affecte immédiatement à une tâche qui lui dérobait tout ce qui lui restait de temps libre. Pour déjouer cet acharnement de la sœur à la frustrer, Alice cacha les photos dans sa manche de chemise et se rendit à la chapelle pour la messe quotidienne. Enfin à l'abri de tout regard inquisiteur, elle savoura un à un les souvenirs de ces deux semaines de liberté. Elle allait terminer la collection lorsque la sœur Saint-Jean-de-la-Croix apparut près de son banc, lui enleva les photos des mains et les déchira sous ses yeux à la sortie de la chapelle. La méchanceté de cette «femme consacrée au service de Dieu et de ses semblables» alluma une haine indicible dans le cœur d'Alice. Elle aurait voulu lui faire subir sur-le-champ tous les supplices préconisés dans cette maison. Par exemple, l'asseoir à la place de cette pauvre malade qui chantonnait à longueur de journée et qu'une pensionnaire, la Vaillancourt, s'était permis de frapper avec une ceinture de cuir à boucles de métal pour la faire taire.

Des souvenirs comme ceux-là lui font apprécier le climat plus libéral de la salle des Chérubins. On y trouve aussi de grandes malades, mais la direction en est confiée à une religieuse plus ou moins confuse, la sœur Sainte-Agnès, qui n'est aucunement méchante. Obèse, grande et courbée, elle n'a pour noircir son dossier que des accusations d'hypocrisie. Jamais elle n'a frappé une pensionnaire.

7

Les volets entrouverts

Tel un bouton de rose qui ne demande qu'à s'épanouir, Alice reçoit du printemps l'immense privilège d'aller travailler à la pharmacie. Sa joie est incommensurable ! Pour la conserver, elle a appris qu'il valait mieux l'envelopper de secret... On pourrait la lui reprendre au fil des punitions.

Quel bonheur d'y retrouver deux femmes qu'elle connaît déjà et qu'elle affectionne particulièrement : la sœur Théoret et tante Yvonne. Sa première expérience d'apprentissage en ce milieu, elle l'a vécue à l'âge de treize ans alors qu'on lui a confié l'honorable tâche de marquer au point de croix toute la lingerie de la pharmacie. De quoi susciter la jalousie de toutes les orphelines moins talentueuses ! La dextérité manuelle requise pour ce genre de travail a fait d'elle la meilleure candidate. Par surcroît, elle adorait passer ses matinées en compagnie d'un personnel beaucoup plus compréhensif et valorisant que celui des salles. Trois ans plus tard, elle considère ses nouvelles responsabilités comme une promotion : le nettoyage de certains instruments chirurgicaux, l'entretien ménager de la salle d'opération et des autres salles de soins spécialisés, la surveillance des malades à la salle de réveil pendant le dîner des parents. En certaines occasions, l'hospitalière la charge de transporter dans ses bras les petits enfants qui doivent quitter la salle de chirurgie pour la salle de réveil. Cette responsabilité l'honore, non sans lui causer un certain stress. Même si elle a seize ans bien sonnés, plusieurs de ces petits opérés sont lourds à transporter et les sœurs ne semblent pas s'en rendre compte. Alice a souvent peur de les échapper.

En dépit de ces rares inconvénients, elle prend vite goût à cette atmosphère de confiance et de liberté. Elle se sent plus près de cette normalité qu'elle recherchait en vain depuis son internement. Mais que de précautions à prendre pour ne pas perdre ce privilège! Que d'espiègleries à sacrifier! Que de contrôle à s'imposer! Alice se jure d'y parvenir.

Contrainte de maintenir une attitude impeccable, elle s'ennuie les fins de semaine dans cette salle des Chérubins. Personne de ce groupe n'a suffisamment d'affinités avec elle pour compenser les amitiés que ses deux derniers transferts lui ont arrachées. Aussi, en ce dimanche après-midi du 8 août 1954, faute d'idées géniales, Alice se permet de soutenir les plans d'autres compagnes enjouées. Elle en éprouve autant de plaisir que si elle les avait conçus elle-même : les artistes improvisées travaillent à composer une chanson pour leur responsable, la sœur Sainte-Agnès. Les tics nerveux de celle-ci, son imposante stature et sa bonhomie inspirent des paroles «grivoises» à ses auteurs. Le fou rire que la chanson provoque chez Alice lui attire les soupçons de la sœur vexée :

– C'est ton invention, ça, Alice Quinton?
– Non, mère, je vous jure que c'est pas moi.
– Si c'est pas toi, c'est qui d'abord?
– Bien... je l'sais pas, mère.

– On sait bien, t'es pas assez franche pour le dire, hein ? Mais penses-tu que j'devine pas pourquoi tu la trouves si drôle, c'te chanson-là ?

Alice baisse la tête sans ajouter un mot. Se défendre, c'est risquer de déclarer les deux vraies coupables et Alice ne se le permettrait pas. Elle se voit donc congédier de cette salle après un trop court séjour de trois mois.

Regrets, remords, honte ou dépit ?

Honte ! Honte de n'avoir point tenu le coup ; une fois de plus, elle doit avouer sa défaite aux autorités de la pharmacie. Elle craint les réprimandes et la déception de tante Yvonne.

La salle Saint-Jean-de-Brébeuf où elle est conduite abrite des malades souffrant d'épilepsie. Des deux religieuses responsables, l'une, la sœur Saint-Éphrem, lui apparaît plus sympathique bien que criarde, car elle est plutôt comique. La deuxième se voit attribuer, pour sa sévérité, tous les surnoms imaginables, pour enfin hériter de celui de « sœur Rose-Ivrogne ».

Dans cette salle de grandes malades, douze filles en santé doivent à elles seules prendre soin de soixante-douze impotentes ; la plupart sont inconscientes et plusieurs réclament des traitements particuliers.

Malgré un début assez favorable, Alice se console difficilement de ce transfert injustifié et de la coupure radicale avec la salle des Chérubins : les responsables ont interdit aux pensionnaires de ces deux salles de s'adresser la parole. Elle conteste autant ce règlement répressif que les absurdités que raconte l'aumônier au cours de ses homélies. Peu de dimanches se passent sans qu'un message de reproche bien concocté ne soit adressé aux orphelines. Alice ne sait trop comment discerner le sérieux dans ces propos. Le besoin de l'exprimer sans risquer une punition la conduit vers tante Yvonne :

– Croyez-vous qu'il existe pour vrai, ce prêtre qui voit sortir de petits crapauds de la bouche des enfants qui cachent des péchés véniels en confession ? Puis des gros quand c'est un péché mortel ?

– Ça me surprendrait, Alice.

– Puis pourquoi crier fort comme ça pendant ses sermons ?

– C'est lui qui sait ce qu'il doit faire, Alice.

– On n'est pas sourdes, après tout. On dirait qu'il cherche rien qu'à nous faire peur. Ça me fâche assez quand je vois des filles sursauter pendant ses sermons à cause de son ton fâché. Je sais pas pour qui il nous prend ! On dirait qu'il nous pense toutes méchantes. S'il savait qu'on les croit pas, ses histoires.

Tante Yvonne se contente de baisser la tête et de sourire.

– Mais pourquoi qu'il a le droit de faire peur aux autres, lui ? Nous autres, on nous le défend, non ?

– Tu ferais mieux d'aller faire un peu d'époussetage, Alice. Ça te changerait les idées.

Alice se remet au travail en maugréant contre la panoplie d'interdictions qui les régit dans cette maison. De fait, l'internement et la religion s'appuient sur les interdits et la peur, faisant naître un désir de désertion chez les jeunes filles encore saines ; les quelques faveurs occasionnelles qui leur sont octroyées ne sauraient faire le poids. Un pèlerinage des orphelines à Cap-de-la-Madeleine en témoigne éloquemment. C'est la deuxième fois qu'un tel voyage a lieu. La première fois, Alice et quelques compagnes étaient accompagnées de tante Yvonne et de la surveillante, la garde Anita. Cette fois-ci, c'est avec l'aumônier et trois religieuses qu'elles s'y rendent. De plus, le cortège s'est alourdi de nombreuses aliénées à qui les bonnes sœurs veulent « donner la chance de sortir une première fois ».

Alice a honte ! Honte de se retrouver à l'extérieur de l'hôpital avec des filles dont la débilité est évidente. Honte d'être accompagnée par des sœurs et identifiée à des malades mentales. Mais surtout, honte de leur comportement lorsque l'une d'elles tente de se jeter à l'eau pendant la traversée en bateau. Et encore plus pendant la visite des boutiques, où leur manque de savoir-vivre requiert tout ce qui lui reste de tolérance. Les déficientes se choisissent des objets de piété sur les rayons et se les approprient comme s'ils leur étaient destinés. Alice étant la première à le constater, elle s'empresse de leur siffler un ordre entre les dents : « Laissez ça là ! » Elles ne veulent rien comprendre et continuent à agir de telle sorte que leur présence attire de plus en plus la curiosité des pèlerins. La jeune commis, stupéfaite, disparaît soudainement... À n'en pas douter, elle est partie chercher le gérant. Alice s'éloigne du groupe et se mêle à d'autres pèlerins. En effet, la jeune fille revient accompagnée d'un imposant monsieur et se dirige vers les compagnes d'Alice :

– Ces personnes prennent tout sans payer, Monsieur, lui déclare-t-elle en désignant les malades encore à l'œuvre.

Il constate la chose sur-le-champ et se rend compte de l'anormalité de ces personnes. Son regard cherche une responsable ; une religieuse se dirige vers lui, accompagnée de deux autres malades :

– C'est vous, ma sœur, qui accompagnez ces femmes ?

– Oui, Monsieur !

– Auriez-vous l'obligeance de les prier de vider leurs poches et de remettre les choses à leur place ?

– Oui, tout de suite, Monsieur. Vous comprenez, elles ne savent pas... Elles sont malades...

– Hum ! acquiesce le gérant, d'un air agacé et quelque peu méprisant.

Se confondant en excuses, les pauvres sœurs connaissent la honte à leur tour.

Alice est tentée de profiter de cette situation pour s'enfuir. Pour ne plus jamais se retrouver en public avec des malades mentales ! Pour ne plus jamais revoir les murs de cette prison psychiatrique ! Il y a plein de gens autour d'elle aujourd'hui. Ne serait-ce pas l'occasion rêvée ? Mais comment être sûre qu'on lui ouvrirait les bras ? Et si sa mère se trouvait, comme par hasard, parmi ces pèlerins ? « Je suis certaine qu'on se reconnaîtrait, songe Alice. Quelque chose d'étrange en dedans de moi me dirait que c'est elle. Quelque chose comme un picotement, une grande excitation... Elle devrait me ressembler... Toutes les filles doivent bien ressembler à leur mère... Moi, je pense que la mienne est plus belle que moi. Y a personne qui doit l'avoir traitée de boîte carrée, elle. Oh ! Il faut que je me dépêche ! Les sœurs ont dit qu'on repartait à quatre heures. »

Obsédée par sa recherche, Alice traîne derrière le groupe et se fait souvent rappeler à l'ordre. Contre son gré, elle éveille la suspicion des responsables. C'est inutile ! La voilà trop observée pour tenter même d'adresser la parole à cette dame au sourire complaisant. Le cœur serré, elle voit s'évanouir une autre chance de connaître une vie normale. À peine résignée, elle regagne le même siège, dans ce même autobus, mais elle n'est plus vraiment la même. Les événements de cette journée la plongent au cœur de son infortune : elle se trouve abandonnée dans un hôpital psychiatrique, comme si elle était une débile ; elle est soumise à des tortures physiques comme une criminelle que l'on doit châtier ; elle est sans racines et sans avenir comme une épave qu'on ne se donne pas la peine de retenir. Voilà le sort de cette jeune fille de seize ans dont le monde entier ignore l'existence mais combien plus le drame intérieur ! Chantez-les, vos cantiques d'espérance, alors qu'elle crève de désespoir à vos côtés ! Elle aura vingt ans, un bon matin. Qu'en ferez-vous, de ses vingt ans ? De quel droit la priverez-vous de ce que son cœur et sa chair réclament ? Qui en a décidé ainsi ? Elle l'attend, cette réponse. Répondez-lui, quelqu'un ! Vous, Monsieur, qui l'avez engendrée, vous le savez ? Et vous, révérendes mères, qui l'avez ballottée d'une institution à l'autre, vous l'avez fait sous quel impératif ? Vous la disiez «promise» à cinq ans. Pourquoi ces gens ne sont-ils jamais venus la chercher ? Pourquoi l'a-t-on déclarée de père et de mère inconnus à son admission à la Maison Sainte-Domitille de Laval-des-Rapides ? Pourquoi avoir toujours évité de lui parler de ses parents ? Faut-il donc qu'elle soit punie pour la faute de ceux qui l'ont engendrée ?

Arrachée à ce bain de foule de Cap-de-la-Madeleine, Alice n'a plus d'intérêt que pour la jonglerie ; elle qui d'habitude ne rate pas une occasion de chanter demeure bouche cousue tout le temps du trajet, à la grande surprise des religieuses qui l'accompagnent. L'une d'elles lui en fait le reproche :

— Mademoiselle boude ? En voilà une façon de dire merci pour le beau voyage, hein ?

Alice ne relève même pas la tête. Elle ne demande qu'à être ignorée et on le lui accorde de bon gré. Elle se replonge dans le souvenir pas très lointain de cette pensionnaire quelque peu arriérée qui avait accouché deux années de suite, à la mi-avril. Deux petits garçons étaient sortis de l'hôpital Saint-Julien le jour même de leur naissance. Alice s'était inquiétée de ce qu'ils étaient devenus.

— Ils sont confiés à la crèche Saint-Vincent-de-Paul, lui avait répondu tante Yvonne.

— Et plus tard ? Se feront-ils enfermer eux aussi dans un asile ?

— J'espère que non, Alice.

— Pourquoi que ça fait deux fois qu'elle a un bébé, elle ?

— Il doit y avoir des gens vicieux qui ont abusé d'elle pendant ses vacances dans sa famille.

— C'est dangereux que ça nous arrive à nous autres aussi ?

— Quand on n'est pas prudente, oui. C'est pour ça qu'elle n'ira plus dans sa famille.

De rêverie en rêverie, le paysage prend la couleur du comté de Beauce. En effet, l'autobus quitte la paroisse des Saints-Anges, entre dans Vallée-Jonction pour se rendre à Saint-Frédéric ; soudain, on peut voir sur un poteau indicateur Tring-Jonction, et à peine quelques kilomètres plus loin, East-Broughton, suivi de Robertsonville et enfin de Thetford-Mines ; il ne reste donc qu'à traverser Black Lake pour être de nouveau emprisonnées à Saint-Ferdinand. Pour nous y accueillir, le lac William, à la fois majestueux et narquois, étale sa splendeur sur huit kilomètres de longueur et se dandine entre les boisés de conifères comme s'il s'amusait à égayer ses admirateurs. On approche maintenant de l'hôpital Saint-Julien. Alice doit se ressaisir. Elle doit mater le profond dégoût qu'elle ressent à la seule pensée de réintégrer les rangs. Pour ce faire, elle s'efforce de prendre conscience du climat de liberté qui règne dans la salle Saint-Jean-de-Brébeuf. Par contre, elle ne peut oublier que cette liberté n'est attribuable qu'au caractère débonnaire de la sœur Saint-Éphrem. Il suffirait qu'une autre sœur la remplace et que la sœur Rose-Yvrogne soit davantage présente pour que les interdits et les sanctions mènent le bal.

Alice doit se surveiller constamment. Son caractère espiègle ne lui suggère pas moins quelques facéties! Il ne reste qu'à trouver une complice pour mettre ses plans à exécution. Elle n'a pas à chercher très loin : Brigitte, sa compagne de travail, au rire généreux et spontané, répond à tous les critères de la complice idéale. Avec elle, Alice peut s'amuser de tout et de rien. Ainsi, aussitôt que le médecin quitte la salle d'opération et que les responsables sont parties manger, Alice et Brigitte courent à la salle de chirurgie; accroupies au bord d'un grand bassin, elles en scrutent le contenu pour deviner ce que le médecin a bien pu prélever à ses patientes du matin. C'est à la salle d'otorhinolaryngologie qu'elles passent le plus de temps. Un certain midi, munie de l'instrument destiné au dépistage des troubles de l'audition, Alice poursuit sa patiente Brigitte qui refuse de subir son examen annuel; enfin maîtrisée, celle-ci lui présente une oreille droite impeccable.

– L'oreille gauche, maintenant! Hein! Qu'est-ce que c'est ça? T'es pas normale, Brigitte!

– Hein? Qu'est-ce que tu dis là?

– Je te le dis: cette oreille-là est pas comme l'autre pantoute! Je comprends pourquoi t'es sourde comme un pot!

– Ben voyons, toi! Oh! Tite mère Théoret s'en vient, Alice.

L'infirmière improvisée glisse l'instrument sous le devant de sa robe juste à temps. Comme toujours, Brigitte rit.

– Retiens-toi, Brigitte! La sœur va se mettre à nous questionner si tu ris trop.

Au moment propice, Alice range discrètement l'otoscope à sa place en attendant de confier les résultats de son investigation à tante Yvonne. Elle seule peut l'entendre sans lui reprocher d'avoir joué avec ces instruments. «De plus, tante Yvonne est bien placée pour parler au médecin», se dit Alice, croyant que des traitements seraient prodigués à Brigitte. Faut-il croire que les orphelines devaient s'estimer chanceuses d'avoir un toit sans pour autant prétendre à des soins non nécessaires à leur survie, puisque jamais Brigitte ne fut traitée pour son oreille pendant son internement?

Hélas! les fins de semaine reviennent vite, trop vite pour Alice. D'une monotonie indescriptible, ces deux jours la plongent dans le rêve d'un ailleurs, d'une autre vie. Et combien plus lorsque la sœur Rose-Ivrogne est de service; toutes les pensionnaires la craignent. Elle punit comme elle respire. Alice aurait dû y penser avant de laisser échapper, dans sa spontanéité: «Qu'elle est bête, la Rose-Yvrogne!» Elle aurait pu éviter la punition la plus dégoûtante qu'elle ait jamais connue : d'abord soumise à la camisole de force, elle se débat énergiquement pour y échapper. Lorsqu'une de ses compagnes lui suggère par un geste d'écraser le pied de la sœur Rose-Ivrogne, elle y va de tout son poids, puisque, de toute façon, elle sera punie. Conduite dans une cellule, elle se retrouve, une fois de plus, ligotée sur un lit. Comble de l'infamie, sa tortionnaire lui recouvre le visage d'un piqué imbibé de l'urine d'une malade. Alice a beau se tourner la tête dans tous les sens, elle n'arrive pas à s'en libérer. De plus, elle suffoque sous la contrainte de sa camisole de force, que la sœur Rose-Ivrogne a attachée trop serrée.

Alice pleure de révolte et de désespoir. On la bafoue dans sa dignité de jeune fille de seize ans. Elle anticipe l'instant de sa libération, qui lui permettra d'assouvir son désir de vengeance. Son plan se précise et elle n'aura qu'à attendre le moment propice pour l'exécuter. Six heures d'écœurement avec ce piqué dégoûtant sur le visage s'avèrent suffisantes pour en élaborer toutes les étapes.

Soudain, une urgence semble précipiter le geste libérateur de la sœur Rose-Yvrogne :

– Lève-toi, faut que tu ailles aider à la pharmacie.
– À la pharmacie?
– Oui, à la pharmacie.

«Mais pourquoi à la pharmacie? se demande Alice. C'est bien dimanche aujourd'hui? Jamais nous, les trois aides, sommes appelées le dimanche!»

Serait-ce un scénario monté pour forcer la sœur à libérer Alice? Et qui, à part tante Yvonne et «tite mère Oret» aurait pu faire un geste aussi généreux à l'endroit d'Alice ? Une compagne les aurait informées de l'infortune de leur employée ? Toutes les hypothèses sont permises.

Débarrassée de la camisole, Alice s'empresse d'attraper ses vêtements. La figure contrefaite d'avoir trop pleuré, elle longe le corridor à pas feutrés dans l'espoir de n'y croiser personne. Hélas ! son entrée à la pharmacie ne passe pas inaperçue : la sœur Théoret se dresse sur son passage, la saisit par le bras pour l'arrêter et la scrute en fronçant les sourcils :

– Qu'est-ce que t'as au visage, toi ?

Alice redevient inconsolable en tentant de raconter l'événement. Visiblement indignée, la sœur Théoret n'aurait pas caché sa désapprobation à la sœur Rose-Ivrogne ; cette dernière doit renoncer définitivement à ce mode d'intimidation. Alice en est informée.

Il n'en demeure pas moins que cette sœur a poussé l'ignominie au-delà des limites de la tolérance humaine. L'irrespect appelle l'irrespect. Alice ne se soucie plus de lui être agréable. Non seulement elle fait tout pour l'éviter, mais elle se permet de désapprouver ouvertement toute nouvelle admission d'orpheline à l'hôpital Saint-Julien. Lorsque, de la fenêtre du dortoir, pendant le dîner des religieuses, elle aperçoit des gens, valise à la main, accompagner une jeune fille ou une enfant, sa révolte se double d'audace. Elle surveille alors leur sortie et si elle les surprend à regagner seuls leur voiture, elle leur crie de toutes ses forces, par le carreau ouvert :

– Hé, vous autres, là, c'est pas un couvent, ici ! C'est un hôpital pour les folles !

Même si on ne l'écoute pas, elle poursuit :

– Si je suis ici, c'est pas parce que je suis folle, vous saurez. C'est parce que je suis orpheline. Vous autres, vous êtes des parents, pourquoi vous enfermez votre enfant ici ?

Plusieurs daignent à peine tourner la tête un instant. Ceux-là feignent de ne rien entendre, l'identifiant aux idiotes qui peuplent cet hôpital. Alice le sait bien. Elle n'a plus rien à perdre avec eux. Elle joue donc le tout pour le tout :

– Bande d'imbéciles ! Vous vous mariez pour avoir des enfants, puis quand vous les avez, vous venez les enfermer dans un asile. Sans-cœur que vous êtes !

Tous filent leur chemin, impassibles.

Alice pleure sa colère de n'avoir pu épargner une autre enfant. Son chagrin trouve une nouvelle justification lorsqu'elle découvre la présence de certains enfants à la salle des bébés. Nouvellement dispensée de la deuxième messe du dimanche, comme plusieurs de ses compagnes, elle est affectée à la surveillance des petits enfants pendant que les religieuses sont retenues à la chapelle. « Ça a pas de bon sens, constate-t-elle. Y a des jeunes enfants qui sont enfermées ici sans raison. Ça prend-tu des parents sans-cœur pour abandonner leur enfant comme ça ! Cette pauvre p'tite puce de sept mois, qu'est-ce qu'a fait ici, elle ? J'suis pas capable d'arrêter de penser à elle depuis que j'la connais. Mon Dieu qu'a doit s'ennuyer ! »

Cette enfant, très éveillée et jolie par surcroît, vit avec des bébés à la tête d'eau depuis sa naissance. Cette fillette est si mignonne avec ses yeux bleus comme le lac et ses jolies boucles châtaines qu'Alice aurait le goût de la kidnapper pour lui épargner un sort aussi misérable que le sien : être condamnée à survivre dans un asile, sans amour et sans respect. Déjà cette enfant se tient debout dans sa couchette, prononce « papa » et « maman » presque parfaitement ; elle réagit normalement à tout ce qu'on lui dit.

Alice ne cache pas sa révolte à l'hospitalière. Bien plus, elle se permet de harceler le médecin de questions et le presse d'informer les parents de l'erreur qu'ils ont commise.

D'un dimanche à l'autre, c'est la même déception : la petite est toujours là et Alice craint qu'elle ne devienne comme les autres.

Un beau jour, une religieuse affectée à cette salle informe Alice de la recommandation du médecin : les parents sont tenus de venir chercher leur fille. L'heure est à la fête ! Réconfortée par ce départ, Alice peut maintenant laisser courir son imagination sur les années de malheur auxquelles cette enfant vient d'échapper. « En tout cas, si j'ai des enfants un jour, y aura pas un diable pour me les faire donner à l'adoption. Encore moins pour les emmener dans un asile, même s'ils sont débiles. Je le jure sur mon âme. J'aimerais pas apprendre que c'est mon enfant qu'on a attaché à sa chaise berçante pendant des années. Je pourrais encore moins accepter qu'on frappe mon enfant en plein visage parce que, dans sa folie, il a choisi de toujours chanter et de le faire très fort », se dit Alice en s'endormant ce dimanche soir. Et pourtant, que de fois elle fut témoin de telles scènes en ses dix ans de cohabitation avec des malades mentales.

Dans la salle Saint-Jean-de-Brébeuf, des libertés compensent, bien que faiblement, les austérités du régime. De midi à quatorze heures se forme l'inséparable trio : Alice et ses deux compagnes préférées, Valentine et Emma, des filles non moins lucides qu'elle-même. Regagnant leurs fauteuils berçants sur la galerie de la cour arrière, elles chantent avec cœur leur répertoire de chansons western. Le concert se déplace parfois de la galerie à la cellule, car, par mesure préventive, la sœur Saint-Éphrem condamne ces trois-là à passer la récréation du midi en cellule chaque fois qu'une nouvelle surveillante est affectée au groupe. Même dans cette réclusion, les trois choristes poursuivent leur concert gratuit. Leurs voix produisent le résultat espéré : les ouvriers occupés à la construction d'une autre annexe, le pavillon Notre-Dame, prennent un plaisir évident à les entendre. Ils écoutent aussi leurs conversations et découvrent ainsi leurs prénoms. Les applaudissements de ces bons messieurs les encouragent à chanter encore et encore. Une conversation s'amorce à distance et amène les ouvriers à leur poser l'ultime question :

– Pourquoi vous êtes ici, vous autres ?

À l'unisson et en traînant intentionnellement sur chaque mot, les trois mousquetaires répliquent avec cœur :

– Parce qu'on est orphelines et que les sœurs ont besoin de nous autres pour se faire to-or-or-cher.

Les éclats de rire fusent. Sous ces plaisanteries d'un instant se cache l'indignation. Oui, c'est révoltant de les torcher, même si elles leur doivent toit et couvert. C'est révoltant d'être étiquetées et utilisées comme des idiotes. Ces idiotes qu'elles ne cessent de faire entrer à pleine porte. Il en arrive des autobus pleins, certains jours ! Le crier est leur seul moyen de réagir contre les ajouts de corvée que leur imposent ces nouvelles admissions.

Si, à défaut d'amour, on leur accordait au moins le respect! Ce respect de la personne qu'Alice ne parvient pas à déceler dans certaines formes de contrôle. Pire, elle n'y voit qu'un subtil déguisement du vice; sinon, comment expliquer cette façon équivoque de passer les mains pour vérifier si chacune des orphelines porte bien la brassière réglementaire, la «plate-forme»? Pour cette raison, Alice tarde exagérément à recourir à des soins pour enrayer un abcès logé sous son bras droit. Elle évite la douleur causée par les frottements de sa manche en se tenant la main posée sur la hanche. Cette nouvelle posture agace la sœur Rose-Ivrogne. Non contente de traiter Alice de cruche, elle lui assène un coup au-dessus du coude, avec une telle violence que l'abcès éclate. Décidément, elle fait tout pour se faire détester davantage! Souffrante et offusquée, Alice s'empresse de chercher un moyen de faire disparaître les taches de sébum sur sa robe. Changer de vêtement en plein jour, le laver et le faire sécher tout en trompant la vigilance de la sœur Rose-Yvrogne exige une planification des plus astucieuses. Alice y met toute son ingéniosité. Néanmoins, elle est surprise en flagrant délit et soumise à une enquête digne d'un détective; elle doit finalement avouer son mal. Conduite chez le médecin, elle est semoncée sérieusement par ce dernier.

Une fois sa liberté de mouvement retrouvée, elle se voit confier une nouvelle responsabilité: prendre en charge deux jeunes patientes de sa salle. Avec l'enthousiasme d'une missionnaire, elle leur prodigue ses meilleurs soins. Elle s'applique à cette tâche avec tant de bienveillance et de rigueur qu'on lui en confie une autre pour le moins exceptionnelle: remplacer la sœur au lever. L'occasion de s'amuser est trop belle pour ne pas l'exploiter au maximum. Dès six heures trente, Alice leur articule un « Benedicamus Domino » des plus nasillards. Son imitation est réussie au point qu'une seule pensionnaire la reconnaît et profite de l'occasion pour garder le lit. Poursuivant son rôle avec un plaisir fou, Alice s'approche du lit de la récalcitrante et lui crie encore plus fort « Benedicamus Domino » ainsi que tous les qualificatifs empruntés à la sœur Saint-Éphrem : « Espèce de paresseuse, imbécile, innocente, mal élevée, vas-tu te lever ? » Et elles commencent à se tirailler sous les applaudissements des observatrices. Toutes s'en donnent à cœur joie et prennent parti pour l'une ou pour l'autre :

– Vas-y Alice, débarque-la du lit !
– Lâche pas, Reine ! T'es la plus forte !

Les rires fusent de partout et Reine finit par se lever. Le temps presse maintenant. Alice doit l'aider et ramener tout son monde à l'ordre :

– Maintenant, les filles, c'est assez pour les jeux ! La messe est à la veille de finir. Il faut que nos ménages soient faits comme d'habitude si on veut que la sœur me laisse encore faire le lever.

Opération réussie ! La sœur Rose-Yvrogne, très satisfaite, lui renouvelle sa confiance pour le lendemain.

Cette fois, tout en respectant le « Benedicamus Domino » réglementaire, Alice informe ses protégées de l'ordre du jour :

– À matin, je vas vous faire un spectacle. Mais vous allez faire votre travail avant. Je vais vous aider pour qu'il nous reste plus de temps.

Solidaires et empressées comme des abeilles, elles accomplissent leurs tâches en un temps record. Les corvées terminées, Alice se hâte d'installer le décor d'occasion pour la représentation de son spectacle : un escabeau, placé dans l'encadrement de la porte du dortoir, suffit pour l'instant. Elle y grimpe et fait semblant de tenir un micro qui amplifiera sa voix : «Mesdemoiselles, vous allez maintenant écouter l'histoire édifiante de Sainte-Thérèse de l'Enfant-Jésus...» Ce film ayant été visionné la veille au soir, la jeune actrice n'a aucun effort de mémoire à faire pour en interpréter ici le rôle principal. Les mains jointes sur la poitrine, les lèvres pincées et les yeux perdus dans les nuages, elle implore le ciel de faire d'elle une sainte. Les spectatrices, tellement attentives à son jeu, ne voient pas arriver la sœur Saint-Éphrem. La jeune actrice est sur le point de gravir les échelons de son escabeau pour signifier sa montée au ciel lorsqu'elle l'aperçoit. Depuis combien de temps l'observait-elle ? Nul ne saurait le dire. Mais chose certaine, c'est que le spectacle prend fin au même moment. Alice est sévèrement grondée pour son manque de respect envers les saints ; par contre, on ne lui inflige aucun châtiment corporel. Elle en est agréablement surprise même si elle a définitivement perdu la responsabilité de présider aux levers.

8
Les enjeux de l'affirmation

Alice prend de plus en plus goût à ce climat de liberté qui caractérise son groupe. Aussi, lorsque Valentine la réveille en pleine nuit pour qu'elle aille les aider, elle, Emma et Andrée, à attraper une souris, Alice saisit l'occasion de se payer une partie de plaisir à bons frais. Elles sont quatre à poursuivre l'indésirable rongeuse. Cette chasse nocturne les amuse au point qu'elles seraient déçues d'attraper la petite bête. Andrée fait l'éclaireur et informe les autres de l'arrivée imminente de la surveillante de nuit. Les chasseresses s'empressent alors de regagner leur lit aussi discrètement que celle qu'elles poursuivent.

De nouveau, le champ est libre pour trois autres heures d'amusement. Mais voilà que la deuxième tournée de la responsable de nuit les prend au dépourvu ; ayant trouvé refuge dans la salle de bains, quelle n'est pas leur surprise d'entendre tourner la clé dans la serrure de la porte ! Vite ! Elles sautent le muret pour se cacher dans la baignoire. Tel est pris qui croyait prendre. L'opération n'a pu s'effectuer sans bruit ; elles sont piégées !

– Mais qu'est-ce que vous faites là, vous trois ? demande la religieuse.

– Bien... c'est une souris..., tente d'expliquer Valentine.

– Oui, ajoute Alice. C'est une souris qui nous a réveillées puis on voulait la faire sortir du dortoir...

– Qu'est-ce que vous avez pensé de déranger tout le monde comme ça, en pleine nuit ? Souris, pas souris, mère hospitalière va en entendre parler. Vous perdez rien pour attendre. Allez vous coucher, maintenant.

Les quatre complices ne demandent pas mieux. Le regard furtif, les unes échangent un sourire de satisfaction alors qu'Emma et Valentine regrettent d'avoir pris un tel risque. En effet, il ne leur reste plus qu'à attendre que le rapport parvienne jusqu'à l'hospitalière pour connaître leur sentence. L'heure du souper, qui ramène au bercail toutes les ouvrières dispersées dans les différents services, semble le moment tout désigné. Justement, de la grande visite les attend à la salle Saint-Jean-de-Brébeuf : la nouvelle hospitalière, en poste depuis un mois, cause avec la sœur Rose-Yvrogne. Un tic dans son élocution incite Alice à la moquerie. Elle se fait donc un plaisir d'acquiescer à la suggestion d'une de ses compagnes :

– Es-tu capable, Alice, de parler comme mère Sainte-Barbe ?

Alice lui répond d'un sourire malicieux qui veut tout dire. La première question posée par l'hospitalière lui fournit l'occasion rêvée :

– Qu'est-ce que vous avez fait la nuit dernière, Mademoiselle Quinton ? Hum-um-um... ? Hum-um-um... ?

– Rien, mère hospitalière. Rien. Hum-um-um.. !

Malgré les fous rires de ses complices, Alice affiche un tel sérieux que la nouvelle hospitalière ne peut flairer son espièglerie.

– Et toi, Valentine ?

– Rien, mère.

– Toi, Reine, tu vas me répondre : « Rien, mère », je suppose ?

– J'ai rien fait moi, mère Sainte-Barbe.

– Puisque vous vous permettez de mentir en plus de désobéir au règlement, Reine et Alice, vous allez changer de salle. Reine, tu t'en vas à la salle des Saints-Innocents, et toi, Alice, tu vas retourner à la salle des Saints-Martyrs.

Reine tente de réaffirmer son innocence mais la menace d'un séjour en cellule la dissuade de poursuivre. Pour sa part, Alice se retrouve en pays de connaissance dans son ancienne salle des Saints-Martyrs, maintenant dirigée par une nouvelle responsable : la sœur Jésus-Marie-du-Prétoire. Celle-ci est une fervente de l'incarcération. Or, Alice ne déteste pas dormir en cellule la nuit. Transférée dans cette salle le 11 décembre 1954, elle est conduite en cellule trois jours plus tard, vers dix-neuf heures, pour s'être moquée du langage nasillard de sa responsable de salle. Les douze heures qu'elle y passe lui permettent de donner libre cours à son imagination créatrice. Habitée par l'esprit liturgique de l'Avent, elle construit une crèche avec une boîte de carton et le récipient de bois destiné à recevoir ses excréments. Elle y installe soigneusement les personnages reçus en cadeau de Madame Houde, cette bienfaitrice et amie des deux pharmaciennes. Pendant près de deux semaines, elle entretient un dialogue avec le trio divin et elle se prépare ainsi à la fête de Noël. S'il est faveur qu'elle implore avec une intense dévotion, c'est de se trouver une famille avant les prochaines vacances d'été.

À longueur de jour, la radio de la pharmacie la convie, par ses mélodies, à « cette grande fête de l'amour ». Une nouvelle programmation pour le temps des fêtes comble de bonheur les amatrices de chansonnettes françaises et québécoises. Depuis quelque temps, la musique américaine a supplanté les Compagnons de la Chanson, Charles Trenet, Édith Piaf et Georges Guétary pour envahir les ondes de rock'n roll avec ses vedettes montantes : Pat Boone, les Platters et surtout Elvis Presley. L'abbé Gadbois met toute son énergie à les concurrencer en fondant la station de radio CJMS et en promouvant les airs de *La Bonne Chanson*. Alice se remémore avec une satisfaction indescriptible les succès de la Bolduc, *La Bastringue* d'Ovila Légaré, mais surtout les compositions du Soldat Lebrun.

Ces chansons suscitent dans son imagination des tableaux qu'elle souhaiterait vivre enfin dans toute leur réalité. Immanquablement, *Noël à mon église* de Roland Lebrun la fait pleurer.

Le sapin est couvert de sa robe blanche
C'est Noël dans sa gaieté et sa splendeur
Dans toutes les maisons, on décore et l'on chante
On est gai et on a la joie au cœur

Ayez pitié, mon Dieu, de tous les enfants pauvres
Et de ceux qui sont privés de leur foyer
Donnez-leur un peu de joie comme à nous autres
Car ils ont déjà vu Noël dans le passé.

Seule dans sa cellule, elle jouit du plaisir de pleurer sans être vue et sans en subir le reproche.

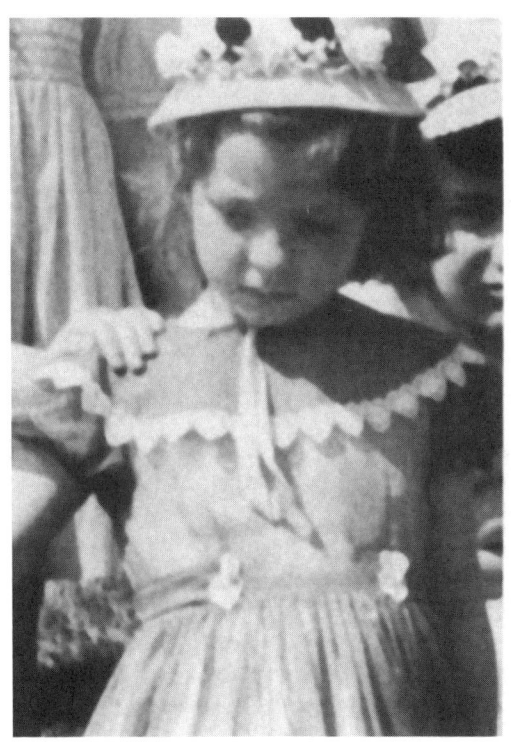

Alice a six ans. Son premier été à la Maison Sainte-Domitille, en 1944.

«Octobre 1945. Le clairon de la liberté sonne aux quatre coins du monde. Alors que l'armistice rend à sa famille le papa ou le grand frère ayant participé à la défense nationale, des centaines d'enfants doivent payer de leur liberté le malheur de n'avoir pas été adoptés. Alice, âgée de sept ans et demi, joint les rangs des appelés de ce 23 octobre 1945. Elle doit dorénavant cohabiter avec une quinzaine de malades mentales.»

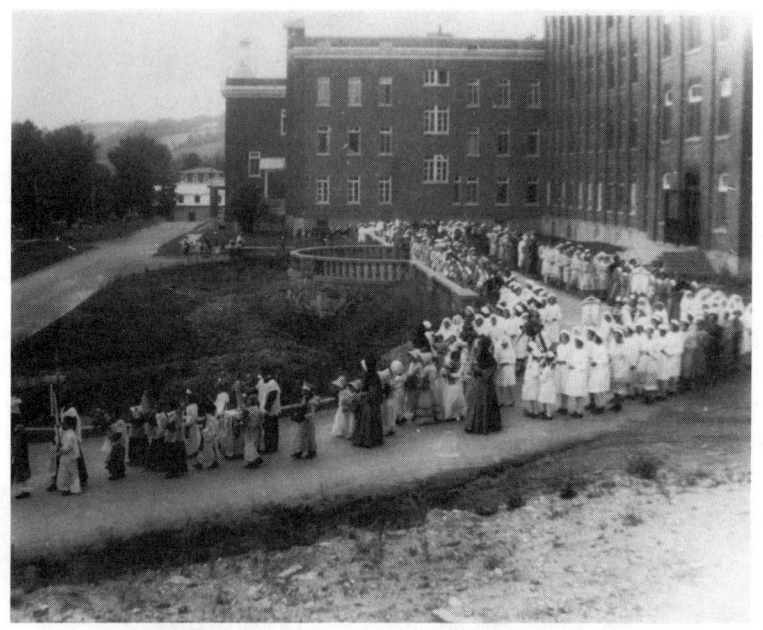

Été 1946. La procession de la Fête-Dieu. Alice marche en avant, aux côtés d'une religieuse.

« Les orphelinats débordaient encore vers les années cinquante. Bien plus, de pleins autobus de malades mentaux arrivèrent de Giffard, de Roberval et de partout dans la région de Québec aussitôt que l'hôpital Saint-Julien eut annexé un nouveau pavillon. Or, le début de cet exode des enfants de la crèche vers les asiles coïncide étrangement avec l'arrivée au pouvoir de Maurice Duplessis, en 1944. Quelle compensation pouvait-il offrir aux asiles en retour de l'hébergement massif des orphelins en milieu psychiatrique ? »

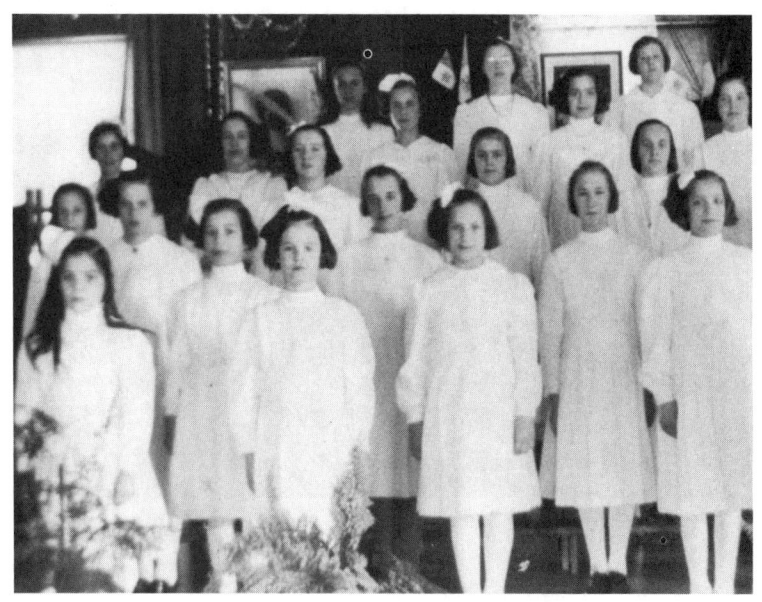

En 1947, à l'occasion d'une pièce de théâtre où Alice tient un petit rôle. Elle est à gauche, entre la première et la deuxième fillette de la première rangée.

« Pour le temps des fêtes sont inscrites au programme différentes activités dont la préparation de spectacles, de concerts et de pièces de théâtre. C'est la sœur Marie-de-la-Présentation qui en assume la responsabilité. Sacristine de métier, elle endosse occasionnellement le rôle de « directrice artistique » sans pour autant manifester un talent particulier pour le travail avec les enfants ; âgée, elle se fâche pour des riens et n'entend jamais à rire. Alice est choisie pour interpréter le rôle de la petite fille dans *La Porteuse de pain*. Les répétitions ont lieu dans une salle du côté des religieuses. Quel privilège de pouvoir franchir cette barrière entre les appartements réservés aux malades et ceux auxquels seules les religieuses ont accès ! »

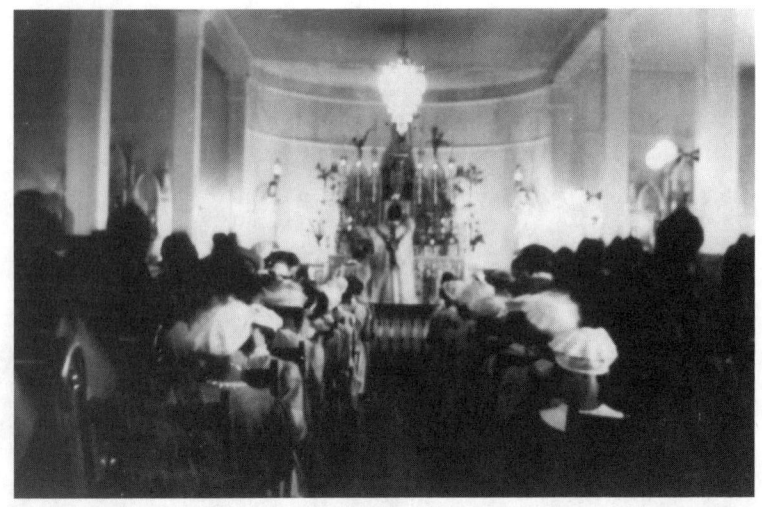

1947. L'assistance aux deux messes du dimanche est obligatoire.

« Les vêtements du dimanche sont choisis par Mademoiselle Claire ou mère Rose-de-la-Paix et doivent être remplacés par ceux des jours de semaine, sitôt la grand-messe terminée. La grande nouveauté du dimanche, c'est d'enfiler des vêtements nets sur un corps fraîchement lavé. Le samedi apporte ce privilège de la « grande toilette » hebdomadaire. Ainsi, le dimanche, aucune odeur de transpiration n'émane des moindres mouvements des adolescentes. Seuls les relents d'urine des malheureuses incontinentes nocturnes persistent. Après la messe dominicale, plus ennuyante que celle des jours de semaine parce que plus longue, les pensionnaires engagent une lutte endiablée contre le temps, à pleins balancements de berçantes. »

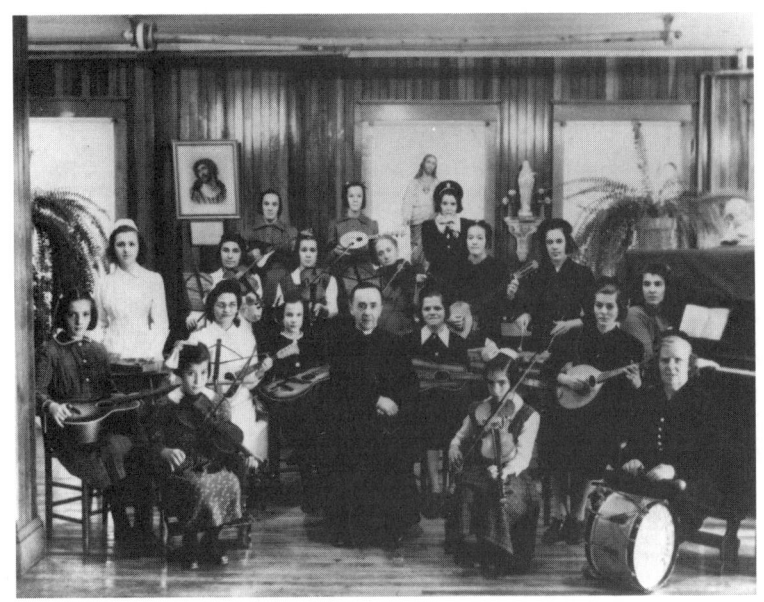

1949. L'orchestre réunit une quinzaine de jeunes filles, plus quelques employées (en blanc). Alice est assise en avant, à gauche, prête à jouer de son violon.

« L'orchestre et la chorale procurent les seules joies dignes de ce nom aux orphelines qui ont la chance d'en faire partie. Les autres plaisirs qu'Alice essaie d'arracher au hasard des événements cachent souvent une facette désagréable : tantôt c'est l'appréhension de se faire dénoncer, tantôt c'est la crainte d'être punie. Des treize filles qui jouissent du privilège de jouer d'un instrument, Alice est la cadette. Son oreille sensible et sa voix juste lui ont valu un violon. »

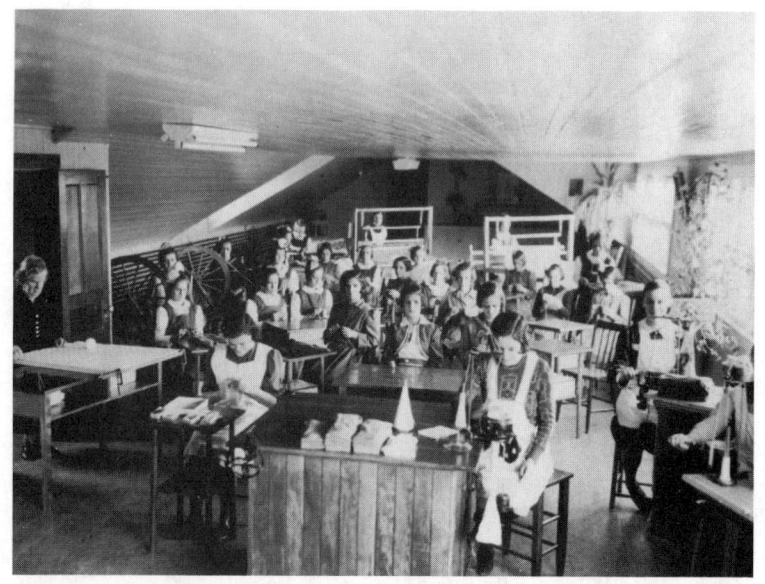

1948-1952. Salle des métiers où, en plus de tisser des catalognes, on tricotait et on montait des chapelets.

« Des statistiques nous révèlent la montée effarante du nombre d'internés entre 1941 et 1961. Pour ne nommer que l'hôpital Saint-Julien, le nombre de malades y est passé de huit cents à mille quatre cent quatre-vingt-quinze. Conséquemment, les filles de dix ans et plus doivent sacrifier les périodes de scolarisation de l'après-midi à l'apprentissage du travail. Trois heures par jour sont consacrées à la confection de catalognes sur métier, au tricot à l'aiguille ou à la machine et au montage de chapelets destinés à la vente. Alice se voit d'abord affectée à l'arrondissage des perles de chapelet à l'aide d'un appareil approprié. »

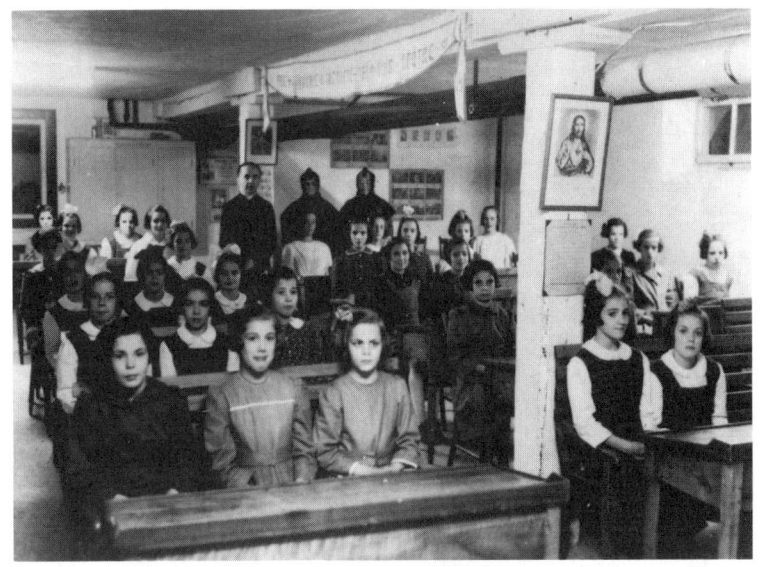

Alice a 8 ans. Elle fréquentera cette classe tous les avant-midi jusqu'à l'âge de 13 ans. Elle est assise dans la deuxième rangée de pupitres, la troisième à partir de la gauche.

« Chaque matin, de huit heures trente à onze heures, Alice se rendra dans une salle du sous-sol pour l'étude des matières scolaires de base. Malgré sa prétendue « débilité mentale profonde », Alice poursuit son apprentissage scolaire avec un groupe de jeunes orphelines de différents âges. Soumise au programme de la troisième année à son arrivée à l'asile, elle rencontre les exigences pédagogiques du milieu et se plaît à aider ses compagnes à mémoriser les réponses du catéchisme et les tables de multiplication. Comme dans plusieurs autres institutions semblables, les orphelines de l'asile Saint-Julien ne reçoivent que deux heures et demie d'enseignement par jour. »

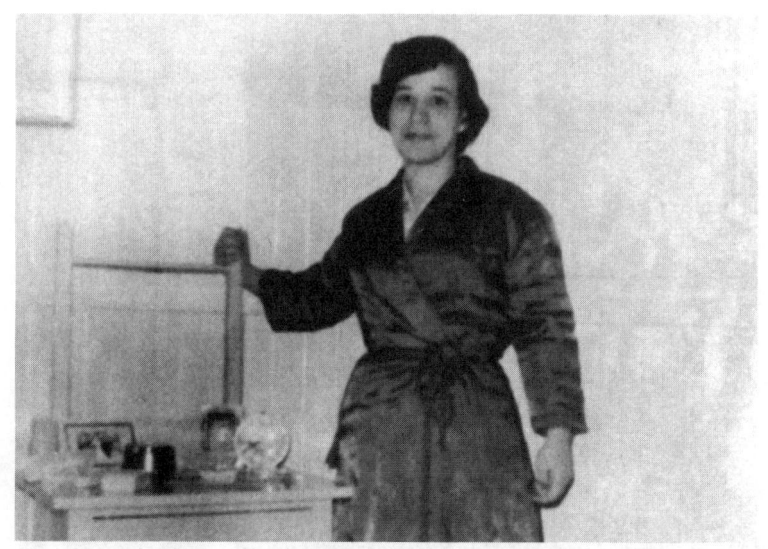

Maintenant dans la salle des libérations, Alice jouit d'une plus grande liberté d'action.

« En ce matin du 4 novembre 1961, la cloche du réveil sonne le début d'une nouvelle étape dans la vie d'Alice ; cette jeune femme de vingt-trois ans ne mourra pas à l'asile. Néanmoins, son départ sent un peu la fugue : non seulement les autorités de la maison demeurent-elles silencieuses et invisibles, mais tante Yvonne et sa protégée doivent quitter au petit matin, par la porte réservée aux patients de la clinique externe. C'est ainsi que pensionnaires et personnel affectés aux salles sont soustraits à tout épanchement sentimental à l'occasion des départs. »

Elle aime cette solitude protégée et elle en est elle-même étonnée. Doit-elle attribuer cela à la sagesse de ses dix-sept ans qu'elle aura bientôt ou à l'engourdissement du mal ? Aussi loin qu'elle recule dans ses souvenirs, elle se souvient de l'avoir repoussée, cette solitude, seulement lorsqu'elle lui était imposée pour des méfaits dont elle se savait innocente.

Janvier ramène, avec ses grands froids, l'horaire de travail à la pharmacie. Alice ne s'en plaint aucunement. Les relations se maintiennent au beau fixe avec tante Yvonne et la sœur Théoret. À ce climat affectueux si longtemps rêvé s'ajoute le privilège de la tirelire ; pour la première fois de sa vie, du haut de ses dix-sept ans, Alice reçoit des récompenses en argent des employés de l'extérieur et du surintendant médical pour son dévouement. La sœur Théoret s'en réjouit avec Alice ; c'est avec plaisir qu'elle lui procure une jolie boîte de métal, somptueusement décorée de bleu et d'or, pour y déposer ses économies. Pour la première fois, Alice tient entre ses doigts des pièces de monnaie qui lui appartiennent et qu'elle apprendra à identifier. Sa joie est immense. Cent fois, elle retourne dans sa main cette pièce de vingt-cinq sous, la contemple, la presse sur son cœur pour mieux se convaincre qu'elle est bien sienne, Comme par le passé, cette grande joie doit demeurer secrète. Ses deux amies de la pharmacie se font complices de cette clandestinité.

Forte de la considération qu'elle s'est méritée du côté médical, Alice s'affirme davantage. Mais l'équilibre n'en demeure pas moins précaire et certaines provocations en témoignent. Un dimanche où Alice étrenne une robe de crêpe marine que Madame Houde lui a récemment offerte par l'entremise de tante

Yvonne, une compagne malveillante lance son cœur de pomme sur sa jupe. Alice entre dans une colère noire. Elle se retourne vivement et gifle sans retenue la malfaisante. La garde Anita intervient sur-le-champ et conduit Alice en cellule.

– C'est pas juste que vous punissiez pas Georgette. C'est de sa faute. Elle avait pas d'affaire à garrocher son cœur de pomme sur moi, réplique Alice, furieuse.

– T'avais pas d'affaire à lui donner une claque en pleine face, toi, reprend la garde Anita.

– Ça bien l'air qui a rien que les sœurs qui ont droit de faire ça, ici !

– Tais-toi tout de suite, puis rentre là !

Comble de l'injustice, cette surveillante part en congé sans se préoccuper de sortir Alice de son isolement. Pour sa part, la sœur Jésus-Marie-du-Prétoire refuse de la libérer, sous prétexte qu'elle n'a pas à s'immiscer dans les affaires des autres. Alors là, la vengeance d'Alice ne connaît plus de limites... Toutes les occasions s'y prêtent et plus personne ne peut l'intimider. Personne ne doit exiger d'elle le respect qui lui est refusé.

Elle est parfaitement consciente de la gravité de ses actes lorsqu'elle profite de la procession à la Vierge Marie, dans les corridors de l'hôpital, pour lancer, du carreau de sa cellule, ses meilleures tyroliennes avec tout le crescendo dont elle est capable. L'hospitalière referme ce carreau avec toute sa véhémence tant elle souhaiterait la rendre muette. À l'aide d'un simple canif de pêche qu'elle conserve avec elle, Alice le repousse avec vigueur. Non satisfaite d'avoir enterré leurs chants, elle accompagne ensuite leur *Ave Marie Stella* de sa propre version :

Ave Maria Stella
J'ai chié dans mon matelas!
At que semper virgo
Ti-Jo aimera pas ça!
At que semper virgo
Ti-Jo aimera pas ça!

L'aumônier, les religieuses et les surveillantes en sont scandalisés. Les enfants de chœur et les juvénistes ont du mal à contrôler leur folle envie de rire. Furieuse et humiliée, l'hospitalière claque de nouveau le carreau de la cellule. Et c'est ainsi qu'elle pense étouffer la colère de cette jeune femme trop souvent victime d'injustices? Alice n'allait pas laisser passer une telle occasion de crier la profondeur de ses blessures! Que de fois elle a été humiliée ici sans que personne ne lui offre la moindre consolation! Que de fois les cruautés physiques dont les autorités l'ont affligée se sont doublées de mépris!

Le soir même, vers vingt et une heures, Alice est demandée au parloir : le prêtre l'attend. La tête inclinée sur la poitrine et les mains jointes, il ne lui adresse aucun regard, aucune parole. De la main, il l'invite à s'asseoir. Il prie pour elle avant de l'exhorter ouvertement à la confession. Obstinément silencieuse, Alice l'écoute sans broncher. En pécheresse récalcitrante, elle refuse de se confesser. Cet entêtement lui vaut d'être confinée dans une autre cellule, celle réservée aux cas dangereux. Elle apprend du même coup qu'elle n'est plus autorisée à travailler à la pharmacie. C'est la goutte qui fait déborder le vase! Alice considère qu'elle n'a vraiment plus rien à perdre; on lui a repris, pièce par pièce, au gré d'accusations plus ou moins erronées, le peu de joies qu'on lui avait concédé en dix ans d'internement : plus de violon, plus de chant choral, plus de travail à la pharmacie. Alors, malheur à qui se présentera devant elle ! Tel que prévu, une clé tourne dans la serrure : la malade qui jouit de l'usage de la clé passe-partout depuis plus de deux ans se présente, cabaret en main. Alice réalise en une fraction de secondes qu'il lui serait très facile de lui confisquer la clé et de se sauver. Mais pour aller où ? Partout, des chiens de garde sont postés. Elle se contente alors de la prévenir :

– Vire de bord avec ça si tu veux pas le recevoir en pleine face !

La malade s'avance innocemment. Paf ! Un coup de pied sous le plateau et voilà pour le souper ! Insultée, elle court chercher la sœur Jésus-Marie-du-Prétoire. Alice l'attend :

– Vous faites tout pour faire de moi un gros cas, vous allez en avoir un ! Continuez à me provoquer pis vous allez voir ce qui va arriver.

Sans perdre une seconde, elle s'attaque aux draps et aux taies d'oreiller qu'elle déchire avec fureur. Elle perce ensuite ses oreillers et les vide sur le plancher. Pour finir, elle fend le matelas dans tous les sens.

– Maintenant, ramassez votre poulailler ! lui dit-elle d'un ton hargneux.

Estomaquée, les yeux sortis de leurs orbites, la sœur Jésus-Marie-du-Prétoire court chercher l'hospitalière et la sœur Théoret pour leur montrer l'étendue des dégâts. Aucune d'elles ne parvient à tempérer la colère d'Alice qui se mure dans son silence et sa détermination. Le lendemain matin, le deuxième médecin de la place s'amène et tente à son tour de lui faire ramasser ses dégâts.

– Ça n'a aucun bon sens d'avoir fait une affaire comme ça, Alice ! Ça mériterait une bonne volée !

– Docteur, vous avez pas le droit de toucher à une malade !

– Si c'est pas ramassé dans trois jours, tu auras une piqûre de Largactyl. Tu auras été prévenue !

– Tant pis ! Personne ici me fera ramasser ça !

Ce sont tous des gens de parole. Lorsque le médecin se présente à la cellule de la récalcitrante au jour dit, d'autres l'y ont précédé. Il manquait un acteur à cette scène et c'est à lui que revient le dernier rôle. Il se voit réduit à se joindre à la sœur Jésus-Marie-du-Prétoire, à la garde Anita, à la surveillante, et à une jeune fille pour nettoyer le plancher et tenter d'attraper au vol les plumes qui tourbillonnent ici et là. Le tableau est parfait. Alice est secouée d'un rire incontrôlable ; les trois dignitaires, le postérieur en canon, toussotent et vocifèrent contre ces minuscules objets qui leur offrent tant de résistance !

Ils en sont garnis jusque dans les cheveux. On dirait une mascarade improvisée. Les éternuements et les crachats composent une trame musicale qui inspire Alice ; elle leur offre un petit cadeau supplémentaire par ce refrain de circonstance : « C'est la poulette gri-i-ise qui a perdu ses plu-u-u-u-mes... » Tous feignent de n'avoir rien entendu mais leurs gestes saccadés traduisent une colère évidente. Cette hypocrisie leur est tellement coutumière ! De son côté, Alice expérimente, pour la première fois de sa vie, les plaisirs du pouvoir. Elle savoure le bonheur de leur en voler une parcelle de ce pouvoir. De celui qu'ils exercent sur elles, les orphelines, sans scrupules et sans pitié. L'idée lui vient de pousser l'ironie jusqu'à entonner un refrain de victoire : « Oui, j'ai gagné mes épaulettes, maluron malurette, oui j'ai gagné mes épaulettes, maluron maluré. Maluron, maluré. Ma-luron, maluré-é-é-é-é. »

Tout, dans leur silence, leur regard et la vivacité de leurs gestes, lui prédit un autre règlement de comptes.

Satisfaite d'avoir assouvi sa colère, Alice s'abandonne à leur vengeance. Elle sait par expérience qu'ils auront recours à la force si elle y fait obstacle. Drôle de coïncidence : cet événement se produit le jour des Morts, le 2 novembre 1955 !

Alice sait que son injection de Largactyl, soir et matin, la réduira à cet état d'immobilité et d'insensibilité qu'elle souhaite en ce moment. Elle entend encore cette religieuse lui confier, à la suite de son passage à Saint-Michel-Archange : « Cette piqûre les rend comme morts; et les morts ne dérangent plus parce qu'ils ne parlent plus. »

Une injection de 25 mg de Largactyl, avec mention b.i.d., donc à renouveler, lui est administrée dans la matinée. Le lendemain, une cuillerée à thé de Bromoval s'y ajoute. Trois jours plus tard, soit le 5 novembre, une autre injection de Largactyl figure au dossier; on y lit : « 1 amp. IM. »; l'heure y est précisée : « 6 1/2 p.m. » La patiente aurait refusé, cette fois, de prendre le Bromoval qui lui avait été prescrit.

Alice est restée avec la conviction d'avoir dormi pendant une semaine alors que les notes de l'infirmière la décrivent comme suit : « Agitée. A passé sa journée à crier, pleurer, chanter. » Cela pour le 3 novembre. Les notes du 5 font état d'attitudes similaires : « Très agitée, pleure une partie de la journée. » Les notes du 6 portent la mention «Sec.», qui se complète des observations suivantes : «Bonne nuit. Bonne journée.»

Alice se sent très mal. Elle n'a de réflexe que pour pleurer. Un état nébuleux l'empêche d'identifier clairement chimères et réalités. Ses nuits sont de plus en plus hantées par un même cauchemar : elle se voit couchée sur le ventre et la sœur Jésus-Marie-du-Prétoire est par-dessus elle, l'empêchant de parler et de se défendre ; autour d'elles, les sœurs s'activent à lui faire perdre le peu d'intelligence qui lui reste ; elle se voit ensuite passer au traitement et subir la lobotomie ; elle rejoint alors les plus démentes et se berce en leur compagnie, pieds liés et retenus à la chaise par une courroie de cuir très résistante ; de toutes ses forces, elle s'agite pour s'en libérer lorsqu'elle s'éveille en sursaut. Perdue et désespérée, elle a du mal à ne pas douter!

Sous l'effet du Largactyl, son sommeil demeure plus agité pendant plusieurs nuits. D'un cauchemar à un autre, elle voudrait s'éveiller pour de bon et ne plus jamais se rendormir!

Dans sa lutte contre le tranquillisant, elle reconnaît l'hospitalière qui s'avance vers elle, un plateau à la main. «Pourquoi encore me faire avaler un calmant?», se demande-t-elle. «Qu'est-ce qu'elle fait, la mère hospitalière avec sa seringue?» Du jeudi au lundi suivant, son esprit divague d'une injection à l'autre. Elle croit rêver en voyant entrer dans sa cellule le médecin en chef, celui qui l'a soignée pendant sa pneumonie. Ce qui la surprend davantage, c'est qu'il soit venu sans escorte.

– Alice, je ne veux pas que tu deviennes un gros cas. Tu es trop intelligente pour ça!

– Mais qu'est-ce que je fais dans un asile, docteur, si je suis si intelligente ? Qu'est-ce que vous voulez faire de moi ? Une folle qui va passer le reste de sa vie à torcher l'une puis l'autre ? C'est ça que vous voulez ?

Il baisse les yeux, puis il dit :

– En attendant, je te change de cellule. Et lundi, je veux que tu reprennes ton travail à la pharmacie. Sœur Théoret souhaite aussi que tu reviennes. Mais d'ici lundi, promets-moi de ne faire aucune bêtise. Je viens te revoir demain et je t'apporterai des livres pour t'aider à passer le temps.

Hélas ! Alice n'a aucunement le goût de lire. Elle a encore l'impression de flotter entre deux eaux. Tout effort de concentration lui donne la nausée.

Une fois de plus, ce médecin qu'on nomme Monsieur le surintendant, lui apporte une lueur d'espoir dans sa nuit. Elle sait qu'il tiendra sa promesse. Son titre, décerné en 1940 par le lieutenant-gouverneur en conseil, ne lui confère-t-il pas tous les pouvoirs dans cet hôpital ?

Ces huit jours d'incarcération ont privé Alice non seulement de la cérémonie d'inauguration des nouvelles salles, mais de certaines autres activités dont ses compagnes lui font récit avec surenchère. Elle est déterminée à reprendre le temps perdu ! La rareté des plaisirs vécus dans ce milieu l'incline à utiliser tous les moyens pour ne pas en laisser passer un seul. Lorsque la sœur Jésus-Marie-du-Prétoire annonce que la journée est consacrée à la cueillette des patates, elle s'empresse de donner son nom comme volontaire.

– Va demander à l'hospitalière, lui répond-elle d'un air malicieux.

Il est midi trente et le départ est prévu pour treize heures. Alice devine le malin plaisir que la sœur éprouve à la voir se heurter constamment à une porte fermée. Ruse pour ruse, Alice décide de recourir à son talent de comédienne : elle simule la bonne humeur pour lui laisser croire qu'elle a décroché cette permission. Elle se précipite dans les rangs, grimpe de justesse dans le camion et mêle son gros « oui » à la question posée par le conducteur :
– Est-ce que tout le monde a eu sa permission ?
Entassées comme des sardines à l'arrière du camion et forcées de maintenir ainsi leur équilibre, les jeunes filles se font des confidences ; Alice découvre alors que deux autres se sont aussi arrogé une permission qui ne venait pas à temps. Elle n'en éprouve pas moins une certaine culpabilité. Plus la journée avance, plus la griserie du départ fait place à l'anxiété du retour. Vingt et une heures quarante-cinq. Le convoi revient à l'hôpital et les jeunes filles regagnent leur salle respective. La sœur Jésus-Marie-du-Prétoire se tient dans l'encadrement de la porte ; quelque chose d'anormal s'est produit en leur absence : le lit d'Alice est sorti du dortoir... Celle-ci reconnaît les motifs de sa douillette et les particularités de l'usure à certains endroits. Le silence éloquent de la sœur confirme ce qu'elle perçoit ; son regard chargé de reproche vaut mille mots. Fidèle à la coutume, Alice avance en rang, salue sa responsable en passant devant elle et file vers sa chaise, feignant de n'avoir rien remarqué... Pas un mot d'explication ne vient. La cloche sonne et Alice demeure dans sa salle, revêt sa jaquette et se glisse sous les couvertures, attendant un commentaire qui ne vient pas.

Elle passe la nuit dans l'ignorance la plus totale de ce que lui réserve le lendemain. Peu avant sept heures, elle est conduite, toujours en silence, dans une cellule du cinquième étage. Elle est la première à l'habiter. Tout est désert autour d'elle. La grande salle voisine n'est pas encore habitée. Ce vide lui donne froid jusqu'aux os. Il présage un dénouement radical.

Encore une autre semaine qui la condamne à l'impuissance, laissant aux autorités le loisir d'exercer leur pouvoir sur son destin. Totalement coupée de toute communication avec la salle des Saints-Martyrs, elle assume sa solitude en élaborant des projets de libération. Elle s'accorde des intermèdes musicaux où elle révise son répertoire. Ainsi isolée, elle peut jouer à élargir son registre vocal à son aise. C'est l'endroit rêvé pour s'exercer à rendre ses tyroliennes de façon magistrale. Il ne lui manque que son violon. Ce qu'elle donnerait pour le retrouver! Voici que les sanglots font place aux joyeux trémolos des minutes précédentes. Des bouffées de désespoir secouent un moral qu'on avait cru à toute épreuve. Personne à qui se confier! La seule religieuse qui frappe à sa porte trois fois par jour lui est étrangère; c'est la responsable de la salle du Saint-Sacrement qui vient lui porter son déjeuner. «Dormir! Si je pouvais dormir et ne me réveiller qu'une fois sortie de cet asile! Je ne demande qu'à dormir...»

Huitième jour de réclusion!

On tarde à lui apporter son déjeuner. Soudain, elle entend des pas qu'elle ne parvient pas à identifier. Ce ne sont pas ceux de la responsable de la salle du Saint-Sacrement. Une clé tourne dans la serrure. C'est la sœur Jésus-Marie-du-Prétoire qui vient lui ordonner de rejoindre son groupe au réfectoire.

Le déjeuner terminé, la religieuse l'entraîne avec elle sans lui révéler leur destination. Son allure réjouie inspire confiance. De fait, Alice n'en croit pas ses yeux ! La salle Saint-Michel ! C'est là qu'elle l'installe, à la demande de la sœur Marie-Reine-des-Cœurs. Quel jour mémorable que ce 10 février 1956 !

Cette salle qui l'accueillait onze ans plus tôt, à son arrivée, lui offre un tout autre décor ! Un décor digne d'émerveillement ! Tout a changé ! Les grandes tables du réfectoire ont cédé la place à de minuscules tables à six couverts. Les assiettes de granit blanc qui étaient tellement écaillées ont été remplacées par de la vaisselle pastel, rose, verte ou jaune. Et, autre changement non négligeable, le menu est beaucoup plus varié.

De son côté, le dortoir leur offre le luxe d'un petit meuble adjacent à leur lit. Alice a l'impression de retrouver un couvent normal.

9

Au nom du Je

Février 1956. Alice franchit enfin le seuil de ses dix-huit ans.

L'hôpital doit redoubler d'efforts pour répondre au nombre croissant de nouvelles demandes d'admission ; d'autre part, des orphelines internées dans cet asile depuis plus de dix ans luttent comme des chenilles pour briser le cocon qui les empêche de prendre leur envol. L'assouplissement de certains règlements, la possibilité pour quelques-unes de travailler comme bonnes dans certaines familles du village les fait sortir d'une léthargie dans laquelle elles s'étaient enfoncées à force de déceptions. Ces expériences d'ouverture au monde extérieur ne génèrent pas que des bienfaits ; elles créent aussi des besoins que le milieu psychiatrique n'est pas toujours disposé à satisfaire. La découverte du travail salarié, entre autres, suscite des disputes entre les orphelines retenues dans les cadres de l'institution et celles qui assument des tâches à l'extérieur. Même si ces dernières ne touchent pas personnellement leur salaire, elles vivent cette expérience comme un apprentissage qui pourrait les y amener, une fois libérées. Et quel atout puissant que cette compétence de bonne pour solliciter leur libération auprès du surintendant médical !

En dépit de tous les sévices corporels et psychologiques qu'elle a subis, Alice n'en demeure pas moins une privilégiée du système ; et ce privilège, elle le doit certes à sa force de caractère et à ses talents musicaux et manuels, mais combien plus à l'appréciation de deux femmes œuvrant dans cet asile : tante Yvonne et la sœur Théoret. Brigitte et Réjeanne, ses deux compagnes de pharmacie, partagent ce même privilège : familiarisées doucement avec le monde extérieur par l'intermédiaire d'un travail médical, non seulement elles échappent au climat de perpétuelle démence des salles, mais elles peuvent enfin s'identifier à d'autres modèles que leurs responsables de salle ; surchargées de travail et plus ou moins préparées à occuper des fonctions spécialisées auprès des malades mentales, religieuses et laïques incarnent davantage la rigidité du système et ses valeurs inhibitrices que le respect de l'être humain et de son besoin d'épanouissement.

L'agrandissement de l'hôpital par l'ouverture du pavillon Notre-Dame, en 1955, s'accompagne d'un mouvement de modernisation auquel le trio de la pharmacie sera initié. Le système téléphonique, entre autres, devient vite le centre d'intérêt des trois jeunes filles pendant le dîner des responsables. Fixé au mur du corridor adjacent à la pharmacie, il peut ainsi être utilisé par tout le personnel du centre médical. Pour Alice et ses deux compagnes de travail, c'est la découverte !

Laissées seules pendant le dîner du personnel, Brigitte et Alice attendent patiemment que la sonnerie du téléphone se fasse entendre. À la plus rapide de répondre. Drrrring ! Drrrring ! Brigitte s'élance, décroche le récepteur et place vis-à-vis de sa bouche l'extrémité où se trouve l'écouteur :

– Allô !...

N'entendant rien et croyant à des difficultés de réception, elle grimace et crie encore plus fort :

– Allô !

Alice se rapproche et s'aperçoit de la méprise de Brigitte :

– Tu tiens le téléphone à l'envers, Brigitte, lui dit-elle.

Brigitte ne comprend pas ce qu'elle veut dire et continue de crier dans le récepteur :

– Allô ! À qui voulez-vous parler ? Pardon ? J'comprends pas.

– Bande d'excitées, voulez-vous bien répondre comme du monde au téléphone ! hurle l'interlocutrice.

Alice se meurt de rire. Pauvre Brigitte ! En plus d'être sourde, elle ne réalise pas qu'elle tient le récepteur à l'envers !

– Passe-le-moi, Brigitte. Tu le tiens pas comme il faut. Donne ! supplie Alice.

Mais Brigitte s'entête. Alice décide enfin de lui retirer l'appareil :

– Aïe ! C'est Mère supérieure ! chuchote-t-elle.

– Pardon, Mère supérieure ! C'est que tantôt...

– Qui est au téléphone, s'il vous plaît ? demande la Supérieure, très vexée.

– C'est moi, Alice, Mère supérieure. On faisait pas exprès, Mère supérieure. Je vous le jure sur mon âme. C'est que Brigitte l'avait pas pris par le bon bout !

– Je vais arranger ça avec mère Théoret. Va me la chercher tout de suite.

Alice est injustement accusée, et elle se propose bien de le prouver à sa « tite mère Oret ». Elle aura tout le loisir de le faire puisque cette dernière est occupée au cellier, au sous-sol de l'édifice; le trajet est long et la sœur Théoret sait l'écouter... sans préjuger.

– T'en fais pas, Alice. Je vais lui expliquer, à Mère supérieure, ce qui est arrivé.

De toute la semaine, le mardi est l'une des journées les plus occupées, car des jeunes de l'extérieur viennent à l'hôpital pour subir l'ablation des amygdales. Alice s'acquitte avec plaisir de la tâche qui lui est alors confiée : surveiller les jeunes opérés à leur sortie de la salle de chirurgie. Ce jour-là, un de ses patients, âgé de quatorze ou quinze ans, se montre particulièrement agité dans son sommeil; Alice a de la difficulté à le garder sous le drap. S'il fallait qu'il se découvre suffisamment pour susciter une pensée impure ou un désir physique, quelle horreur! Pour avoir fréquenté l'école de la modestie chrétienne, et uniquement celle-là, Alice doit s'efforcer d'éviter ce scandale. Mais, à bien y penser, pourquoi n'en profiterait-elle pas pour faire sa propre initiation et glisser sa main dans le caleçon du jeune homme? Sa curiosité d'adolescente n'a jamais connu une si belle occasion de se satisfaire! Un tour d'horizon à gauche, à droite : personne dans les parages... Le jeune homme semble dormir encore profondément. Alice se frotte les mains pour les réchauffer, car elle ne veut pas le réveiller... Elle écarte prudemment le drap puis jette un coup d'œil au visage immobile de l'adolescent. Tout indique qu'elle peut glisser sa main jusqu'à la bande de contour du caleçon qu'elle soulève tout doucement. Ouf! Il ne bronche pas. Encore un peu plus afin de bien voir, tant qu'à y être! «Ah bon! C'est fait comme ça! C'est pas si différent de ce que je m'imaginais», constate la jeune voyeuse.

Pendant des semaines, elle savoure sa découverte dans le secret. Elle se trahira inconsidérément en cherchant une explication au mot « circoncision » qu'elle a lu sur un ruban gommé dans un plateau. Elle pose la question à tante Yvonne qui transporte ce plateau à la salle de chirurgie :

– C'est bien le 6 janvier, la fête de la Circoncision ?

– Aux dernières nouvelles, oui !

– Comment ça se fait que c'est écrit « circoncision » dans votre plateau, puis on est au mois de juillet ?

Saisie, tante Yvonne s'arrête un instant pour considérer cette remarque des plus pertinentes ; un peu embarrassée, elle s'applique tout de même à donner une explication satisfaisante :

– C'est une petite opération qui se fait seulement sur les garçons. Le médecin leur enlève un peu de peau sur leur organe pour faciliter la propreté.

Trop spontanée, Alice s'exclame :

– Mon Dieu que ça doit faire mal !

Elle aurait mieux fait de ne rien dire ! Alertée, tante Yvonne lui réplique, avec une menace au coin de l'œil :

– Tiens donc ! On dirait que tu as déjà vu ça, toi !

De peur d'être interrogée, Alice se faufile dans le lavoir, soudainement pressée de reprendre son travail.

Moussée par ces nouvelles connaissances, sa féminité s'affirme de plus en plus. Le travail à la pharmacie permet à ces trois jeunes femmes d'appréhender la réalité des filles de leur âge à l'extérieur de l'asile. Déjà, leur apparence physique diffère, et Alice en est gênée devant les femmes et les hommes du monde. Elle s'en prend, entre autres, à ce que les sœurs les obligent à porter, en guise de soutien-gorge, une large bande de coton rigide, serrée autour de la poitrine, et qui les désavantage incontestablement. Pour avoir tant de fois observé la silhouette de certaines employées et des visiteuses, Alice sait reconnaître l'élégance et la grâce féminines.

– Après tout, on n'est pas des sœurs, nous autres ! Puis encore moins des hommes ! Pourquoi qu'y nous obligent à s'aplatir comme ça ? dit-elle à Réjeanne.

– Y ont peut-être peur qu'on fasse des péchés, réplique Réjeanne en éclatant de rire.

On ne saura jamais comment elle a réussi à se procurer deux soutiens-gorge très convenables. Elle en cache un dans son matelas et porte l'autre sous sa «plate-forme». Il lui suffit de retirer cette dernière pour obtenir la silhouette rêvée. Quelques bourrures supplémentaires rendent sa féminité encore plus évidente !

La célébration du jubilé d'argent de deux religieuses, dont la sœur Théoret, lui offre l'occasion qu'elle souhaitait. Non seulement on la désigne comme maîtresse de cérémonie, mais on lui confie en plus la lecture du témoignage de reconnaissance dédié à la sœur Théoret. Pas si mal pour une «débile mentale profonde»! Alice en est fière et elle a toutes les raisons de l'être.

Des invités de l'extérieur participent à la fête. Au risque d'inquiéter les organisatrices, Alice se présente à la dernière minute, pour ne pas laisser le temps à la sœur Marie-de-la-Présentation, la grande responsable de la fête, de la renvoyer à sa salle. Le rideau se lève. Le buste saillant, la tête droite et la démarche posée, Mademoiselle Quinton s'avance. Portant toujours son regard vers la ligne d'horizon au fond de la salle, tel que la sœur Marie-de-la-Présentation le lui a enseigné, elle salue gracieusement jubilaires et invités d'honneur avant de leur faire lecture de l'adresse composée pour la sœur Théoret. Il vaut mieux éviter de croiser le regard des religieuses de la salle, pour ne pas avoir à décoder les messages de reproche qu'elles ne manqueraient pas de lui expédier. Pièce de théâtre, chants, rigodons et témoignages de reconnaissance se succèdent; Alice vient fièrement les annoncer au micro. Enfin arrive le moment le plus solennel de la fête : la lecture de l'adresse dédiée aux deux jubilaires, la sœur fleuriste et la sœur Théoret. Alice a soigneusement répété ces textes de circonstance; elle s'est appliquée aussi à tenir le parchemin selon les règles de l'étiquette : le pouce et l'index droits à l'angle supérieur droit de la feuille, et la main gauche à l'angle opposé. Un coup d'œil furtif aux nouvelles courbes de sa silhouette et la voici prête à s'exécuter :

« *Vénérées jubilaires, invités d'honneur, chères mères,*

« *C'est avec joie que nous sommes tous réunis, en cet après-midi, pour remercier du plus profond de notre cœur deux religieuses qui se dévouent depuis vingt-cinq ans au service de la communauté et de nos chers malades...* »

À l'instar des professionnels du spectacle, Alice profite des pauses indiquées sur ses feuilles pour accorder un regard complaisant à la personne gratifiée. La sœur Théoret le lui rend sans toutefois y omettre une lueur de désapprobation. Alice en devine la cause et en éprouve une folle envie de rire qu'elle maîtrise habilement. Il faut dire que les exercices de contrôle ne lui ont pas manqué dans la formation reçue.

Après avoir salué une dernière fois les invités d'honneur, elle se retire avec la même distinction. Avant que les invités de l'extérieur n'aient eu le temps de sortir de la salle, elle tire le micro derrière le rideau et leur fait cadeau de sa meilleure imitation ; d'une voix des plus nasillardes, elle rappelle à toutes les habituées de la maison le message que répercute la radio de l'hôpital tous les deux matins vers dix heures : « Attention, attention ! C'est l'heure des traitements. C'est l'heure des traitements. »

De sa cachette, elle observe les religieuses qui défilent en lançant un regard indigné vers la scène. Elle entend l'une d'elles confier à sa consœur :

– C'est pas d'autre que la Quinton. Pour une fois qu'elle avait bien fait ça, il a fallu qu'elle finisse par des niaiseries...

Les internées regagnent leur salle respective. Alice en fait autant. La semonce tarde à venir. Ce n'est pas bon signe ! La cloche du coucher sonne. Rien de plus ! Alice s'empresse d'exécuter son rituel de l'heure avec le plus de discrétion possible. Il ne faut surtout pas attirer l'attention de la sœur Marie-Reine-des-Cœurs.

« J'en reviens pas que ni elle, ni l'hospitalière, ni Mère supérieure ne m'aient pas encore punie ! Toutes les filles sont couchées maintenant. Il me semble qu'il me serait arrivé de quoi avant. Pourvu qu'elles me changent pas de salle demain ! », songe Alice en cherchant le sommeil. Les lumières s'éteignent. Un silence parfait règne. Jusqu'au lendemain. Un silence qui s'est toujours maintenu sur le sujet. Par modestie ? Par fausse pudeur ? Qui peut le dire ?

D'ailleurs, le silence tient une place privilégiée dans ce genre d'institution. Que d'injustices en son nom !

Comment oublier que pour l'avoir outragé on a cloué Alice à un sommier de métal et on l'a battue au sang? Tyran de son enfance et de sa jeunesse, il s'impose jusque dans sa douleur. Des paroles comme «Tais-toi! Faut pas parler de ça! T'as manqué au silence, c'est grave!» résonnent encore dans sa mémoire comme le marteau du juge à la fin d'un plaidoyer. Rien d'étonnant à ce qu'on le respecte même lorsqu'on est accusé injustement dans cette maison.

Des accusations de vol, justement, mais surtout de mensonge prolifèrent trop souvent au détriment des non-coupables. L'affaire des balles de coton à tricoter en témoigne. Un cambriolage perpétré en pleine nuit, par on ne sait qui, se fait jour lorsque plusieurs orphelines se voient offrir des balles de fil de coton qui ne devaient pas sortir de la réserve des religieuses. Les pensionnaires s'en donnent à cœur joie dans le tricotage de différents modèles de sous-plats ou de mitaines à chaudron aux motifs les plus variés. Alice excelle dans les créations de ce genre. Elle développe une passion telle pour le crochet qu'elle apporte son nécessaire à tricot à la pharmacie; chaque minute libre la voit occupée à faire du crochet.

Pendant le dîner du personnel de la pharmacie, Alice agit sans réfléchir lorsqu'en réaction à un tour qu'une compagne de travail vient de lui jouer, elle lui lance une de ses balles de coton qui va virevolter dans le corridor, attrapant une religieuse au passage. L'incident se rend jusqu'aux autorités et tout de suite on crie au voleur. «C'est Alice qui s'est levée la nuit pour aller fouiller dans la réserve et approvisionner ses amies», concluent-elles. Elle en porte le blâme jusqu'à ce qu'une religieuse, au terme de son enquête secrète, découvre la vraie coupable.

Mais Alice pourrait être accusée de vol à juste titre quelques semaines plus tard. Des ouvriers travaillent à recouvrir les tuyaux du sous-sol de bandes de toile de coton; ce tissu convient parfaitement à la couture à la main; Alice se risque à en demander des morceaux à ces bons messieurs, qui voient là une chance inouïe d'exploiter la naïveté de la jeune femme :

– On va t'en donner, ma belle. Mais à une condition : que tu nous donnes de bons petits becs. O.K. ?

Alice se sent ridiculisée et elle laisse tomber. Quelques jours plus tard, elle renouvelle sa requête, croyant s'adresser à d'autres ouvriers plus respectueux, mais elle est reçue de la même façon. Elle s'y essaie encore deux fois, mais chaque requête se solde par un harcèlement sexuel. Pourtant, toutes les formes d'approche ont été expérimentées : de l'attitude mendiante jusqu'à la réclamation énergique et audacieuse. À bout de ruse, Alice profite de leur absence du midi pour exécuter le plan qu'elle a mis au point : accompagnée de Brigitte, une complice à la discrétion la plus absolue, elle se rend au sous-sol en prenant soin que personne ne les aperçoive. Brigitte surveille les arrières alors qu'Alice tend l'oreille vers l'avant, pour éviter toute rencontre. Retenant leur souffle, elles atteignent le chantier de calfeutrage; personne sur les lieux, mais du tissu pour les fous et les fins ! Alice sort la paire de ciseaux qu'elle avait dissimulée dans son corsage et se fait cadeau d'une pièce d'au moins cinq à sept verges de longueur. Elle enroule ce tissu autour de sa taille, sous sa jupe d'une ampleur idéale pour l'occasion, et court à la salle Saint-Michel pour en faire la distribution à ses amies. Mais auparavant, elle s'en réserve un morceau de deux verges qu'elle redécoupe en carrés suffisamment grands pour y reproduire toutes les lettres de l'alphabet en points de croix. Et la fête commence! Les périodes de loisir à la salle ont perdu leur caractère monotone pour se dérouler dans une atmosphère de compétition entre les mordues du point de croix. Un canevas n'attend pas l'autre. Alice déploie toute son ingéniosité pour créer un modèle des plus exclusifs. Ses complices l'envient sans parvenir à l'égaler. Mais les réserves de tissu s'épuisent... Alice vient de terminer son chef-d'œuvre. La sœur Marie-Reine-des-Cœurs, qui avait observé les nouvelles activités d'Alice sans mot dire, menace maintenant de déclarer son vol aux autorités :

– Tant pis pour vous, mère Marie-Reine-des-Cœurs! Je vous l'avais réservé celui-là mais y vont me l'enlever comme tous les autres que j'ai faits. Vous n'en n'aurez pas plus que moi.

– Ah bon! Je savais pas! Dans ce cas-là, je te remercie beaucoup, Alice. Il est de toute beauté, ton canevas! Je vais le conserver précieusement.

Alice se mord les lèvres. Elle en veut à la sœur Marie-Reine-des-Cœurs de l'avoir dépouillée de sa plus belle réalisation; mais pouvait-elle autrement échapper aux accusations et à la sentence subséquente? Dans les circonstances, Alice ne voyait pas d'autre façon de s'en faire une complice. D'autant plus qu'elle a changé beaucoup depuis quelques semaines la sœur Marie-Reine-des-Cœurs. De plus en plus acariâtre, elle ne peut se passer de souffre-douleur; lorsqu'elle s'en prend à une fille, elle la pousse à bout jusqu'à la faire éclater. La crise terminée, elle s'attaque à une autre.

Alice craint ses sautes d'humeur et fait tout pour ne pas les provoquer.

Les batailles entre orphelines requièrent souvent l'intervention de la sœur. Rose-Anna et Monique s'en veulent depuis longtemps. Aujourd'hui, elles ont décidé de régler leurs comptes en se lançant une boîte de poudre. Alice, témoin de la querelle, ne peut tolérer que son amie Rose-Anna se fasse blesser par un objet aussi dangereux. Juste à temps, elle saisit la boîte qui allait frapper son amie en plein front. Les cris ont alerté la sœur Marie-Reine-des-Cœurs :

– Vous avez pas honte de vous chicaner de même à votre âge ? Pour votre punition, vous allez chacune dans votre lit, vous calmer les ner-r-r-r-fs.

Alice, humiliée de cette sentence, confie à Rose-Anna :

– A peut bien parler de notre âge, elle. Voir si c'est une punition à nous donner ! Comme si on avait encore trois ans !

– En tout cas, t'es bien fine de m'avoir défendue, Alice.

– Bien, je te devais ça. C'est toi qui m'as protégée, l'autre jour, pour que personne sache que c'est moi qui avais dit des niaiseries pendant les litanies.

– Mais y était bon, ton « Ora pour la pis ». Tu m'as tellement fait rire que je pensais être obligée d'aller au petit coin.

– Chut, Rose-Anna, la police revient !

– Maintenant, mes trois batailleuses, vous allez vous lever et venir vous mettre à genoux devant moi.

Décidément, elle poussait le ridicule au-delà de l'acceptable. Alice se rebiffe, traîne les pieds et finit par s'agenouiller avec fracas à côté de ses deux compagnes.

– Vous allez maintenant répéter après moi la prière du pardon : « Mon Dieu, pardonnez-nous... »

– Mon Dieu, pardonnez-nous, de répéter les trois coupables.

– « ... parce que nous sommes des folles... »

– ...parce que nous sommes des fol-ol-ol-olles, d'insister Alice.

– « ...et que nous ne savons pas ce que nous faisons. »

– ... et que nous ne savons pas ce que nous faisons-ons-ons-ons.

La sœur Marie-Reine-des-Cœurs contrôle une envie de rire et Alice s'en aperçoit. Non satisfaite des résultats obtenus, elle enjoint aux trois filles de s'embrasser en signe de réconciliation. Alice s'exécute d'abord avec Rose-Anna et réserve Monique pour le dessert ; s'approchant de sa joue, elle lui laisse une mordée en guise de baiser.

– Aïe ! A m'a mordue, mère !

Cette fois, la sœur Marie-Reine-des-Cœurs est prise au dépourvu. Un éclat de rire clôt la séance, à la grande satisfaction d'Alice et de Rose-Anna.

Les premiers beaux jours du printemps sèment sur leur passage un mélange de cafard et de désir d'évasion. Alice a le goût de faire l'école buissonnière. Ce rêve devient réalité dès les premiers jours de juin, grâce à la complicité de sa compagne d'infortune, Brigitte. Il est treize heures. Toutes les étapes du plan sont prévues. Excitées au plus haut point par cette première fugue, Alice et Brigitte comptent bien mettre tous les atouts de leur côté.

Maquillage et coiffure soignés sont de rigueur. Revêtues de deux robes chacune, elles s'échappent par une entrée donnant sur la cour arrière et prennent hardiment la route. Chemin faisant, elles conviennent qu'en resserrant leurs pas elles paraîtraient plus distinguées.

Le moment opportun pour se départir de leur première robe se présente... À l'abri d'un arbuste un peu en retrait de la route, elles se libèrent du costume conventionnel pour exhiber une robe tout à fait de mise pour la circonstance. Alors là, personne ne peut plus les reconnaître! Ces jolies robes neuves apportées par des bienfaitrices, personne à l'hôpital ne les a encore vues. Les vieilles robes vont s'entasser dans le fond d'un sac qu'Alice a eu la précaution d'apporter. Au troisième coin de rue, elle croit reconnaître de loin une employée qui travaille avec l'hospitalière.

– Tu peux pas deviner qui est en arrière de nous autres, Brigitte!

– Quelqu'un de l'hôpital?

– Oui, ma noire!

– Qui, Alice?

– Tourne-toi pas, Brigitte. Je te le défends!

– Mais pourquoi?

– Elle pourrait te reconnaître. Marche un peu plus vite!

– Mais vas-tu me dire qui c'est? Je suis morte de peur, moi!

– C'est Mam'zelle Côté...

– Là, je comprends! Peux-tu regarder si elle est encore en arrière de nous autres?

– Attends. On va tourner ici, puis ça va me permettre de vérifier sans que ça paraisse.

Les deux délinquantes peuvent se balader en toute sécurité, maintenant. Quelle merveilleuse après-midi ! Quelle satisfaction de savourer la liberté avec autant de frénésie que le grand air dont les prive cette institution ! Et pourtant, les deux tourterelles demeurent bien conscientes de devoir le regagner avant dix-sept heures, cet asile de leurs malheurs ! À l'approche de cette heure fatidique, elles retrouvent leur visage blafard habituel, revêtent leur robe de tous les jours et rentrent discrètement par la porte du lavoir. Leurs deux responsables chéries les ont cherchées. Grâce à Dieu, elles n'ont pas commis la maladresse de communiquer avec la responsable de leur salle pour savoir si les jeunes femmes avaient obtenu congé pour l'après-midi. Les deux jeunes émancipées en sont quittes pour une semonce avec promesse de ne plus répéter cet exploit...

Ces épisodes de furtive liberté, toujours trop brefs, laissent un arrière-goût amer. Cette impossibilité de pouvoir décider elle-même de sa propre vie, Alice la vit de plus en plus comme une aberration. À bout de patience, elle opte pour l'audace et décide d'aborder directement Monsieur le surintendant :

– Docteur, est-ce que je vais pouvoir sortir d'ici bientôt ?

– Qu'est-ce que tu vas faire dans le monde ? Tu ne sais même pas peler une patate !

Alice est en colère !

– Placez-moi à la cuisine et je vais apprendre comme n'importe qui !

Ce défi, elle l'a lancé sans réfléchir. Elle ne voudrait surtout pas être retirée de la pharmacie. Ce qu'elle aime le plus dans ce travail, c'est le contact avec des gens de l'extérieur. Elle s'empresse de présenter une autre suggestion :

– Ou bien placez-moi dans une famille. Je pourrais apprendre la cuisine. Le jour, j'irais travailler dans un hôpital. Je ferais le même travail qu'ici, puis je serais payée !

Elle attend sa réponse. Le silence se prolonge.

Un dimanche matin, avant la grand-messe, Alice se blesse au pied droit. La douleur est telle qu'elle ne peut se tenir debout. Elle doit descendre le reste des marches sur les fesses. Elle ne croyait pas s'être blessée aussi sérieusement en retenant une malade prise d'un accès de folie dans l'ascenseur. En voulant la contrôler, elle s'est appuyé le pied sur le carrelage de la porte de l'ascenseur et a perdu l'équilibre. Préoccupée par la convulsion de sa malade, elle ne s'est pas aperçue que son pied enflait. Elle a poursuivi son trajet, mais là elle n'en peut plus. Assise sur une marche, elle gémit et réclame de l'aide, mais personne ne l'entend. Toutes les religieuses sont déjà rassemblées à la chapelle. Tante Yvonne, croyant reconnaître la voix de sa protégée, accourt, lui examine le pied et s'empresse d'aller chercher un fauteuil roulant. Une radiographie en date du 19 mars 1957, soit deux jours après l'accident, décèle les fractures suivantes : « Au niveau de la tête de la première phalange, de la base et de la tête de la deuxième phalange ; le trait de fracture s'étend à l'articulation interphalangienne. »

De trop nombreuses semaines sur deux roues ont dissipé l'euphorie de la nouveauté. Les inconvénients de la situation prennent encore plus d'importance lorsque le médecin prolonge le temps d'immobilisation ; le gros orteil, le plus abîmé des cinq, se cicatrise difficilement. Les infections répétitives laissent présager une amputation... Alertée et très inquiète, la malade se soumet scrupuleusement aux directives médicales. L'infection se résorbe enfin. Graduellement, Alice retrouve l'usage de son pied droit.

Cet été 1957 est marqué par des perturbations atmosphériques d'une couleur apocalyptique. Des journées d'une chaleur torride font leur sortie en tonitruant et en saccageant les conduits électriques sur leur passage. Ce sont des pluies diluviennes qui s'abattent maintenant sur la région. Samedi soir, dix-huit heures, une alerte d'inondation parvient de l'hospice du Sacré-Cœur, où sont logées de nombreuses personnes âgées. À l'hôpital, l'eau gagne les planchers de la pharmacie. La sœur Théoret court vers le robinet qu'elle soupçonne d'être demeuré ouvert. Chose étrange, tous les robinets sont fermés. En un rien de temps, les trois dortoirs et les corridors qui les longent sont à leur tour inondés. Au sous-sol, le réfectoire des surveillantes, le cellier et le lavoir dégorgent. Toutes les orphelines sont arrachées à leurs occupations habituelles et envoyées au sous-sol. Après trois heures de lutte infructueuse contre l'inondation, le personnel est prié d'apporter du renfort. Munies de chaudières et de pelles, toutes ces femmes travaillent une partie de la nuit à transporter des seaux sans parvenir à faire baisser le niveau de l'eau. Une jouissance soudaine envahit Alice lorsqu'elle jette un regard vers le cellier : boîtes de pilules, seringues et médicaments flottent sur l'eau sale. Le Largactyl flotte sûrement lui aussi. Que souhaiter de mieux pour toutes celles qui en seront épargnées, le temps qu'on refasse les provisions ! Même la perspective d'une perte totale pour l'hôpital ne suscite en rien sa sympathie. Alice déteste les médicaments. Tous les médicaments. Consciente que les autorités finiront bien par s'en procurer d'autres, elle se réjouit quand même du temps où la pénurie les obligera à n'en distribuer qu'aux vraies malades.

À bout de forces et ayant besoin de rire, elle laisse sa chaudière et va rejoindre d'autres compagnes déjà occupées au réfectoire des surveillantes. La gaieté se propage et les éclats de rire alertent la Mère supérieure :

– Tu es fatiguée, Alice ?

Puis sans lui laisser le temps de répondre, elle enchaîne :

– Va chercher tes deux compagnes de pharmacie, et suivez-moi.

À leur grande surprise, les filles sont introduites au réfectoire des religieuses. Quelle excitation d'y avoir accès pour la première fois ! Leurs yeux dévorent le décor à la recherche d'un élément sensationnel, mais leurs papilles gustatives sont vite chatouillées par l'odeur du pain frais ; la Supérieure s'applique à ne pas trop émietter les tranches qui s'inclinent au passage de la lame. Les trois compagnes salivent en voyant tomber sur l'épaisse planche de bois de grandes tranches de pain d'un blanc immaculé... Un privilège n'attendant pas l'autre, voilà que la Supérieure tartine leur pain de vrai beurre et les sert elle-même. Quel délice ! Autant en profiter au maximum ! Brigitte se meurt de rire en voyant Alice engouffrer une demi-tranche à la fois. La Supérieure ne fournit pas... Repues, elles doivent maintenant faire preuve de zèle et céder leur place à d'autres affamées.

Le lendemain, c'est dimanche. Bien qu'elles se soient couchées beaucoup plus tard que d'habitude, les secouristes doivent respecter l'horaire habituel et se lever à temps pour assister à la première messe dominicale. Informé des derniers événements, l'aumônier fait une parenthèse à son homélie :

– Celles qui n'aiment pas prier sont exemptées de la deuxième messe à la condition de retourner ramasser de l'eau au sous-sol.

Évidemment, les orphelines se sont retrouvées seules, sans religieuses pour les surveiller. Certaines de ces bénévoles du dimanche en profitent pour apprendre à nager, encouragées par quelques admiratrices et désapprouvées par celles qui ont la nausée facile.

Après cinq jours de ferventes prières, la pluie cesse. Pour les religieuses, c'est l'action de grâces. Pour les orphelines, c'est la fin d'une belle aventure ! Une aventure assez comparable à celle qu'elles avaient vécue à l'âge de neuf ans, alors que la sécheresse les engageait dans de longues marches vers une source où elles s'arrêtaient pour chanter le cantique d'usage :

Donne, donne-nous de la pluie,
Donne, donne-nous de la pluie,
Donne, donnne-nous de la pluie.

Alice éprouve une étrange satisfaction à vivre ces événements. Comme si seules les catastrophes naturelles, y compris la mort, pouvaient rendre la vie intéressante dans cet asile. Quel autre type d'événement pouvait briser cette monotonie ?

Les avantages du travail à la pharmacie et le transfert à la salle Saint-Michel ont certes amélioré l'existence d'Alice, mais elle n'envie pas moins la liberté accordée aux filles de la salle Saint-Justine : celles-ci ont le droit de circuler dans l'édifice sans se buter à une porte verrouillée. Elle envie davantage celles qui ont quitté l'institution pour commencer une nouvelle vie. Plusieurs sont plus jeunes qu'elle. Bien qu'elle ait été « promise », elle est encore là à attendre, malgré ses dix-neuf ans... À attendre que des gens la choisissent. Qu'ils la choisissent pour des raisons d'utilité, de protection, ou même d'amour, peu importe, mais que quelqu'un la choisisse ! Ce privilège cependant ne lui a jamais été offert. Ou plutôt oui. Des gens l'ont choisie à plus d'une reprise. Mais ce choix n'a pas reçu l'assentiment des autorités en place. Et cela non seulement à la crèche d'Youville et à la Maison Sainte-Domitille de Laval-des-Rapides mais ici même à l'hôpital Saint-Julien !

Madame Houde, une riche bienfaitrice, épouse de notaire, venait souvent visiter tante Yvonne et la sœur Théoret. Par la même occasion, elle avait maintes fois observé Alice ; une sympathie réciproque se développait au fil de leurs rencontres, et Alice se voyait offrir des sucreries, des vêtements et toutes sortes d'articles personnels. Cette bonne dame souhaitait la prendre chez elle, l'initier aux tâches de la maison et en faire une gentille demoiselle de compagnie. Les deux responsables de la pharmacie s'y étaient toujours objectées, au grand désespoir d'Alice, qui se demanda alors à quoi servaient les prières. Combien de fois elle avait supplié le Dieu nouveau-né de la sauver, non pas « du trépas » mais « de cette maison de folles » ! Douze ans de sourde oreille ! Douze ans de vie sans motif d'espérance ! Alice a peur de mourir dans cette institution. Peur de mourir sans que personne ne le sache. Sans que personne ne découvre un jour tout ce qu'elle a vécu d'ignoble entre ces murs. Sans que personne ne sache seulement qu'elle y était internée, par erreur depuis l'âge de sept ans. Comme elle était peut-être née par erreur... Personne, pas même une mère pour pleurer son départ! Et si elle était déjà rendue de l'autre côté, sa mère, la reconnaîtrait-elle dans le monde des esprits? Et si, par contre, elle cherchait encore sa fille, pourrait-elle seulement soupçonner à quel sort l'a vouée sa naissance?

Et pourtant des sentiments de crainte et une certaine jalousie envahissent Alice lorsqu'elle voit d'anciennes compagnes revenir après une tentative de vie libre. Engagées dans des maisons privées, elles gagnent dix dollars par semaine, le temps de s'initier à l'argent, selon les recommandations du surintendant médical. Plusieurs, victimes d'abus de toutes sortes, reviennent traumatisées, condamnées à une réclusion à vie. Les grossesses-surprises constituent le scandale par excellence. Quelles proies faciles que ces jeunes femmes non informées des réalités sexuelles pour ces messieurs désireux de se satisfaire sans risquer d'être poursuivis pour outrage aux bonnes mœurs! Bien sûr que tout le blâme revient à ces jeunes femmes dont le statut particulier incite aux accusations. Leur manque d'affection et leur évidente ignorance des choses de la vie constituent à eux seuls un motif valable de condamnation.

Pour toutes ces jeunes femmes transplantées sans préparation dans un monde organisé en fonction de la normalité, la liberté recèle de nombreux dangers. Ne pouvoir quitter le ghetto de l'asile que pour la jungle d'un monde inconnu ? Alice se demande ce qu'elle a bien pu faire pour mériter un tel sort. Elle se sent condamnée, mais à cause de quoi, et à quoi ? Si au moins elle le savait ! Doit-elle payer elle-même, et si cher, l'erreur de ceux qui l'ont mise au monde ? En est-il ainsi de tous les enfants placés dans les crèches ? Alice ne peut répondre à cette question et personne ne le fait pour elle. Cette expression devenue si courante, « les enfants de la crèche », elle ne peut plus l'entendre, pas plus qu'elle n'aime être identifiée aux « idiotes ». Et pourtant la sœur Marie-Reine-des-Cœurs ne cesse de désigner ainsi les orphelines. Alice réagit à plus d'une reprise. Son indignation, exprimée à qui de droit et sans succès, l'incite à profiter de la visite de la Supérieure générale pour déposer sa plainte en haut lieu. De justesse, elle la retient alors qu'elle traverse le corridor de la pharmacie :

– Révérende Mère, ici, il y a des religieuses qui nous donnent des surnoms, pis j'aime pas ça.

– Quels surnoms vous donnent-elles ?

– Elles nous appellent « les enfants de la crèche ».

– Je tiens une réunion aujourd'hui, je vais en parler...

Jamais plus la sœur Marie-Reine-des-Cœurs n'a prononcé ce mot. Cet incident a fait naître une antipathie de plus en plus évidente à l'égard d'Alice. Pourtant, leur relation avait déjà connu des épisodes heureux. Par exemple, pendant la maladie de la sœur Jésus-Marie-du-Prétoire, la sœur Marie-Reine-des-Cœurs était venue assurer l'intérim, à la grande satisfaction de toutes. Par la suite, c'est elle qui avait suggéré à l'hospitalière d'emmener Alice vivre avec elle dans la salle Saint-Michel. Comment expliquer ce revirement ?

D'irrespect en grossièreté, les relations s'enveniment. L'hospitalière est mêlée à tout et cela aussi finit par irriter Alice. Elle n'est même pas surprise de la voir se présenter à sa salle à la suite du simple bris d'un pot. Contrainte de la suivre, Alice traverse le corridor avec elle et monte les escaliers en lui expliquant :

– J'ai pas fait exprès pour casser le pot, mère. Je voulais juste le laver avant d'aller cueillir des cerises, et il m'a glissé des mains...

Emmurée dans son silence, l'hospitalière presse le pas. Alice se sent conduite à l'échafaud. Il n'est pas dit qu'elle se laissera accuser injustement, cette fois-ci :

– Mère hospitalière, vous savez que mère Marie-Reine-des-Cœurs ne m'aime plus. Je pense qu'elle cherche rien qu'à me renvoyer dans une grande salle. Je veux tellement pas y retourner ! Par contre, je suis pas bien avec elle. Je travaille toujours dans l'inquiétude. Je sais jamais ce que la soirée me réserve quand je quitte la pharmacie.

La sœur demeurant impassible, Alice décide de mettre fin à son monologue. Jusqu'où devra-t-elle la suivre ainsi ? La question lui brûle les lèvres. Mais comme l'hospitalière semble avoir fait vœu de silence, elle n'ose plus dire un mot elle non plus.

Le cinquième étage met fin à leur ascension, qui les mène tout droit à la salle Sainte-Justine, la salle des libérations. Alice croit rêver. Pourtant, l'hospitalière la présente à sa nouvelle responsable, la sœur Prudentienne, avec cette même formule protocolaire qui l'a toujours introduite dans les autres salles. Un accueil plutôt froid lui confirme que sa réputation l'a de nouveau précédée. Jeune et jolie, cette religieuse souffre pourtant d'un tic nerveux : son nez se promène sans cesse de gauche à droite, et Alice ne sait quelle interprétation donner à ces mimiques. Elle la suit au dortoir en se demandant s'il ne s'agit que d'un transfert pour la nuit. Autrement, ne lui aurait-on pas ordonné d'apporter ses objets personnels ? Ce doute freine l'allégresse qui veut l'envahir. On verra bien demain.

Le rituel du lever, identique à celui des autres salles, déçoit Alice, toujours en quête de nouveauté. Sitôt le déjeuner terminé, les filles quittent la salle librement. La plupart d'entre elles occupent des postes çà et là dans l'hôpital. Quelques-unes travaillent au village, dans des familles d'accueil. Alice les envie. Et d'avoir franchi une étape vers cette promotion en vivant maintenant dans la salle des libérations la transporte d'enthousiasme. Elle se présente à la pharmacie avec un doux secret au cœur. De peur que ce transfert ne soit que temporaire, elle préfère n'en point parler à tante Yvonne et à la sœur Théoret. À la fin de sa journée, c'est avec empressement qu'elle se dirige vers sa nouvelle salle. Surprise ! Tous ses objets personnels et ses vêtements sont étalés sur son lit. Quel soulagement ! Mais aussi quelle bouffée d'espoir !

À vingt et un ans, Alice vient enfin joindre les rangs des candidates au métier de bonne dans une famille d'accueil. L'horaire leur octroie deux heures de loisir après le dîner, et c'est autour du piano qu'Alice vit cette période de précieuse liberté. Elle n'est pas douée pour cet instrument, mais elle se plaît à chanter avec celles qui l'accompagnent. Inévitablement, elle éprouve la nostalgie de son violon, et elle songe à ces merveilleux duos de piano et de violon qu'elles pourraient exécuter, disposant de tant d'heures pour s'y exercer ! Une espérance nouvelle l'habite : « Bientôt, je sortirai d'ici pour de bon ; je gagnerai des sous et je pourrai m'acheter un violon à moi toute seule. Et personne ne pourra m'en priver à son gré. »

Comme toutes les autres pensionnaires de la salle Sainte-Justine, Alice a maintenant beaucoup de liberté dans ses allées et venues, mais elle vit quand même sous la menace d'être renvoyée avec les grandes malades à la moindre infraction. La sœur Prudentienne la décrit invariablement comme une fille nerveuse, hypocrite et grossière, mais elle ne peut quand même nier qu'elle soit une personne très travaillante. Son dossier médical mentionne un examen physique et mental à la date du 26 avril 1960, mais sans autre commentaire qu'« un état physique normal », avec la remarque suivante : « se plaint de douleurs prémenstruelles ». Il n'est aucunement fait état d'un examen mental tel que l'indique la fiche clinique.

Cette nervosité proverbiale, le comportement d'Alice en témoigne à certaines occasions. Un dimanche soir, aux vêpres, une compagne déclenche un rire qui lui fait sauter les épaules. Alice ne peut se contrôler. Par un tapotement sur le bras, la sœur Prudentienne lui signifie de s'arrêter. Mais l'interdiction ajoute au plaisir de rire une intensité exceptionnelle jusqu'au moment où l'hospitalière s'approche d'Alice et lui fait signe de la suivre. Surprise et inquiète, Alice sort en blêmissant. S'il fallait que pour une telle niaiserie elle perde tous les privilèges si chèrement acquis ! Hélas ! La voilà de nouveau soumise à l'épreuve la plus angoissante de son incarcération...

– Tu es trop nerveuse, Alice, on va te calmer. Le Largactyl, c'est bon pour ça !

– Oh non! Pas de Largactyl! C'est le médecin qui m'a prescrit ça? Ça se peut pas!

– Non, mais je t'ai dit que je te calmerais les nerfs.

Alice est inconsolable. Pourquoi prendre de si grands moyens pour une chose aussi banale? Depuis son arrivée dans cette salle Sainte-Justine, soit depuis près de deux ans, elle s'est tenue sur la corde raide et n'a voulu prendre aucun risque. Ce soir-là, à cause d'un incident banal, elle se voit une fois de plus vouée à l'impuissance et aux affres des cauchemars que provoque le Largactyl. Elle en tremble de tout son corps. Les 25 mg qui lui sont alors injectés l'assomment.

C'était son cadeau d'anniversaire: la veille, le 14 janvier, elle avait atteint sa majorité.

Confinée à une cellule comme une jeune délinquante, elle doit prendre son mal en patience pendant toute une semaine. Après sa libération, sa réserve d'optimisme est épuisée et elle ne peut plus retenir ses larmes. Elle éprouve un immense besoin de se confier à tante Yvonne, mais elle craint de lui faire de la peine en lui révélant sa ferme intention de les quitter. Après tout, elle et la sœur Théoret se sont montrées tellement gentilles à son égard.

Les jours passent et la déception s'accentue. Alice se sent de plus en plus condamnée à un sort maléfique. Des frustrations quotidiennes s'ajoutent, entre autres l'interdiction de chanter ou de siffler en travaillant, ainsi que d'adresser la parole aux employés masculins. Des accusations injustifiées et assorties de punitions aussi ignobles qu'une gifle en pleine figure raniment un vieux désir de vengeance: mettre le feu à la baraque. Pour y avoir si souvent songé, elle connaît l'endroit idéal pour l'allumer. Elle sait aussi comment s'y prendre sans risquer sa vie. Il lui reste à prévoir comment certaines personnes, comme tante Yvonne, pourraient être épargnées. Elle doit prévenir cette dernière de ses intentions :

– Je suis écœurée de vivre ici, tante Yvonne. Si j'y vois pas moi-même, j'ai l'impression que je vais mourir ici.

– Qu'est-ce que tu comptes faire ?

– Mettre le feu, tante Yvonne.

– Ma pauvre enfant, fais jamais une bêtise pareille ! Réalises-tu combien de vies tu mettrais en danger ? Combien de meurtres tu aurais sur la conscience ? Tu te collerais un dossier noir pour la fin de tes jours ! Réfléchis, Alice ! Tu quitterais une prison pour vivre un enfer ! Promets-moi de ne jamais te laisser aller à de telles tentations.

– Mais je vois pas d'autres moyens de sortir d'ici !

– Il y en a d'autres, Alice. Laisse-moi un peu de temps encore.

– D'accord, tante Yvonne. Mais vite ! Faites quelque chose pour moi ! Le docteur me trouve trop niaiseuse pour me donner ma libération. Qui va me l'accorder ? Je n'en peux plus de vivre ici.

Alice tient à garder la confiance de tante Yvonne. Elle lui promet donc de ne rien faire. Elle se contente de pleurer tout son soûl. Une fois calmée, elle accepte de reconsidérer les derniers avantages acquis : de moins en moins de corrections, un travail intéressant avec des personnes sympathiques, deux heures de liberté au début de l'après-midi, et quoi encore... ?

On frappe à la porte. Tante Yvonne ouvre, fait un pas vers l'arrière et laisse entrer le visiteur.

– C'est pour toi, Alice.

— Mon habit aurait besoin de réparations, Alice. Pourrais-tu me faire ça de ton mieux ?

— Je m'excuse, docteur, mais si je ne suis pas capable de peler une patate, je suis encore moins capable de réparer votre veston. Je suis trop niaiseuse pour ça.

— Je vais te payer, Alice.

— Je m'en balance. Cherchez-vous quelqu'un d'autre.

Tante Yvonne les observe en silence et ne se permet pas d'intervenir. Alice est fière d'avoir tenu tête. Elle ne cache pas son ressentiment à l'égard de ce médecin. Lorsque tante Yvonne demande à lui parler seule, Alice se doute de ce dont elle veut l'entretenir : il s'agit sûrement de la faire réfléchir sur sa conduite à l'endroit du surintendant...

— Sais-tu, Alice, que dans une semaine nous aurons trois jours de congé ?

— Qu'est-ce que ça change pour moi, trois jours de congé ?

— Ça change que je t'emmène avec moi.

— Je vais passer la fin de semaine dans votre famille ?

— Plus que la fin de semaine, Alice. Tu ne reviendras plus ici.

— Est-ce que les sœurs le savent ? Comment se fait-il que ce soit vous qui me l'appreniez ?

— Parce que c'est moi qui te sors, Alice.

10

Aliénante liberté !

Incertitude ! Hésitation ! Les propositions de la sœur Théoret plongent Alice dans le doute le plus total : travail salarié à la pharmacie, chambre du côté médical, liberté de sorties... La décision lui pèse, car, d'autre part, l'inconnu l'effraie. « Qu'est-ce que tu vas faire dans le monde ? » À cette question du surintendant médical, elle est tentée de répondre, en ce matin fatidique : « Oui, docteur, peut-être aviez-vous raison de douter de ma capacité de vivre ma libération. À vingt-trois ans, je ne sais rien de la vie, je n'ai pas de métier, pas de famille, pas d'instruction, pas d'argent. Qu'est-ce que je vais faire dans le monde ? Ici, au moins, certaines personnes m'aiment. Bien que mes amies soient presque toutes en apprentissage dans des familles, tante Yvonne et la sœur Théoret me gardent à leur service et me témoignent beaucoup d'estime. Je sais qu'elle tient beaucoup à moi, « tite mère Oret ». De mon côté, je l'ai protégée aussi lorsqu'une maladie l'accablait d'odeurs fort désagréables. De plus, elle apprécie tellement mon travail ! Qui, dans le monde, saura l'apprécier ? Je devrai faire mes preuves. J'ai peur ! Si tante Yvonne savait que j'hésite à sortir d'ici, comme elle serait déçue, elle que j'ai suppliée de venir à mon secours ! Curieux quand même qu'elle ne m'ait pas encore parlé de la famille qui me recevra ! Pourtant, c'est demain que nous devons partir. À moins qu'elle me réserve une surprise, la grande surprise dont je rêve depuis mes quatre ans : retrouver la trace de mes parents ! »

En ce matin du 4 novembre 1961, la cloche du réveil sonne le début d'une nouvelle étape dans la vie d'Alice. Les carillons de l'allégresse devraient retentir aux quatre coins de l'univers pour fêter son entrée dans le monde, sa naissance à une vie normale. Le glas vient de perdre ses droits ; cette jeune femme de vingt-trois ans ne mourra pas à l'asile.

Pourtant, un vague sentiment de condamnation la cloue à son lit. Dans un instant de grande lucidité, elle prend conscience que, ce matin, elle a fait ses bagages pour toujours ! Saura-t-elle ne jamais le regretter ?

Elle s'attriste en songeant qu'elle n'a rien reçu des religieuses à l'occasion de son départ. Même pas une débarbouillette ! Lui en voudraient-elles de partir maintenant ? Cette libération a-t-elle l'assentiment de toutes les autorités concernées ? Et si elle résultait des seules pressions de tante Yvonne ? Pourtant, paroles et gestes ont si souvent créé l'impression que la présence de cette orpheline était devenue insupportable pour les religieuses de cette maison. La Supérieure générale elle-même n'avait-elle pas salué Alice, au cours d'une de ses visites, de la manière suivante : « Ah ! C'est vous, Alice Quinton ! Vous n'avez pas fini de faire souffrir mes sœurs, vous ? » Alice en avait été foudroyée. Et, réflexion faite, elle regrettait de ne pas lui avoir retourné le blâme. À compter d'aujourd'hui, elle ne les ferait plus souffrir, ses sœurs !

En dépit de son cafard, en ce matin de novembre 1961, Alice peut en témoigner : tôt ou tard, les prières sont exaucées.

Néanmoins, ce départ sent un peu la fugue : non seulement les autorités de la maison demeurent-elles silencieuses et invisibles, mais tante Yvonne et sa protégée doivent quitter au petit matin, par la porte réservée aux patients de la clinique externe. C'est ainsi que pensionnaires et personnel affecté aux salles sont soustraits à tout épanchement sentimental à l'occasion des départs.

Alice a l'impression que toutes boudent sa libération. Mais elle se ressaisit, décidant d'accorder aux religieuses le temps de sortir de leur cachette pour venir, à la toute dernière minute, lui serrer la main et la remercier pour ses nombreuses années de service. En gage de reconnaissance, elles tiendront à lui glisser quelques billets au creux de la main. En retour, Alice surmontera sa gêne et exprimera à certaines personnes l'affection qu'elle leur a toujours portée. Elle se voit pressant sur son cœur et embrassant chaleureusement «tite mère Oret», celle qui l'affectionne encore malgré tant de maladresses et de boutades.

– Tu es prête, Alice? demande tante Yvonne en jetant un dernier coup d'œil dans les couloirs.

– Voulez-vous me laisser une minute encore, s'il vous plaît, tante Yvonne? Rien qu'une toute petite minute!

Alice tourne en rond, fébrile, nerveuse. À peine se rend-elle compte de ce qu'elle vient de murmurer sous le regard inquiet de sa protectrice : «Je sais qu'elle vient le plus vite qu'elle peut, ma petite mère Oret. Il faut lui donner une chance. C'est impossible qu'elle ne vienne pas! Hier encore, elle me suppliait de ne pas partir, de réfléchir davantage.»

Hélas ! personne ne vient encore et tante Yvonne s'impatiente : le trajet de Saint-Ferdinand à Granby ne se fait pas en une heure. Alice doit tourner le dos au passé, emportant avec elle une dernière déception. Fidèle à sa trajectoire depuis plus de vingt-trois ans, encore aujourd'hui son destin confie à des mains étrangères tout pouvoir sur sa vie. Alors que son passé ne lui parle que de fatalité, son présent l'entraîne sur une route inconnue.

Une valise, une seule, les a devancées et a été placée dans le coffre de l'auto. Leur chauffeur, un ami de tante Yvonne, a déjà mis le moteur en marche. À elles maintenant d'emboîter le pas sans plus tarder.

Seule sur la banquette arrière de la voiture, les yeux rivés à la fenêtre de la portière, cette jeune femme enfin libérée fixe d'un regard de plus en plus voilé de larmes cette grande porte vitrée que le silence a finalement refermée. Mais une ombre se dessine enfin derrière la vitre. On dirait que c'est «tite mère Oret»! Alice voudrait alerter le chauffeur, supplier tante Yvonne de la laisser descendre pour qu'elle coure se jeter dans ses bras. Hélas ! La voiture s'engage déjà dans la courbe... et soustrait à sa vision cet asile construit au faîte de la côte, au faîte de sa solitude. Un flot de larmes brise le barrage de sa résistance, assaillant son corps de fortes secousses et alertant du même coup tante Yvonne et son ami.

– Mais voyons, Alice, qu'est-ce que t'as ? demande tante Yvonne.

– Je sais pas, parvient à répondre Alice à travers ses soubresauts.

– Bon, bien ! Pleure un bon coup. Après, tu vas te sentir mieux.

Comme il lui est familier d'être ainsi laissée à elle-même, quelles que soient les raisons de son chagrin! Tout ne va pas nécessairement changer parce qu'elle a été libérée!

Chemin faisant, tante Yvonne interrompt sa conversation avec son ami pour informer Alice des premiers actes de sa nouvelle vie:

– Nous allons passer le reste de la journée chez oncle Léon et tante Roberte. Demain matin, nous devons partir tôt pour aller rejoindre ton amie Réjeanne à Montréal. Sa dernière lettre m'assure que plusieurs petits logements sont libres sur la rue Outremont. Vous allez toutes deux vous y installer dès demain; vous n'avez pas les moyens de perdre une journée de travail.

Alice ne sait plus si elle doit s'abandonner à la joie ou à la tristesse. Elle se sent tiraillée entre le plaisir de retrouver Réjeanne et la déception de ne pas aller vivre chez oncle Léon. Son désenchantement se lit sur son visage; elle préférerait ne pas aller souper chez lui ce soir, tant qu'à ne pas y demeurer pour toujours. Si elle nourrissait cet espoir, c'est que ce couple avait déjà ouvert son foyer à une autre jeune fille. Ce qu'Alice ignore, c'est que cette expérience ne s'est pas révélée des plus positives et qu'il est hors de question pour eux de prendre de nouveau un tel risque.

Entourée de ces quatre adultes expérimentés et bienveillants, Alice chavire sous une avalanche de recommandations, de mises en garde et de conseils pratiques. Rien pour dissiper les doutes profonds qui, depuis une semaine, ont altéré sa joie de se savoir libérée.

Alice voit comme une faveur la nécessité de se coucher tôt en vue d'un départ matinal le lendemain. Aussitôt glissée sous ses draps, elle oublie toutes ses déceptions et ses appréhensions. Le désabusement qui engourdit son cœur lui facilite le sommeil. Le déjeuner du dimanche matin ne se prête à aucun attendrissement, pas plus que le départ, d'ailleurs. Les esprits sont absorbés par les contraintes du temps. Bien sûr, Réjeanne annonce des logements libres dans sa dernière lettre à tante Yvonne, mais encore faut-il prendre le temps de les visiter et d'y installer les deux locataires. Heureusement pour Alice, Réjeanne a déjà un an d'expérience d'une vie normale. D'abord placée en appartement avec une ancienne compagne d'asile, Olivette, avec qui elle a beaucoup de mal à s'entendre, elle a tenu le coup jusqu'à la libération d'Alice. Tante Yvonne maintenait son courage par une correspondance suivie :

— Aussitôt que je le pourrai, lui avait-elle garanti, je vais libérer ta meilleure amie, Alice Quinton, et vous habiterez ensemble. D'ici là, contrôle tes humeurs et montre-toi raisonnable.

La route de Granby à Montréal longe des champs recouverts d'un mince manteau blanc qui s'effrite au sortir de la campagne. On reconnaît les petits villages ; celui de Longueuil – le plus imposant – s'étale en bordure du fleuve Saint-Laurent, traversé par trois artères principales : le chemin de Chambly, la rue Sainte-Hélène et la rue Saint-Charles. Cette dernière conduit nos voyageurs au pont Jacques-Cartier, sous les exclamations d'Alice.

— Il est donc bien long et donc bien haut, ce pont-là ! S'y fallait que ça défonce ! Oh, mon Dieu que j'aime donc pas ça, passer là-dessus !

– On n'a pas le choix, Alice, répond le chauffeur! C'est le seul moyen d'entrer à Montréal. Ce serait bien plus énervant pour toi si on prenait le petit pont Victoria, tu sais! C'est étroit et ça fait un bruit d'enfer là-dessus.

– Pourquoi les autos s'arrêtent là-bas?

– Parce qu'il faut payer pour avoir le droit de passer sur le pont, lui répond tante Yvonne.

Alice ne réplique pas, déjà abasourdie par le panorama de la ville qui s'offre à ses yeux. « Ça n'a pas de bon sens, pense-t-elle J'arriverai jamais à me démêler là-dedans! Les maisons se ressemblent toutes et sont toutes prises comme dans un pain. » Les voyageurs viennent de longer la rue de Lorimier. La rue Outremont présente un aspect plus aéré, des espaces verts sont aménagés autour des maisons. Ils la parcourent très lentement, notant les adresses d'appartements à louer avant d'arriver chez Réjeanne et Olivette.

Rien ici ne ressemble au village de Saint-Ferdinand. Les maisons plus rapprochées et plus spacieuses sont habitées par plus d'une famille. La plupart des sous-sols sont divisés en petits logements d'une pièce et demie; l'un d'eux accueillera Réjeanne et Alice au 6915 de la rue Outremont. Pour cinquante-huit dollars par mois, chauffage compris, elles disposeront d'un divan-lit, d'une cuisinière, d'un petit réfrigérateur et d'une table encadrée de quatre chaises. Une commode à quatre tiroirs leur suffira pour ranger toutes leurs richesses vestimentaires.

Quelques cartons vite déballés prouvent toute l'ingéniosité de tante Yvonne à recueillir çà et là des marmites et des assiettes encore utilisables. Les ustensiles sont de modèles aussi divers que les tasses et les verres. De quoi rompre la monotonie! Les quelques recommandations d'usage sur l'utilisation des appareils ménagers ne doivent pas empiéter sur le temps prévu pour la recherche d'un emploi.

Toujours présente mais de plus en plus silencieuse, Réjeanne perd son enthousiasme des premiers instants de retrouvailles; l'inquiétude qui se lit sur le visage d'Alice la trouble. Pour avoir partagé tant d'événements à l'asile, elles sont demeurées l'une pour l'autre comme deux grands livres ouverts malgré leur séparation des douze derniers mois. Il tarde à Réjeanne que tante Yvonne et son ami les laissent seules. Curieuse de nature mais surtout très compatissante, elle brûle d'apprendre les motifs cachés de la tristesse d'Alice. Mais elle devra patienter encore quelques minutes; il apparaît plus urgent de se rendre maintenant à la manufacture Brassiere Vanity qui affiche dans sa vitrine, en grosses lettres noires : OPÉRATRICES DE MACHINES À COUDRE DEMANDÉES. Le trajet se fait facilement à pied de l'intersection Outremont et Jean-Talon jusqu'à la rue Waverley où se trouve cette manufacture.

– Regarde bien, Alice. On va faire le trajet deux fois en auto, en roulant bien doucement, et tu vas remarquer par où l'on passe. Demain, tu prendras exactement la même route. Tu ne pourras pas te tromper. Ça va peut-être te prendre trois quarts d'heure à te rendre, mais pars une heure à l'avance. Comme ça, tu ne seras pas énervée par la peur d'arriver en retard. C'est important que tu sois à l'heure, surtout le premier matin, tu comprends?

Alice acquiesce, les lèvres serrées, tremblant de tout son corps. Tante Yvonne sent le besoin de la rassurer :

– Tu pourrais toujours faire ton trajet avec Réjeanne après notre départ. Ça t'aiderait. Qu'est-ce que t'en penses, Réjeanne ?

– Ben certain, tante Yvonne, que je vas la ramener tantôt. Inquiétez-vous pas, vous allez voir que je vas ben m'en occuper.

– Je me fie à toi, Réjeanne. Moi, je peux pas rester plus longtemps avec vous autres. Vous comprenez qu'il faut que je sois à mon travail demain matin comme d'habitude. Finissez de ranger votre nourriture puis allez refaire la route pour la manufacture. Moi, je vais aller faire une petite visite à Olivette à son appartement. Faites ça comme il faut, hein ? Je vais essayer de revenir vous voir dans deux semaines. Je vous apporterai de la nourriture et des petites choses pour passer le temps. Votre loyer est payé pour deux mois, vous n'avez pas d'inquiétude à avoir. Déposez votre chèque de paie bien en sécurité dans votre logement, je m'en occuperai à la prochaine visite. Vous ne devriez pas manquer de l'essentiel d'ici ce temps-là. Nous autres, on n'a plus une minute à perdre si on ne veut pas rentrer trop tard dans le village de Saint-Ferdinand. D'accord, les petites filles ? Puis aidez-vous, hein ?

Vérifiant d'un dernier geste si son manteau est bien boutonné, tante Yvonne prend congé. Alice et Réjeanne l'escortent jusqu'à la voiture, où le chauffeur a déjà pris place depuis quelques minutes. Tante Yvonne le rejoint. Alice les salue d'un balancement de la main. Si seulement ils pouvaient soupçonner la détresse qui raidit ce geste d'au revoir...

Non, tout ne va pas nécessairement changer.

Revenues à l'appartement, les deux filles s'empressent de finir le rangement. Réjeanne interpelle sa nouvelle compagne d'appartement :

– Voyons, Alice ! Prends pas cet air-là ! Réalise un peu ! T'es sortie, enfin ! Aïe, ça fait seize ans qu'on souhaite ça !

– T'as raison, Réjeanne. Mais j'ai tellement peur de ce qui pourrait m'arriver ! Pis me semble que tout le monde va s'en apercevoir que je sors d'une maison de fous. J'ai l'impression d'être marquée au fer rouge à la grandeur du front.

– Mais voyons donc ! C'est normal, ça. J'ai eu la même réaction que toi, il y a un an. Tu vas voir, ça passe vite. On va être bien ensemble, je suis certaine. Regarde bien, on s'en va prendre une marche, là, pis... même pas de permission à demander à personne ! C'est-ti pas la liberté, ça ?

Convaincante, cette Réjeanne ! Tellement convaincante qu'Alice se surprend à compléter la liste des bonheurs nouvellement acquis :

– Toutes seules en appartement ! Sans responsable pour nous donner des ordres, sans hospitalière pour nous punir, sans malades mentales pour nous énerver ! C'est vrai que ça va être le fun ! Libres de manger ce qu'on veut, de dormir et de nous lever à l'heure qu'on décide, ouais ! C'est pas mal intéressant, ça ! Je suis d'accord avec toi, Réjeanne.

Une bonne promenade d'une heure leur a ouvert l'appétit sans toutefois libérer Alice de toutes ses inquiétudes. Elle décide de les taire, de peur de chagriner sa meilleure amie.

Étourdie par l'abondance des nouvelles qu'Alice lui apprend pendant qu'elle s'affaire à préparer le repas, Réjeanne oublie de demander de l'aide à sa compagne qui ne prête aucune attention à ses activités. Le repas est prêt comme par magie, tellement elles ont de choses à se raconter.

La soirée se déroule de la même façon : les commérages déferlent à un tel rythme qu'on croirait nos deux pies à leur dernière soirée ensemble...

Tard dans la nuit, l'épuisement l'emporte sur la nervosité et Alice finit par s'endormir. Dès le réveil, l'urgente nécessité de se rappeler le trajet à parcourir refoule encore cette nervosité. Alice est alors livrée au moment le plus critique de sa nouvelle existence : déambuler seule dans la rue parmi les passants qui risquent de remarquer son anormalité. Elle a beau baisser les yeux, il lui semble dévoiler ses origines rien que par sa démarche. « Et si je m'écartais ? Jamais j'aurais le courage de demander de l'aide ! Quelle bêtise d'avoir quitté Saint-Ferdinand ! »

« Eh oui, Alice ! réplique l'autre voix. Te voilà parachutée sans armes dans une jungle. Mais il est trop tard. N'est-ce pas ce que tu voulais, la liberté ? Aujourd'hui, elle t'est rendue. Elle te donne même le loisir de te perdre dans les rues de Montréal, de t'asseoir sur ce vieux banc pour pleurer comme une Madeleine. Tu peux aussi décider de redresser l'échine et d'affronter l'orage. Car on t'a prévenue que ce ne serait qu'un orage. Violent peut-être, mais passager. »

Alice marche déjà depuis longtemps. Elle craint soudain de s'être rendue trop loin. « Retourner sur mes pas ? Ce serait trop ridicule ! » Les inconnus qui la dépassent ou la croisent semblent lui crier sa marginalité de leur regard narquois. Ne pouvant contenir ses sanglots, elle presse le pas pour fuir ce cauchemar. Soudain, elle reconnaît la vitrine qui affiche la même annonce que la veille. Il ne faut surtout pas y entrer en pleurant ! Elle tourne en rond, le temps de se calmer et de faire disparaître les traces de larmes sur ses joues. Le rétroviseur d'une voiture stationnée non loin de la manufacture lui redonne confiance : les yeux à peine gonflés, elle doit maintenant « redresser l'échine et braver l'orage », comme a dit l'autre voix.

Une dame d'âge moyen, au sourire généreux, se tient à l'entrée de la manufacture :

– Bonjour, Mademoiselle ! Vous cherchez... ?

– Je voudrais savoir si vous avez encore de la place pour une couturière ?

– Bien sûr que oui. C'est pour vous ?

– Oui, Madame.

– Vous avez de l'expérience en couture ?

– Oui, j'en ai un peu.

– Vous avez déjà travaillé sur une machine de manufacture ?

– Non, jamais !

– Ah non ? Dommage ! Mais comme vous êtes franche, j'ai envie de vous donner une chance. Suivez-moi.

De grandes allées séparent des appareils aux dimensions impressionnantes. Une gigantesque bobine de fil blanc coiffe chacun d'eux comme un chapeau de lutin. De leur squelette se dégagent solidité et austérité. Leur seule fantaisie est d'arborer en lettres dorées le mot *Singer* sur leur tête. On les actionne en appuyant sur un pédalier électrique fixé au plancher. Ils produisent alors un rugissement énergique qui convient parfaitement à la rapidité avec laquelle ils dévorent le tissu sous leurs aiguilles. Gare aux doigts ! Tout commande l'agilité. Les soutiens-gorge doivent s'aligner sans répit pour recevoir en un temps record la fermeture éclair, qui fuira, entraînée par la griffe du tablier. Sans lever les yeux sur ses compagnes de travail, à la fois par timidité et pour éviter de perdre un seul instant, Alice survit à sa première demi-journée de travail. Trois douzaines de fermetures éclair dès sa première matinée ; de quoi être fière ! Hélas ! cette fierté ne fait pas l'unanimité.

– Essaie d'en faire plus cette après-midi, sinon je pourrai pas te garder, l'informe la patronne d'un ton sec.

Le cœur gros, mais tremblante de bonne volonté, Alice se remettrait bien à l'ouvrage sans respecter l'heure d'arrêt pour le dîner. Ainsi, elle n'aurait pas à affronter les autres ouvrières ni à avouer qu'elle n'a rien apporté à manger. Inutile de penser à retourner à l'appartement, le temps ne le lui permet pas. Plusieurs dames insistent pour partager leur repas avec elle. Invariablement, Alice prétexte qu'elle n'a pas faim, pour ne pas s'imposer une double humiliation ; car elle sait très bien qu'elle a beaucoup à apprendre en matière de bienséance.

Cette heure s'avère la plus pénible de la journée : tous les yeux sont rivés sur la nouvelle ouvrière comme sur un objet inusité. L'inconfort qu'elles lui créent devient insupportable : des larmes roulent effrontément sur ses joues. Les conversations se transforment en chuchotements, d'autant plus intimidants qu'ils sont de moins en moins audibles. De toute évidence, on parle d'elle... De plus, le vocabulaire que ces dames utilisent contient nombre de mots inconnus et confine Alice au silence.

L'heure du retour au travail sonne la fin d'une première matinée de cauchemar. Une colère contre tout ce qui a fait d'elle la femme inadaptée qu'elle est aujourd'hui lui brûle la peau. À cette ire consumante, elle emprunte l'énergie qui lui fera dépasser, presque doubler sa production du matin : cinq douzaines de fermetures éclair.

– Disqualifiée, Mademoiselle Quinton ! Écoute ! Tu peux pas travailler plus vite que ça ? Je te donne encore une journée de chance, mais pas plus.

Découragée et désespérée, Alice quitte la manufacture avec la ferme intention de ne plus jamais y remettre les pieds. Elle parcourt le chemin du retour comme une somnambule en proie à un mauvais rêve. La noirceur de cette fin d'après-midi de novembre la protège enfin des regards indiscrets. Une hantise supporte ses pas : entrer chez elle, refermer la porte de cet appartement et ne plus jamais en ressortir.

Réjeanne recueille avec bienveillance les débris que cette liberté naissante laisse au soir d'une première journée éprouvante.

– Pleure pas, Alice ! Je te jure que le pire est passé. Ça va aller mieux demain. Regarde ! Tu t'es drôlement améliorée, cette après-midi ! Imagine ce que ça va donner dans une semaine ! Repose-toi un peu. Je vais préparer quelque chose à manger.

– Non, Réjeanne. J'aime mieux te regarder faire. Ça va me changer les idées. Je veux plus penser à la *shop* de ma vie.

– Comme tu veux, Alice.

Les pommes de terre, pelées et découpées en petits morceaux et recouvertes d'eau, attendent que les premières bulles éclatent pour qu'on les enferme sous le couvercle de la marmite. En observatrice ébahie, Alice risque une réflexion :

– C'est comme ça qu'on fait cuire les patates ? Y m'semble que ce sera pas bon.

– Tu sais même pas faire ça, Alice ? Pourtant, y a rien de plus simple !

C'est la goutte qui fait déborder le vase. Les écluses s'ouvrent et les larmes coulent à flots.

Profondément désolée, Réjeanne admet sa bévue :

– C'est vrai que tu sors de la même place que moi. C'est pas à l'asile que t'as pu apprendre à faire à manger ! J'en sais pas beaucoup moi non plus. Mais je vas te montrer des recettes faciles. Tu vas voir, on va bien s'arranger.

– Le docteur avait raison, Réjeanne. Qu'est-ce que je vas faire dans le monde ? Je sais rien faire ! Pas capable de compter mes sous, lente en couture, inutile en cuisine ! Qu'est-ce qui me reste de possible dans la vie ?

Et Alice se remet à pleurer.

– Parle pas de même, voyons. C'est parce que t'es fatiguée, là. Va donc t'allonger en attendant le souper, hein ?

– Penses-tu que j'ai le goût de me coucher à six heures du soir ? Y a assez des sœurs qui nous obligeaient à le faire à sept heures.

À la recherche d'un réconfort quelconque, son regard fait le tour de l'appartement avant de s'arrêter sur son violon reconquis. Tante Yvonne le lui a rendu hier, en guise de porte-bonheur. À peine Alice a-t-elle murmuré un « merci » distrait en le recevant. Pourtant, combien de fois elle avait espéré ce moment ! Cet atterrissage forcé dans le monde, le vrai monde, venait saboter un sens de l'émerveillement qu'on lui avait toujours envié. Témoin des seuls moments vraiment heureux de sa jeunesse, ce violon, ce soir, lui parle d'espérance. Elle le contemple en silence. Soudain, elle éprouve l'impérieux besoin de le serrer dans ses bras, de le presser sur son cœur en souvenir...

Ce soir, je rends hommage à tes murmures,
Violon de mes bonheurs.
Tes cordes ont vibré
Sous les premiers frottements de l'archet.
Tout mon corps tremble
Sous le choc de la réalité,
De cette réalité si loin de mes rêves !
Nous nous ressemblons,
Violon de mes douleurs.
Tes cordes frémissaient en rendant leurs accords,
Inquiètes de leur sonorité.
Ma voix chancelle aux modulations
De cette phrase mal articulée
Qui décroche un sourire narquois.

Tu ne m'appartenais pas,
Mais tu te prêtais
À mes élans de jeune mélomane.
Voilà que tu m'es rendu
En même temps que cette liberté
De jouer sur mon destin.
Sur ce destin
Qui nous a toujours parlé au conditionnel.
Le réalises-tu, violon de mes punitions ?

Tu te rappelles le SI de notre premier morceau ?
Le SI du petit navire qui n'avait jamais navigué ?
Et tous les autres SI
Qui promenaient leur menace sur nos têtes ?

Au soir de ce premier mouillage,
Je me sens perdue sur une mer étrangère.
Une mer qui recèle des secrets criblés de SI.

Nos retrouvailles,
Après dix ans d'égarements,
Signent ma libération.
Affranchis-moi,
Violon de mes confidences.
Que les traces de mes larmes
Jalousement conservées
Sur le vernis de ton caisson
Laissent couler une douce mélodie
Au fil de nos bonheurs reconquis.

Réconciliée, ne serait-ce que le temps d'une nuit, avec ce présent tissé de dures réalités, Alice retrouve, avec le sommeil, le courage d'amorcer une deuxième journée de travail.

— Je vais leur montrer que j'ai pas peur de l'ouvrage, à matin.

— C'est ça, Alice ! T'es capable. Pis les gens sur la rue, fais-en pas de cas. Imagine-toi, en marchant, que tu rencontres que des malades de Saint-Ferdinand.

Les dents serrées, Alice avale cette capsule d'audace et attaque sans plus tarder. D'un pas guerrier, elle se concentre davantage sur le défi à relever que sur les piétons qui la bousculent.

L'exercice réussit ; sa performance lui mérite quinze jours additionnels d'essai. Alice note chaque jour les progrès réalisés dans sa production et les célèbre avec sa complice d'appartement.

Le chèque de paie vient conférer à cette célébration une effervescence sans pareille. Trop timide pour ouvrir l'enveloppe à la manufacture comme le font toutes ses compagnes de travail, elle vole sur le chemin du retour, pressée de savourer ce premier salaire :

– Réjeanne, j'ai ma paie !
– Oui ? Montre-moi ça vite !
– Attends. C'est moi qui l'ouvre. Voyons ! C'est bien raide, ce papier-là ! J'espère que c'est bien la mienne, au moins.

Tout s'est arrêté. Alice lit en silence le billet serré entre son pouce et son index. Réjeanne s'inquiète :

– Y a-ti quelque chose qui marche pas, Alice ?
– Non, non. Laisse-moi le temps... C'est incroyable, Réjeanne ! Une paie à mon nom. Regarde, c'est bien marqué « À l'ordre d'Alice Quinton » ! Réalises-tu ? Une paie à moi toute seule !

Sans perdre une minute, elle saisit sa copine par les épaules et l'entraîne dans une ronde folle, scandée de rires et de cris.

Cette première paie de vingt-quatre dollars inspire à Alice un sentiment de maturité et d'autorité encore jamais éprouvé. Elle contemple longuement son chèque avant de l'enfouir dans leur coffret de sûreté improvisé. Elle éprouve autant de satisfaction que si elle en avait la pleine jouissance. De toute façon, elle ne saurait qu'en faire. Malgré ses vingt-trois ans, elle n'a pas encore été initiée aux transactions bancaires. En signant sa demande de libération, tante Yvonne s'est engagée d'abord : «... à *prendre soin de ce malade à mes frais pendant la durée de ce congé, et à le ramener à l'hôpital à la demande du surintendant ou dès qu'il sera dangereux de le laisser en liberté. De plus, je donnerai au surintendant les renseignements qu'il croira devoir me demander sur l'état de santé du malade pendant la durée de son congé.* »

L'organisation matérielle, bien qu'onéreuse, n'est pas la plus exigeante. La responsabilité de procurer une formation adéquate à ces jeunes femmes présente un défi de taille. Pour libérer chacune d'elles, tante Yvonne a dû signer cette formule de *« Demande de congé d'essai »* : «Ce congé, pour une durée de six mois, à compter du 4 novembre 1961, sera prolongé de six autres mois répétitifs sur une période de deux ans, au mérite de la personne concernée d'une part et au jugement des autorités, d'autre part.»

Chaque semaine, Alice marque un record dans sa production. Coriace et déterminée, elle acquiert une telle rapidité que la patronne l'affecte aux « lots d'urgence »; valorisée par cette reconnaissance, elle se réjouit aussi de l'augmentation de salaire associée à cette promotion. Hélas! Un chèque de paie du même montant que les précédents balaie son enthousiasme.

Jamais elle ne se serait doutée que l'on puisse autant souffrir de la timidité. Les spasmes ressentis dans son estomac sur le chemin du retour lui causent des nausées incontrôlables. Penchée au bord des poubelles, elle dégobille. Des policiers, la prenant pour une ivrogne, la conjurent de se laisser conduire à l'hôpital. Alice résiste farouchement. Elle risque d'y être étiquetée «cas psychiatrique» et d'être renvoyée à Saint-Ferdinand.

Au fil de cette initiation à la liberté, elle prend nettement conscience que sans le soutien moral de son amie Réjeanne, elle serait retournée à l'asile avant même la fin de l'année. Intrépide dans sa jovialité malgré des douleurs constantes aux articulations, Réjeanne, de sept ans son aînée, lui injecte une dose quotidienne de courage sans jamais la juger. Le passé a tissé entre ces deux jeunes femmes des liens d'amitié inconditionnels. Lorsque le présent se perd dans la grisaille, elles retournent volontiers dans ce passé qui coule encore dans leurs veines. Leurs souvenirs gambadent sur une trame d'émotions qui les fait passer du regret à l'espoir, de l'admiration à la haine, en moins d'une heure.

En outre, le caractère enjoué de cette femme sait faire tourner à la rigolade les maladresses culinaires d'Alice. À son contact, celle-ci apprend doucement à dédramatiser l'échec. Ce qu'elle reçoit de Réjeanne en énergie mentale, Alice compte bien le lui rendre en la libérant des corvées de ménage et de lessive. Cette parfaite complicité adoucit les accrocs d'une existence d'adulte improvisée.

La musique s'harmonise avec cette complémentarité. Une radio RCA Victor agrémente leurs soirées d'hiver. Les chants de Noël prennent place au palmarès et les convient à l'allégresse. Alice est justement attentive à en mémoriser un lorsqu'il est interrompu par un message d'urgence : un voleur déguisé en père Noël vient de commettre un double meurtre pour s'approprier le contenu du coffre-fort d'une banque.

– Réjeanne, t'as entendu ce qu'ils viennent d'annoncer ? S'il fallait que le voleur décide de venir se cacher ici ! On n'a rien pour se défendre, nous autres ! Ah, que j'ai peur ! C'est si facile d'entrer dans un sous-sol.

– Veux-tu te calmer, Alice ! De toute façon, on va tous mourir un jour. Mourir comme ça ou autrement, qu'est-ce que tu veux que ça change ?

Un éclat de rire couronne ce beau discours fataliste. Alice renonce aussitôt à ses peurs.

À chacune de ses visites, tante Yvonne complète les provisions, tant dans le garde-manger que dans les tiroirs de la commode. L'approche de Noël justifie le don de petits suppléments.

Quelques appréhensions naissent à l'approche de ce jour fait pour les gens heureux. C'est avec tous leurs petits bonheurs reconquis depuis le 4 novembre que les deux jeunes femmes devront tresser la couronne de joie que chacun arbore à sa porte d'entrée. D'un commun accord, elles jurent de défier ce jour qui menace de remporter le championnat de la monotonie. Bras dessus, bras dessous, elles iront courageusement braver la foule pour assister à la messe de minuit. Le souvenir de sa première escarmouche parmi des bagarreurs de taverne hante Alice chaque fois qu'il est question de sortir le soir. Elle rêve souvent à cet homme de couleur qui s'était jeté sur elle pour la frapper en lui criant : « Ôte-toué, Christ ! » Pourtant, elle et Réjeanne ne s'étaient arrêtées que pour observer les policiers ; pour la première fois, elles assistaient à une fouille générale à la suite d'une bataille de taverne. Désormais, finies les petites promenades du soir !

Or, cette nuit de Noël ne présente-t-elle pas autant de danger ? Une fois de plus, les arguments de Réjeanne marquent un point sur les peurs d'Alice.

Du trottoir au parvis et jusque dans le portique, des « Joyeux Noël » fusent de partout.

– Oh, mon Dieu ! Comment on va faire pour traverser ce paquet de monde sans se faire remarquer ? Est-ce qu'y faut souhaiter « Joyeux Noël » à tout le monde, même si on les connaît pas ? C'est bien trop gênant, nous vois-tu ? On retourne, O.K. ?

– Y en est pas question, Alice. Suis-moi. Tu vas voir qu'on va passer.

Avec l'allure d'une biche, Réjeanne entraîne Alice et la fait zigzaguer à travers des pelotons d'hommes ivres de joie ou d'alcool. Des femmes, des enfants et des vieillards ont déjà pris place à l'avant de l'église, dans les rangées centrales. Plusieurs bancs sont inoccupés dans les rangées latérales. D'un commun accord, Alice et Réjeanne y choisissent une place qui répond à leur besoin d'isolement tout en leur permettant de suivre la cérémonie à leur gré. Des odeurs de parfum émanent des mouvements de la foule. L'assistance, belle, joyeuse et exubérante, entonne avec cœur les refrains que la chorale daigne bien lui concéder. Alice brûle d'envie de chanter. Pour avoir tant de fois répété ces mélodies liturgiques, elle les connaît parfaitement. La timidité ? N'est-ce pas une occasion unique de la mater ce soir ? Un mince filet de voix lui fait échec pendant quelques refrains, mais sans apporter, évidemment, la satisfaction de chanter à gorge déployée.

Chose curieuse en cette nuit : les gens chuchotent pendant la célébration. Alice se permet la liberté de les imiter, juste le temps d'une réflexion :

– C'est pas comme à Saint-Ferdinand, ici, hein ?

– Pas pareil pantoute, ma nouère !

Un fou rire lui secoue les épaules et ravive tous ceux qu'elle avait refoulés en pareilles circonstances. Du même coup, une brèche semble se tailler au sein de ce rassemblement solennel pour inviter les deux jeunes femmes à partager une allégresse commune. Pourquoi ne pas en profiter pour fêter leur propre libération ? « Chantons tous cet avènement ! »

L'œil vif et le sourire fripon, Réjeanne se gourme de satisfaction en troublant le recueillement de sa compagne. Elle se délecte à la faire rire.

La messe de minuit terminée, le retour à la maison se fait allègrement. Leurs pas empruntent ceux des piétons pressés de déballer leurs cadeaux et de partager un copieux réveillon en famille. Mais il n'en sera pas de même pour elles ; quelques biscuits glacés leur tiendront lieu de réveillon, et des fantômes suscités par leur imagination occuperont les sièges des invités.

Engourdie par la chaleur contrastante de leur appartement, Alice ne réclame rien d'autre, en ce premier Noël de liberté, que la paix promise dans les cantiques. Son regard se pose un instant sur son violon. Tout compte fait, elle s'interdit de le décrocher du mur ; les mélodies qu'il lui inspire risquent de réveiller une nostalgie qu'elle a réussi à endormir. Les deux jeunes femmes conviennent de se souhaiter une bonne nuit en anticipant la joie de revoir tante Yvonne le lendemain après-midi.

Cette visite, écourtée par le mauvais temps, leur vaut leur premier appareil de télévision. L'introduction de ce petit écran dans leur vie quotidienne leur fait découvrir sans ménagement les arrière-scènes de la vraie vie, de cette vie de liberté à laquelle elles avaient prêté toutes les vertus. Elles découvrent avec stupéfaction que la violence ne se confine pas aux institutions fermées; des téléromans leur en étalent les manifestations au cœur même des milieux dits raffinés. D'autre part, certains longs métrages se font complices de leurs illusions en les transportant dans un monde féerique où l'argent, l'amour et le bonheur viennent à souhait. Peu dépassent la suggestion dans les scènes amoureuses, qu'elles souhaiteraient plus élaborées et davantage révélatrices. Les films de Luis Mariano et de Charlie Chaplin jouissent de la plus haute cote d'écoute auprès d'un auditoire dont elles se déclarent solidaires.

Février apporte un grand espoir à Alice : une première augmentation de salaire doit lui être versée comme à toutes les employées après trois mois d'apprentissage. Tremblante de timidité mais armée de détermination, elle suit les directives de ses compagnes de travail et se présente au bureau de la patronne :

– Madame, ça fait plus que trois mois maintenant que je travaille ici. Auriez-vous oublié de me donner mon augmentation?

– Aurais-tu oublié de soustraire tes jours de maladie, par hasard? Reste tranquille, je te le dirai quand t'auras mérité une augmentation.

Demeurée bouche bée, Alice se sent de nouveau traitée injustement. Bien sûr, personne ne l'a informée de la nécessité de soustraire ses jours de maladie. Elle ne les a même pas notés. Comment se défendre? Il ne reste qu'à s'abandonner au bon vouloir de la patronne.

Le printemps se pointe sans qu'aucun ajout ne figure sur le chèque de paie d'Alice. Ses compagnes de travail crient à l'exploitation et lui suggèrent de chercher du travail ailleurs. D'une part, l'inconnu lui fait peur, et, d'autre part, l'injustice lui fait mal. Elle opte pour l'inconnu et décide d'offrir ses services à une manufacture d'uniformes pour infirmières. À sa grande surprise, le patron l'embauche sans la moindre hésitation.

Meilleur salaire, ambiance plus chaleureuse, et surtout plus grande appréciation du patron : Alice se considère gagnante sur tous les points. Jusqu'au jour où son employeur la supplie de rester encore après l'heure de fermeture, non plus pour causer et se reposer un peu, mais bien pour...

– T'as ben peur des hommes, la tite Quinton. Approche-toué, voyons !

Oui, Alice a peur des hommes. Les confidences de certaines de ses amies de Saint-Ferdinand à l'occasion de leur libération temporaire ont davantage nourri ses appréhensions. Les abus dont ont été victimes ces jeunes filles lancées dans le monde sans informations ni recours lui ont inspiré une sainte horreur des hommes. Autant elle les a trouvés désirables pendant son internement, autant elle craint d'en être abusée maintenant qu'elle vit en liberté. Comment concilier cette attirance instinctive pour les représentants du sexe opposé et la panique qui s'empare d'elle aussitôt que l'un d'eux l'approche ? Surtout, comment discerner les hommes honnêtes parmi tous les autres ? La télévision lui en présente pourtant des modèles rares de gentillesse, de tendresse et de fiabilité.

Mais celui-là, elle le fuit comme la peste, sitôt la journée de travail terminée. Plus rusé qu'elle, il excelle à varier les scénarios d'approche. Quel zèle pour initier cette jeune femme sans défense et sans expérience à l'art de faire l'amour ! Il lui en faudra encore plus pour la convaincre de s'y abandonner. Cette situation plonge Alice dans un tel embarras qu'elle décide de s'en ouvrir à sa grande amie Réjeanne. Car, hélas, tous les stratagèmes mis en œuvre se révèlent inefficaces. Chaque jour, elle subit les sollicitations du patron avec une angoisse de plus en plus grande. La question ne se pose plus : elle doit quitter cet emploi avant même de terminer ses trois mois d'essai. D'un autre côté, elle s'inquiète de la réaction de tante Yvonne : lui avouer les véritables raisons de sa démission risque de retourner les soupçons contre elle. Et si jamais tante Yvonne doutait de sa parole, elle envisagerait sûrement une réclusion définitive à l'hôpital Saint-Julien. Par contre, persister davantage à cette manufacture l'expose à un danger de plus en plus sérieux. De toute évidence, il convient de tout avouer à Réjeanne et de compter sur sa crédibilité auprès de tante Yvonne. En attendant sa prochaine visite, il urge de trouver un nouvel emploi.

Une troisième manufacture, spécialisée dans la confection de rideaux, lui ouvre ses portes, mais pour quelques semaines seulement : les dames qui y travaillent ont plusieurs années d'expérience et la disqualifient très rapidement.

Or, Alice ne peut se permettre de manquer de travail. Depuis janvier, elle et Réjeanne doivent assumer seules les dépenses de leur logement et de leur nourriture. Désorientée, elle se rend au Centre de la Main-d'œuvre, pour constater que les seuls emplois offerts sont des postes de serveuses dans les restaurants. Comment songer un seul instant à faire un tel travail quand on a de la difficulté à déambuler sans gêne sur les trottoirs ? Comment accueillir les clients quand on s'est déjà fait ridiculiser à cause de son langage ? Alice préfère de loin prendre l'autobus pour aller travailler dans le nord de la ville. Les quelques semaines d'expérience acquises dans la confection de rideaux lui inspirent confiance. Elle se sent à l'aise d'offrir ses services dans ce domaine. Et tant pis pour le voyagement! Elle va s'y faire! La belle saison lui facilite ce nouvel apprentissage du transport en commun. La longueur du trajet est compensée par l'appréciation de sa nouvelle patronne. Cette dame reconnaît si officiellement sa compétence que des ouvrières manifestent une affection spontanée pour Alice.

Malheureusement, les commandes se raréfiant, certaines mises à pied s'imposent, à commencer par les dernières embauchées. Ce vendredi de la fin août 1962, Alice est convoquée au bureau de la patronne. Elle en devine facilement le motif.

– Tu es une excellente employée, Alice. C'est dommage que les contrats diminuent. Mais j'ai quelque chose d'autre à te proposer : j'ai besoin d'une dame de confiance pour prendre soin de ma vieille mère à la maison. Je t'offre chambre et pension en plus d'un petit salaire, si tu veux bien assurer l'entretien de la maison et la préparation des repas sur semaine, tout en apportant, bien entendu, une présence à maman.

Cette chance inespérée, Alice l'avait tant souhaitée à seize ans! S'intégrer dans une famille pour apprendre tout ce qu'une femme de maison doit savoir! Si elle l'avait eu cette chance, aujourd'hui elle pourrait accepter cet emploi. Comment refuser une telle offre sans en avouer les véritables raisons? Mais va-t-elle déclarer son incompétence à tenir maison et à faire la cuisine, malgré ses vingt-quatre ans? Et s'en justifier en dévoilant son passé? Il n'en est pas question. Personne d'autre que Réjeanne et Olivette, à Montréal, ne connaît ses origines, et c'est bien ainsi. Par contre, cette dame a fait preuve de bienveillance envers elle en maintes occasions.

– Qu'est-ce que je vais lui dire, Réjeanne ? C'est bien beau, réfléchir, mais je peux pas la faire niaiser comme ça deux semaines de temps.

De violentes douleurs abdominales lui apportent soudain l'excuse que leur ingéniosité n'arrivait pas à inventer. Le médecin, appelé à son chevet par sa compagne, procède à un examen sommaire et lui déclare :

– Mademoiselle, si vous aviez un enfant, ça réglerait votre problème pour le reste de votre vie. En attendant, je vous recommande d'aller passer des radiographies le plus tôt possible.

Insultée par ces propos, Alice décide d'en informer tante Yvonne. Cette dernière confie le problème au médecin de l'hôpital Saint-Julien, qui ordonne qu'Alice lui soit amenée.

C'est donc à Saint-Ferdinand qu'elle retourne pour subir des examens médicaux, à ce même hôpital où elle a été emprisonnée dix-sept ans plus tôt. Elle se réjouit d'y être admise aujourd'hui du côté médical et non plus dans l'aile des pensionnaires. Pour deux raisons majeures, Alice doit subir une intervention chirurgicale ici plutôt que dans un autre hôpital de Montréal : d'abord pour éviter des frais médicaux, ensuite parce qu'elle n'a pas terminé sa période de probation ; libérée physiquement le 4 novembre 1961, elle ne recevra sa libération officielle que le 10 mai 1963, tel qu'en témoignent les dossiers. Hospitalisée le 30 septembre 1962, elle y séjournera jusqu'au 3 novembre, soumise à une intervention chirurgicale pour un kyste ovarien.

Pour la durée des examens, les responsables de la pharmacie lui aménagent un lit au lavoir. Cinq jours de congé! Qui aurait pu prévoir que c'est dans cet asile qu'elle vivrait les premières vacances de sa vie de femme autonome! Rivalisant de gentillesse, des employées de ce centre médical l'invitent tour à tour à les accompagner dans le village après leur journée de travail. «Libre parmi les miens! C'est ça que j'aurais voulu!», constate-t-elle.

L'intervention réussit bien. Après dix jours de soins continus, Alice peut quitter l'infirmerie et aller finir sa convalescence du côté de la pharmacie avec tante Yvonne et la sœur Théoret. Traitée davantage comme une employée, elle bénéficie même des repas de la cafétéria, que tante Yvonne lui apporte deux fois par jour. Comment ne pas avoir le cœur gros lorsque, ce vendredi 2 novembre, cette dernière lui recommande de ne pas veiller trop tard, en raison du départ matinal, le lendemain? À un an moins deux jours d'intervalle, même recommandation pour les mêmes raisons. Mais il n'y aura pas d'escale à Granby, cette fois-ci.

Sous des dehors en tous points similaires se cachent des réalités combien différentes! D'abord, la peur de l'inconnu a fait place à l'accablement devant ce quotidien plus exigeant que valorisant. La frénésie de la libération s'efface sous les responsabilités d'une autonomie qui a du mal à s'affirmer. Alice doit s'assumer différente parce que perturbée par un destin difficile qui imprègne encore chacune de ses paroles, chacun de ses gestes. Voilà de quoi alourdir des pas déjà ébranlés par la maladie.

11

Des larmes sur mon violon

Cet hiver 1963 n'en finit plus d'apporter tempête sur tempête. Alors qu'Alice se remet lentement de son séjour hospitalier, Réjeanne souffre d'arthrite aux mains et aux pieds. Il lui est de plus en plus pénible d'aller travailler. Son patron n'apprécie guère ses absences répétitives. D'autre part, leurs prévisions budgétaires en souffrent. Sous les recommandations de tante Yvonne, Alice doit trouver un emploi pour février au plus tard. Peu avant ce délai, les deux jeunes femmes de la rue Outremont décident d'aller faire le tour du quartier, à la recherche d'affiches...

Heureuse initiative ! À quinze minutes de chez elles, une manufacture de vêtements pour enfants embauche d'autres couturières. À compter de ce jour, les allées et venues perdent leur aspect funèbre pour adopter l'allégresse des joyeuses randonnées. De blague en commérage, les deux amies parcourent le trajet en étant à peine conscientes d'y croiser ces mêmes gens qui complexaient tant Alice lorsqu'elle voyageait seule. Réjeanne excelle à la distraire de l'image qu'elle croit projeter.

À peine ont-elles eu le temps de prendre goût à ce bonheur presque parfait, que Réjeanne est victime d'une crise aiguë qui la condamne au repos complet pour un temps indéterminé.

Inadmissible aux prestations d'assurance-chômage, elle doit recourir à l'aide sociale. Heureusement, Alice adore son nouveau travail. Pour cette raison et pour le plaisir de retrouver son amie à l'appartement après dix-sept heures, Alice tient le coup. Elles doivent se serrer la ceinture en attendant que le chèque de l'aide sociale arrive.

Les premiers jours d'avril allument l'espoir en leur cœur. Les chauds rayons du soleil chassent définitivement l'humidité emprisonnée dans leur appartement du sous-sol. Réjeanne acquiert une mobilité qui leur permet de reprendre leurs promenades quotidiennes dans le quartier.

En cette fin d'après-midi de juin, Alice se brise un pied en sortant de la manufacture. Intimidée par l'agitation que l'incident a provoquée autour d'elle, Alice s'efforce de minimiser son mal. Elle s'engage à pied sur le chemin du retour, refusant toute aide de ses compagnes. Une douleur de plus en plus lancinante l'oblige à s'arrêter à tous les quatre ou cinq pas. Un policier, informé par une employée, vient lui porter secours, lui proposant de la conduire à l'hôpital pour une radiographie. Elle ne veut rien entendre. Tout ce qu'elle désire c'est entrer à la maison tout de suite pour ne pas inquiéter Réjeanne, et se soigner seule.

En se laissant glisser sur les fesses dans l'escalier, elle apprécie pour la première fois le fait de demeurer dans un sous-sol. Son infirmière improvisée lui recouvre la cheville d'une couenne de lard salé et l'immobilise à l'aide d'un bandage élastique. Une nuit chambardée par la douleur ne peut la dissuader de se rendre au travail au lever du jour. L'enflure de son pied est telle qu'elle se résigne à enfiler une pantoufle d'homme par-dessus son bandage; comble de la gentillesse, le propriétaire de la pantoufle, qui habite un appartement voisin, la reconduit à la manufacture en auto. Réussissant à entrer et à gagner sa place à l'insu du patron et des autres couturières, Alice marque un point. Malheureusement, une employée se sent tenue d'informer le patron dès son arrivée. Un taxi est mis à la disposition de la blessée pour la transporter à l'hôpital.

Le cauchemar recommence. Jamais Alice ne pourra oublier sa première visite à l'hôpital Jean-Talon, alors que, assommée par une migraine tenace, elle s'était risquée, en mai de l'année précédente à demander une consultation; comme l'usage le requérait, on avait procédé à l'ouverture d'un dossier, et c'est alors qu'Alice avait vécu la plus grande honte de sa vie :

– Lieu de naissance? de demander la secrétaire médicale.

– Je le sais pas.

– Comment ça, vous le savez pas? Votre mère ne vous l'a jamais dit?

– Bien, je ne le connais pas, Mademoiselle.

– Bon, passons. Le nom de votre père?

– Je le connais pas non plus.

– On n'a pas le temps de niaiser avec vous, Madame. Donnez-nous au moins le nom de votre mère.

– Je le sais pas plus.

– C'est impossible, voyons! Allez vous asseoir dans la salle, et quand vous serez décidée de répondre comme il faut, vous reviendrez me voir.

Se tenant la tête à deux mains, Alice était retournée s'asseoir dans la salle d'attente sous les regards méprisants des patients qui avaient entendu l'interrogatoire. Épuisée par trois heures d'attente, elle s'était résignée à retourner chez elle avec, pour seule recommandation, de prendre des aspirines pour soulager sa douleur.

Comment ne pas craindre le même scénario lorsqu'elle se présente à l'Hôtel-Dieu de Montréal, dans l'espoir d'y être mieux accueillie et traitée?

– Vous avez un dossier ici, Madame?
– Oui, Mademoiselle.

D'un grand tiroir, la demoiselle sort un dossier qu'elle lit silencieusement. Une deuxième page se tourne. Dans le dossier, on précise sans doute que certaines informations d'usage ne peuvent être apportées par la patiente.

– C'est bien, Madame. Vous pouvez vous asseoir. Un médecin va vous examiner.

La radiographie révèle une double fracture. Allant de surprise en surprise, Alice doit payer et le plâtre et le taxi qui l'a conduite à l'hôpital. À cette facture, elle devra ajouter le prix du troisième plâtre en forme de bottine, de sorte que les frais occasionnés par cet accident s'élèvent à cent soixante-trois dollars.

Par souci d'économie, elle décide de prendre l'autobus pour rentrer à l'appartement sans se douter de la difficulté qu'elle aura à monter dans un tel véhicule alors qu'elle s'initie aux béquilles. Des passagers s'impatientent. Un bon monsieur vient à son secours et l'accompagne dans l'allée afin de lui trouver un siège. Mais le chauffeur démarre à toute allure avant même qu'elle n'ait eu le temps de s'asseoir. Elle pousse un cri; la voilà de nouveau l'objet de la curiosité des gens. Humiliée, elle craint d'être prise pour une folle.

– Ma vie est fichue! Je manque mes chances d'avoir un travail bien payé parce que j'ai pas d'instruction, je passe pour une folle parce que je sais pas où je suis née ni le nom de celle qui m'a mise au monde; bien pire, je suis même pas capable de répondre aux gens qui me demandent une information dans la rue, tellement je suis gênée! Que j'en rencontre pas une de celles qui m'ont maltraitée, parce que je vas me venger. Je te jure, Réjeanne, qu'elles vont porter les mêmes marques que moi, quitte à ce que je demande de l'aide pour les battre!

– Mais, Alice, réalises-tu ce que tu dis là? Des affaires pour te retrouver avec un procès sur les bras!

– Je le sais, Réjeanne. Mais quand ça va jusqu'à refuser des demandes de fréquentation de la part d'un beau jeune médecin parce que je suis trop complexée, penses-tu que ça me fâche pas, moi? J'aurai au moins l'occasion de vider mon sac pour que tout le monde dans la province le sache, ce que j'ai enduré. Moi, pis d'autres jeunes. Tu sais ce que je veux dire.

– T'es fatiguée, là, Alice. Repose-toi un peu. On en reparlera plus tard.

– En tout cas, Réjeanne, je peux te garantir une chose : je mourrai pas sans m'être vidé le cœur.

En de telles circonstances, tante Yvonne surgissait comme par miracle avant même que les nouvelles ne l'aient alertée. Que de temps elle avait mis à informer ses protégées de son nouvel état matrimonial! En janvier, elle avait quitté l'hôpital Saint-Julien de Saint-Ferdinand pour prendre mari. La cérémonie du mariage s'était déroulée dans la plus grande intimité. Elle habitait maintenant à Pointe-Gatineau où elle dirigeait un dépanneur qu'elle et son époux avaient acquis après leur mariage. Plus disponible et moins éloignée depuis sa sortie de Saint-Ferdinand, elle pouvait exercer une plus grande surveillance sur ses protégées.

Devant les difficultés financières, dues à la maladie, des deux colocataires de la rue Outremont, elle voit d'un bon œil l'initiative que Gisèle a prise d'aller les rejoindre. C'est une bonne chose sur le plan pécuniaire, mais quel désastre pour l'harmonie qui avait toujours caractérisé leur vie à l'appartement! En effet, la complicité des deux grandes amies paraît menaçante pour cette nouvelle venue qui, se voyant sans doute mise à l'écart, joue l'officier rapporteur auprès de tante Yvonne, au détriment de ses deux compagnes.

Une lueur de joie apparaît quand même dans cette grisaille quotidienne : Alice s'ouvre à l'amour. Elle accepte enfin de se laisser courtiser par un monsieur qui lui a été présenté quelques mois plus tôt. Veuf et père de deux enfants, Robert se montre très gentil avec Alice. Pour leur première sortie officielle, il l'emmène au restaurant St-Hubert B.B.Q. Pour Alice, c'est une découverte à plus d'un point de vue. La cuisse de poulet qui apparaît dans son assiette, bien que très appétissante, la soumet à un épineux problème de bienséance : le plus subtilement possible, elle tente de trouver chez les autres clients la manière acceptable de manger ce nouveau mets. Les uns y vont carrément avec leurs doigts tandis que d'autres utilisent leur fourchette. Robert, pour sa part, a commandé un *hot chicken*. « Avoir su ce que c'était, se dit Alice, c'est ça que j'aurais demandé moi aussi. C'est bien plus facile de manger un sandwich dans la sauce qu'un morceau de viande comme ça ! » Elle opte enfin pour la façon qui lui paraît la plus facile et la plus agréable : ses dix doigts. Surprise ! Il y a des os là-dedans ! « C'est trop dur à croquer ! Qu'est-ce que je fais avec ça ? Y a juste une solution : les cracher dans la toilette. Mais où sont les toilettes? Je peux pas le demander, j'ai la bouche pleine. Tiens, y a une madame qui s'en va par là. Encore une autre. Ça doit être là. J'y vais.» Libérée mais une fois de plus humiliée, Alice appréhende la suite du repas. Et si elle trouvait d'autres os? Elle ne peut quand même pas retourner constamment à la salle de bains. Que faire? Que font les autres clients? De retour à sa table, elle ose à peine lever les yeux sur Robert tellement elle se sent maladroite. Mais elle doit continuer de manger, pour ne pas attirer l'attention de son nouvel ami. La serviette de table adroitement utilisée reçoit les dernières surprises du repas.

Robert travaille de nuit comme chauffeur de camion. Il propose à sa bien-aimée de l'accompagner chaque vendredi soir pour le dernier voyage de la semaine, à Québec. Quelle excellente occasion pour Alice d'accroître ses connaissances et de s'initier à la «vraie vie»! Curieuse de nature, elle ne veut rien manquer. Même si la fièvre l'accable ce soir, elle feint d'être en pleine forme pour rejoindre son ami et profiter de la chance de connaître la ville de Québec. Une énergie difficile à définir la tient éveillée tout au long du trajet. Une pause le long de la route pour avaler un sandwich et un café ne ferait pas de tort. Robert choisit de s'arrêter à mi-chemin entre Québec et Montréal, à l'un des rares casse-croûte ouverts la nuit. Alice se résigne à quitter son siège malgré la fatigue intense qui l'envahit. Brûlante de fièvre, elle titube en descendant du camion et fonce aveuglément dans la vitrine du restaurant. Choqué par cette entrée fracassante, Robert se mure dans un silence qui terrifie Alice. Dès cet instant, elle réalise la fragilité de ses sentiments pour lui; elle n'est plus sûre de l'aimer vraiment. Elle devine la honte qu'il ressent à cause d'elle. Le bien-être que lui a apporté cette première relation amoureuse s'estompe graduellement. Elle ne retrouve plus dans le regard de Robert cette tendresse qui la rendait aimable à ses propres yeux. Une teinte de mépris s'y lit au fil des événements et elle sait la démasquer pour l'avoir tant de fois observée dans les yeux de ses éducatrices. Doit-elle reconquérir cette admiration ou rompre la relation? Alice considère, tout compte fait, qu'il vaudrait mieux s'accorder encore du temps. Trois mois de fréquentation, c'est quand même court pour prendre une telle décision. Et puis il est souvent d'une gentillesse extrême avec elle. À certains moments, il se montre presque amoureux. Certaines manifestations un peu plus érotiques en témoignent. Du moins, c'est ce qu'en conclut Alice jusqu'au matin où, de retour d'une longue randonnée dans le bas du fleuve, Robert décide de séduire Alice en prenant les grands moyens : avant qu'elle ne quitte le camion pour entrer chez elle, il lui dévoile sa virilité, sans équivoque. Objectif raté : Alice s'enfuit à toute vitesse dans son appartement. Ce qu'elle aurait donné pour se retrouver seule dans une chambre, libre de pleurer à son goût sans susciter questions et soupçons! En l'occurrence, la fatigue s'avère la seule excuse crédible. Pourtant, quel ouragan de sentiments! Comment voir clair dans un tel imbroglio? Le désir d'être femme se heurte à des paniques de petite fille. Cette sexualité qui a tant crié pour s'affirmer s'affole à la moindre manifestation. Désir et honte se chevauchent sans qu'elle puisse définir ce qui l'habite vraiment. « Me faire aider, voilà ce que je devrais faire. Mais par qui? Je n'ai pas le courage de parler de ces choses à tante Yvonne. J'ai trop peur des conséquences. Si j'avais une mère, c'est vers elle que j'irais. Je suis sûre qu'avec elle je me sentirais à l'aise et qu'elle me comprendrait. Nous en aurions déjà parlé souvent. Elle m'aurait appris à connaître les hommes et à ne pas en avoir peur. Elle pourrait m'aider à me comprendre. Je lui dirais que je ne m'aime pas. Que j'ai honte de moi. Que je veux qu'elle m'apprenne comment me conduire dans la vie, partout, avec n'importe qui.»

Aux prises avec une réalité lui offrant davantage de difficultés que de réconfort, Alice n'a pas le choix : elle doit redresser la tête, ouvrir les yeux et s'éduquer elle-même en observant. Elle sait très bien que ce n'est pas en fuyant les occasions qu'elle acquerra de l'expérience. Comme elle a appris seule à nager, l'été précédent, au prix de combien d'humiliations, elle est déterminée à plonger dans les eaux des relations humaines et à en sortir victorieuse. Les circonstances viennent appuyer sa décision : quittant la manufacture de couture pour entrer à l'usine de charcuterie Taillefer, elle côtoie enfin autant d'hommes que de femmes dans son travail. Des invitations lui sont faites et elle les accepte toutes.

Ainsi, Alice ne passe plus une seule soirée à la maison. Cette nouvelle vie la grise d'enthousiasme. Elle éprouve une attirance particulière pour un copain de travail, Gaston. Après avoir vécu la journée ensemble, ils s'accordent deux soirs de sortie par semaine. Très vite, cette fréquence ne leur suffit plus; Alice donne congé à son veuf et opte définitivement pour Gaston. Son physique ne lui plaît pas particulièrement, mais sa débrouillardise et ses prévenances compensent. Le statut d'orphelin qu'il s'attribue ébranle la sensibilité d'Alice. Elle se sent davantage engagée dans un rôle valorisant : lui apporter le bonheur dont leur enfance les a privés.

Alice devient par le fait même la vedette et la chanceuse du trio de la rue Outremont. Elle seule peut se vanter d'avoir un «cavalier». Réjeanne se réjouit des bonheurs d'Alice alors que Gisèle y voit comme une privation personnelle. Rien d'étonnant à ce qu'elle se comporte en chaperon clandestin pour ensuite informer tante Yvonne de ce qu'elle a vu et surtout pas vu! De son côté, cette bienfaitrice des beaux et mauvais jours ne peut négliger ses responsabilités. Ne s'est-elle pas portée garante de la bonne conduite de ces jeunes femmes en demandant leur libération de l'hôpital Saint-Julien? Saurait-on lui témoigner de l'indulgence si jamais elle ramenait l'une de ses protégées enceinte? Et comment assurer un contrôle adéquat si loin de Montréal? Devait-elle croire l'accusée et sa complice ou la dénonciatrice? Il n'y avait pas trente-six solutions : les trois jeunes femmes quitteraient Montréal et viendraient habiter chez elle. De toute façon, Réjeanne requiert de plus en plus de soins médicaux. Alice insiste pour fournir la preuve médicale qu'elle n'a pas perdu sa virginité, mais tante Yvonne s'y objecte catégoriquement.

Ce déménagement à Aylmer constitue une énorme déception pour Alice et ne lui apporte que des frustrations. Privée de la possibilité de voir Gaston seule à seul, elle doit de plus partager le sous-sol de tante Yvonne non pas avec sa grande amie Réjeanne mais avec Gisèle la moucharde. Leur antipathie mutuelle se manifeste surtout par une forme d'agression non verbale. Que de fois, en arrivant de son travail, Alice trouve le réfrigérateur ouvert, complètement vidé, avec le message de le laver! Porter plainte au couple bienfaiteur se résout immanquablement de la même façon :

– Accordez-vous, pour l'amour du bon Dieu! Vous allez me faire mourir, avec vos chicanes! leur répète tante Yvonne.

À ces mésententes s'ajoutent les difficultés d'adaptation à un nouveau milieu de travail même si celui-ci rejoint un de ses plus grands rêves : le soin des malades. Comme elle travaille la nuit, elle doit dormir le jour, ce qui lui est difficile. D'autre part, la correspondance et les visites de fin de semaine de Gaston alimentent les racontars. Tante Yvonne, dans la cinquantaine maintenant, perd patience et menace Alice de la renvoyer à Saint-Ferdinand. Moins que jamais, ce retour ne lui semble désirable. Elle confie ses craintes à Gaston qui prend aussitôt position.

– Je te laisserai jamais retourner là. On va se marier, Alice. Comme ça, personne ne pourra plus jamais te toucher ni t'enfermer dans une maison de fous.

Tiraillée entre la fascination d'être exemptée à tout jamais d'une menace d'incarcération et la crainte de s'engager pour la vie, la jeune femme hésite. Il resterait tant de choses à apprivoiser avant de devenir femme! Par contre, la vie est devenue très difficile ici. Soupçons et menaces d'une part, agressions subtiles d'autre part. Va-t-elle aussi risquer de manquer la chance de se faire épouser? Si cette chance ne devait pas revenir? Mais comment être sûre des sentiments que l'on éprouve pour un homme? Autant de questions demeurées sans réponses. À plus d'une reprise, tante Yvonne a laissé voir sa désapprobation quant au choix de ce partenaire. Rien pour rassurer Alice !

De plus, se marier signifierait quitter un travail qu'elle aime, un travail enfin très rémunérateur dans un milieu où ses compétences sont enfin mises à profit. Alice commence à prendre goût à l'autonomie financière. Peut-elle être assurée de la conserver une fois mariée ?

Démunie devant tant d'incertitudes mais emportée par un tourbillon d'événements, elle accepte de se fiancer, le samedi soir 22 septembre, en l'anniversaire de naissance de son futur époux. Un souper à la pension de celui-ci en présence de quelques amis, de tante Yvonne et de son mari, soulignera l'événement. Prenant connaissance des invitations, Alice découvre que son futur fiancé lui a joué la carte de l'orphelin pour la mieux séduire ; en effet, sa mère sera présente aux fiançailles. Alice ne sait comment juger ce stratagème. Elle décide enfin de ne retenir que l'aspect flatteur de la supercherie, car ce monsieur lui est fort attaché.

Le grand jour venu, une autre déception attend la fiancée : Réjeanne, sa meilleure amie, n'est pas invitée à la fête. Alice en éprouve une tristesse qu'elle n'avouera à personne.

Revêtue d'une des plus belles robes de tante Yvonne, elle rayonne de satisfaction dans son corsage de couleur crème. Elle a soudainement décidé d'oublier ses angoisses et de vivre pleinement la première fête organisée en son honneur. Peu loquace, elle prend davantage plaisir à suivre les conversations des invités et à s'amuser de leurs balivernes.

Bien qu'intimidée d'être le centre d'attraction devant tant d'étrangers, elle a réussi à surmonter la tentation de vivre les premières minutes de ce rassemblement en simple spectatrice. La fête se poursuit, mais l'effervescence fait place à des conversations plutôt banales.

De retour à Aylmer le soir même, elle ne reçoit aucunes félicitations. Jalousie ou désapprobation ? Sans doute les deux.

Depuis ses fiançailles, Alice reçoit deux lettres par semaine de son fiancé, sans compter les visites aux quinze jours. Ces lettres sont d'une tendresse à charmer tous les cœurs, et elle en est séduite.

Malgré toute cette sollicitude, un nuage se forme dans le ciel de leur amour. Les doutes de son entourage rejoignent celui qu'a éveillé en elle le dernier aveu de son fiancé : il n'est pas orphelin, mais fils unique. Stratégie de séduction, bien sûr, mais comment ne pas craindre d'autres subterfuges pour l'avenir ? Alice n'est plus aussi certaine d'assurer son bonheur en mariant Gaston. D'autres messieurs lui manifestent de l'intérêt. Mais, en toute lucidité, elle sait que dès qu'ils connaîtront ses origines, ces jeunes prétendants la délaisseront, alors que Gaston qui sait tout d'elle, désire quand même en faire sa femme.

Sa vie à la pension ne s'améliore guère. Gisèle lui est toujours aussi hostile, alors que tante Yvonne exerce sur elle un contrôle rempli de bienveillance mais combien brimant ! Cette liberté tant attendue s'est nommée tour à tour mirage, chimère et frustration. Se bâtir une nouvelle existence avec un homme, ne serait-ce pas là le moyen de s'affranchir enfin réellement ?

Violon de mes confidences,
Affranchis-moi.
À cette nouvelle mesure

Inscrite sur la portée de mon destin,
Ajoute des accords vibrants d'harmonie.

Le 13 décembre 1963, Alice termine sa dernière journée de travail à Aylmer. Demain, elle quittera la résidence de tante Yvonne pour aller préparer son mariage à Montréal. Une tante de Gaston l'attend pour choisir le tissu de la robe, le manteau et les accessoires. L'unanimité se fait autour d'un satin de couleur saumon. Heureuse harmonie avec son teint naturellement basané et ses cheveux bruns! Les deux femmes disposent de deux semaines pour confectionner la robe, ce qui n'est pas trop, compte tenu de la période des fêtes qui nécessite d'autres préparatifs.

À neuf heures, ce samedi, 28 décembre 1963, les cloches de l'église Saint-Pierre-Apôtre, boulevard Dorchester, sonnent pour les sept personnes qui assisteront à la cérémonie du mariage d'Alice et de Gaston. La cantatrice se fait attendre, et l'officiant décide de commencer... et de finir sans elle. Personne n'a pensé aux confettis. Les flocons de neige qui tombent, aussi fades que la cérémonie qui vient de se terminer, en déposent furtivement sur leurs manteaux. Éphémère décoration! Éphémère bonheur? Les dés sont jetés.

Qu'une mélodie
À la sonorité de velours
Glisse sur la trame de nos jours,
Violon de mes réconforts.

Un buffet froid les attend. Cette tante de Gaston s'est justement abstenue d'assister à la cérémonie afin de mettre une dernière main à la pâte. Un simple gâteau glacé couronne ce repas des plus tranquilles.

Vers quatorze heures, le jeune marié brûle d'envie de se retrouver seul avec sa bien-aimée à l'appartement qu'il a choisi pour eux, au sous-sol d'un immeuble de la rue Saint-Hubert, coin Berri-de-Montigny. Lorsqu'ils y pénètrent, une large tenture retient toute l'attention d'Alice : cette tenture transforme l'unique pièce en un deux et demi, ménageant ainsi un espace d'intimité pour la nuit. Des armoires habillent un mur qui fait face à leur seule fenêtre. Une table, deux chaises, un réfrigérateur et une cuisinière complètent l'ameublement.

Après qu'ils eurent déposé les cadeaux de noces et fait le tour de l'appartement, le jeune marié s'empresse d'aller présenter son épouse à la voisine de palier. D'un ton plutôt cavalier, celle-ci expédie les formules protocolaires pour aborder l'objet de sa curiosité :

– Vous avez donc dû être surprise, pis contente du cadeau de votre mari, hein, ma petite dame ?

– De quel cadeau vous parlez ?

– Ben, du gros pick-up, voyons donc !

– Ah ! Mais c'est à moi. C'est pas mon mari qui me l'a acheté...

– C'était pour le fun, s'empresse d'ajouter le mari déjoué.

– Je comprends..., fait la voisine, d'un air complice.

Cela a tôt fait d'écourter les présentations. De retour à l'appartement, Gaston évite d'aborder la question soulevée par la voisine et propose avec bienveillance une après-midi de repos : la nuit sera longue à bord du train...

La noirceur de la chambre à coucher protège la timidité d'Alice. Elle relève le défi de leur nudité sans pour autant contrôler ses appréhensions face à la défloration. La raideur de son corps et la froideur de ses membres alertent son mari. Les mises en garde de la tante de Gaston se voulaient pourtant rassurantes. En sa qualité de premier amant, Gaston doit faire preuve d'un doigté exceptionnel. Les résultats sont tels que la jeune mariée en sort apprivoisée à l'égard de son « devoir conjugal ».

Tant d'émotions et d'interrogations font échec au sommeil.

Les deux jeunes mariés doivent se rendre à la gare centrale pour le train de minuit. Le père de Gaston, qui habite Rivière-du-Loup, a hâte de connaître l'élue de son fils unique.

Le trajet de nuit prédispose les voyageurs au repos. Avec galanterie, Gaston invite sa jeune épouse à s'y laisser aller. À demi recroquevillée, Alice cherche la chaleur propice au sommeil. Elle ferme les yeux pour favoriser la paix qu'elle souhaite retrouver. Doucement, imperceptiblement, son sac à main glisse sur ses genoux. Elle entrouvre à peine une paupière pour apercevoir la grosse main de Gaston affairée à trouver son porte-monnaie pour en retirer les trois cents dollars qu'elle y a enfouis. Feignant de se réveiller en sursaut, elle l'apostrophe :

– Qu'est-ce que tu fais avec mon porte-monnaie puis mon argent ?

– Écoute, Alice, on est mariés, maintenant ; ce qui est à toi est à moi.

Alice en demeure muette de stupéfaction. Elle reprend sa bourse, la coince entre son ventre et ses bras croisés. Comme un enfant à qui on aurait retiré son jouet, elle se cramponne à son sac à main, dans un mutisme prolongé. Des doutes empoisonnants sur la nature des sentiments qu'elle éprouve pour cet homme viennent de prendre une autre dimension : sa confiance est mise en cause. Moins de douze heures après son mariage, Alice se rend compte de l'erreur qu'elle vient de commettre. Erreur de s'être mariée ou erreur sur le partenaire? Chose certaine, elle n'a pas pris le temps de connaître son marchand de bonheur. Elle n'a pas beaucoup réfléchi non plus aux contraintes du mariage. Elle commence à ressentir de nouveau les anciennes chaînes de l'asile se resserrer autour de sa liberté. La confiscation de ses premières économies au nom du bien commun présage une domination qu'elle n'aurait jamais crue possible dans le mariage. Elle commence à douter du choix qu'elle a fait pour sauvegarder sa liberté. Gaston lui avait promis de la sauver de l'asile, mais il ne lui en avait pas révélé le prix. Envahie par une profonde tristesse, Alice doit refouler ses pleurs et se préparer à la mascarade du lendemain. Il va de soi qu'elle doit accrocher à son visage le sourire épanoui de la jeune mariée. Ravalant son cafard, elle entend le préposé annoncer : «Sainte-Anne-de-la-Pocatière».

– C'est encore loin Rivière-du-Loup? demande-t-elle à son mari qui accueille sa question avec un bâillement.

– Pas plus qu'une heure. Mais on a le temps de dormir encore, dit-il en lui tournant le dos.

Elle aussi se retourne et elle se replonge dans ses jongleries. Il lui reste une heure pour trouver un moyen de faire bonne figure devant la parenté. Soudain, elle trouve une solution épatante : ne penser qu'aux enfants qu'elle désire tant avoir et oublier complètement qu'elle ignore tout sur le moyen de les engendrer et de les mettre au monde. Oui, en voilà une bonne raison de sourire ! Et qui sait si la venue des enfants ne va pas tout arranger ?

Consigne avait été donnée aux nouveaux époux de ne pas quitter la gare avant que le beau-papa ne les ait rejoints. En arrivant, Gaston décide de téléphoner à la maison de ses parents pour apprendre par sa mère que « la bouteille » a rendu le père inapte aux sorties ; elle s'offre donc à payer le taxi en compensation. Le beau-papa a commencé à fêter tôt ce matin. La belle-maman s'adresse aux deux nouveaux mariés mais sans jamais regarder personne dans les yeux. Alice en éprouve un grand malaise. Elle les trouve bizarres, ces gens. Ils semblent heureux que leur fils ait trouvé à se marier, mais leur réserve dépasse tout ce qu'on peut imaginer. La journée est très longue. Une violente migraine pousse la jeune mariée à se retirer dans la chambre à coucher qui leur est réservée. Toutes les erreurs d'interprétation sont permises devant son empressement à gagner la chambre nuptiale. Gaston la rejoint aussitôt. Est-ce le climat familial, ou bien la performance de la veille qui confère à son jeune époux la fougue d'un satyre ? Loin de se livrer aux précautions de la veille dans ses ébats amoureux, monsieur abandonne à une souffrance silencieuse une jeune épousée au corps et au cœur meurtris et s'endort gavé de satisfaction.

La semaine se passe en visites à la parenté dans la région de Rivière-du-Loup. Les réactions des oncles et tantes inspirent confiance à la nouvelle mariée. C'est par eux qu'elle apprend que ses beaux-parents ont une certaine considération pour leur bru. Le beau-papa surtout.

De retour à Montréal, leur vie amoureuse s'effrite tristement au contact du quotidien. Gaston a de la difficulté à se trouver un travail satisfaisant; il passe de la bijouterie à la ferme, pour revenir en ville sur les instances d'Alice alors enceinte de sept mois. Ce bonheur de porter son premier enfant est assombri par les inquiétudes financières. Il n'y a que des appartements minables qui conviennent à leur budget. À moins de travailler à la conciergerie d'une maison de chambres, ils ne peuvent se payer un logis adéquat pour recevoir un enfant en plein cœur de l'hiver! Puisqu'il le faut, Alice se porte volontaire et passe la fin de sa grossesse à décaper des planchers.

À la date prévue, l'accouchement naturel présente de grandes difficultés et l'on doit procéder à la délivrance par césarienne. La jeune maman est peinée de ne pouvoir assister consciemment à la venue de son enfant. En ce 23 janvier 1965, elle donne naissance à un beau garçon.

Un peu anémique mais au comble du bonheur, la jeune maman materne cet enfant en se rappelant toute la solitude et l'anxiété de sa propre enfance. Elle passe des heures à le regarder dormir et à lui chanter les plus belles pièces de son répertoire. Il est devenu le petit prince de la maison, et le papa-roi a du mal à s'y habituer. Des accès d'agressivité menacent la sécurité de la jeune mère et de son enfant. Un jour, l'outragé s'en prend au bébé; le lendemain, à l'épouse qui le néglige. Au bout de sa tolérance, Alice lui hurle qu'elle n'est pas sortie d'une maison de folles pour rester avec un fou. Elle s'enfuit au presbytère avec son fils pour lui éviter d'être de nouveau molesté par son père. Le soutien moral du curé ne peut toutefois enrayer le cours des événements. Sentence judiciaire pour le père et examen psychiatrique pour les deux parents et l'enfant. Selon le verdict final, le petit est très bien outillé pour la vie, et sa mère est apte à la garde de son enfant même si elle a dû vivre en milieu psychiatrique pendant dix-sept ans. Certaines recommandations sont faites au père, en particulier de renoncer à son projet de retirer l'enfant à sa mère pour le confier à ses grands-parents.

Ces événements ont envenimé la relation du couple et la venue d'un deuxième enfant n'a rien de rassurant. Alice connaît maintenant la réponse à sa question du voyage de noces : la venue des enfants n'arrange rien du tout. Au contraire !

Comme un malheur ne vient jamais seul, un grand deuil s'ajoute au tableau déjà trop sombre de cette existence déchirée. Un appel téléphonique de tante Yvonne informe Alice de la maladie de la sœur Théoret et de la volonté de celle-ci de la voir avant de mourir. Dès le samedi soir, Alice téléphone à la maison mère des sœurs de la Charité, pour apprendre que sa «tite mère Oret» est déjà décédée. Alice est inconsolable, car elle aurait voulu l'entendre elle-même lui dire que depuis longtemps elle lui avait réservé une boîte à son nom au grenier ; boîte qu'on ne lui a d'ailleurs jamais remise.

La perte de «tite mère Oret» creuse en son cœur un vide qu'aucune autre présence ne peut combler. Avec cette religieuse d'une bonté exceptionnelle, elle a effleuré la douceur de se sentir aimée, appréciée. Les taquineries réciproques en faisaient foi. Le regret que «tite mère Oret» avait éprouvé à la voir partir en 1961 traduisait un attachement sincère pour Alice ; cette religieuse appréhendait pour sa pupille des jours gris comparables à ceux de l'asile ; elle aurait voulu les lui épargner. Aux autres religieuses qui s'inquiétaient de savoir si Alice avait répandu aux quatre vents l'histoire de ses seize ans à l'asile, elle avait répondu très franchement :

– Tout le monde sait tout ; je leur ai raconté ce que vous nous avez fait endurer. Les gens vous trouvent inhumaines et cruelles.

Le 4 avril 1967, Yvon, âgé de deux ans, reçoit une petite sœur, née elle aussi par césarienne. Blonde aux yeux bleus, elle fait l'admiration de tous à la pouponnière. Son papa est à ce point surpris de la couleur de ses yeux qu'il doute de sa paternité. Alice en est très offusquée, elle qui ne sort jamais et qui a promis fidélité, « pour le meilleur et pour le pire » comme leur a dit le célébrant ! Elle ne peut se consoler d'être si mal jugée par son mari. C'est vrai que lui et elles ont le teint et les yeux foncés. Il faut donc qu'un facteur héréditaire remontant à une autre génération soit responsable de cette différence. Elle prie le ciel de tranquilliser son mari et espère que le temps arrangera les choses.

D'autre part, Nathalie se révèle un bébé très agité, qui pleure beaucoup. C'est avec soulagement que les responsables de la pouponnière la voient quitter l'hôpital ; l'une d'elles ne peut s'empêcher de souhaiter bonne chance à la maman, sur un ton narquois. Celle-ci en aura grandement besoin ! Pendant deux mois, Nathalie pleure jour et nuit. Les visites répétées au bureau du médecin s'avèrent inutiles, pour ne pas dire décourageantes. Des verdicts comme « C'est une enfant gâtée » ou bien « Vous devez être trop nerveuse avec elle » la renvoient à la maison sans solution. Le papa est exaspéré.

Un jour, Alice remarque que sa fille commence ses crises en tétant son biberon. L'enfant semble constamment sur le point de s'étouffer. Elle en fait part à son médecin, qui lui obtient un rendez-vous avec un spécialiste deux mois plus tard ; on doit lui enlever les végétations. Mais une gastro-entérite se déclare avant même que l'intervention chirurgicale n'ait lieu. À l'examen prévu pour ses quatre mois, Alice se rend dès neuf heures en ayant soin d'apporter avec elle quatre biberons pleins de lait. Mais la petite ne cesse de pleurer et finit par exaspérer l'infirmière, qui s'en empare et la flanque dans une couchette pour la saisir. C'est maintenant la mère qui fond en larmes, et l'enfant n'arrête pas de pleurer. À quinze heures trente, les biberons sont vides. L'infirmière peut bien lui crier de nourrir cette enfant pour qu'elle se taise, Alice souffre d'anémie et son médecin lui a interdit d'allaiter. Les excuses de l'infirmière la laissent impassible.

Deux semaines plus tard, la petite Nathalie est hospitalisée, à la demande du pédiatre. Sa maman essaie de récupérer en se donnant du bon temps avec son petit homme. La semaine passe trop vite. Alice demande à l'hôpital de garder sa fille encore une semaine pour lui permettre de refaire ses forces. Elle est exaucée. Ce répit écoulé, c'est une maman en larmes qui avoue son incapacité à reprendre sa fille. La tournée des familles d'accueil va commencer à ce moment pour la petite Nathalie. Son grand frère va la rejoindre six jours plus tard, par l'entremise de la travailleuse sociale. Alice souffre d'hypotension ; des réactions cutanées aux médicaments nécessitent deux semaines d'hospitalisation avec traitements au sérum.

À sa sortie de l'hôpital, Alice s'empresse d'aller voir ses petits dans leur famille d'accueil mais néglige de s'annoncer. Elle surprend son petit homme le visage taché de matières fécales pour avoir souillé sa culotte. Indignée, elle veut soustraire immédiatement ses deux enfants à de telles vilenies. Dommage que le froid de novembre lui interdise de les prendre sous son bras et de fuir à toute vitesse.

La culpabilité qu'elle ressent à exposer ses propres enfants aux sévices qu'elle a elle-même connus dans son enfance lui insuffle le courage de porter plainte auprès de la travailleuse sociale dès le lendemain matin. Essuyant le scepticisme de celle-ci déjà prévenue par la famille d'accueil, Alice déclare :

– Puisque c'est comme ça, je vais chercher mes petits dès demain.

– Comme vous voudrez, Madame. Mais vous irez quémander de l'aide ailleurs à l'avenir.

Rien ne peut plus retenir Alice. « Tant pis, se dit-elle. Il faut avoir confiance en l'avenir. Chose certaine, mes enfants passeront pas une journée de plus dans cette maison-là. »

Cet événement entraîne une succession de visites impromptues au domicile d'Alice, sous prétexte que des plaintes sont parvenues au Bureau de la Protection de la Jeunesse. En colère de se voir ainsi soupçonnée de maltraiter ses enfants, Alice les emmène tous les deux devant la travailleuse sociale, les déshabille au complet et lui demande de les inspecter elle-même à la loupe avant de porter un jugement.

– Je m'excuse, Madame. Je n'écouterai plus personne avant de communiquer avec vous.

Une fois de plus, le mal est fait. Alice retrouve cette impression d'être destinée au mépris pour la vie. Les absences de plus en plus fréquentes et prolongées de son mari la ramènent au compagnon le plus fidèle qu'elle ait connu : son violon.

Violon de ma dignité bafouée,
Sauras-tu me dire
S'il faut toujours souffrir
Pour n'avoir point été aimée
Dès le premier jour ?
Dis-moi, violon de mes amours.

À mi-chemin entre le trentième anniversaire de naissance d'Alice et le premier de sa fille Nathalie, le noyau familial éclate. Le travailleur social ainsi que toutes les amies d'Alice lui conseillent de quitter son mari, pour le bien de ses enfants. Mais cette mère qui n'a jamais eu la chance de connaître son père s'est juré de ne jamais priver ses enfants de cette présence vitale. Le travailleur social juge alors pertinent de lui retirer ses enfants et de les placer en foyer nourricier jusqu'à ce qu'elle ait compris qu'elle doit se prendre un appartement pour y vivre seule avec ses petits. Alice est torturée dans son instinct maternel. Finalement, elle accepte l'aide du Bien-être social pour aménager un logement dont on s'engage à compléter l'ameublement dans un délai indéterminé. Les démarches légales en vue du divorce sont effectuées par le travailleur social, et le jugement stipule qu'il est souhaitable pour la sécurité des enfants que le père ne vive pas avec eux. Un droit de visite lui est accordé tous les dimanches. Il n'en usera que très peu.

Pendant plus de trois mois, Alice doit vivre sans réfrigérateur, sans lessiveuse, sans table ni chaises en attendant qu'au Bien-être social son nom vienne en tête de liste. Une petite voisine vient jouer avec Nathalie et s'étonne chaque fois de rentrer dans une maison aussi peu meublée. Alice lui répond que le magasin est en retard dans ses livraisons, mais que ça ne devrait plus tarder. Heureusement, la machine à coudre et les broches à tricoter n'ont jamais fait défaut. Par souci d'économie et par plaisir de créer, Alice confectionne elle-même tous les vêtements de ses enfants. Elle accepte même de confectionner au crochet, pour une demoiselle du quartier, une robe de mariée avec tous les accessoires, pour la modique somme de soixante-cinq dollars. Ainsi, jamais ses enfants ne laissent transparaître l'état de mendicité dans laquelle leur mère doit vivre. Cette misère et combien d'autres, Alice est déterminée à la leur épargner.

Cruel printemps 1968! Une intervention chirurgicale oblige la jeune mère à une deuxième hospitalisation. Les séquelles des coups de balai reçus dans le bas du dos pendant son séjour à l'asile n'ont pas cessé de s'aggraver : des abcès à répétition dans la région du coccyx nécessitent un traitement radical.

Yvon et Nathalie, alors respectivement âgés de trois ans et un an, sont placés à leur tour à la crèche d'Youville pour être ensuite transférés dans un foyer nourricier, le même qui les avait hébergés quelques mois auparavant. Quelle ironie du sort! Rien d'étonnant à ce que les travailleurs sociaux se relèguent au chevet de la mère « trop souvent malade » pour l'inciter à donner ses enfants en adoption. Deux jours de révoltantes pressions de leur part ne la feront pas céder.

— Y a assez de moi qui n'ai pas eu ma mère. Jamais je ferai un tort pareil à mes enfants.

— Mais tu es jeune, répliqua la travailleuse sociale, tu es capable d'en avoir d'autres. Pour l'instant, tu n'as pas la santé de t'occuper de ces deux-là. En plus, ta fille est toujours malade.

De fait, la petite Nathalie vient d'entrer à l'hôpital, une fois de plus, pour l'ablation des amygdales.

En dépit de toutes ces difficultés, aucun argument ne peut ébranler Alice. Les autorités capitulent en la prévenant encore plus fermement qu'à la prochaine maladie elle devra elle-même trouver ses ressources.

Après moins d'un an de répit, Alice doit être hospitalisée de nouveau pour y recevoir du sérum. Effectivement, elle a déniché elle-même un foyer temporaire pour ses enfants chez une amie de longue date qui habite Granby. La solution s'avère d'autant plus intéressante qu'elle échappe à la vigilance des travailleurs sociaux. Du moins, c'est ce qu'Alice croit jusqu'au jour où l'un d'eux vient visiter sa compagne de chambre, qui a décidé de donner son enfant :

— Tiens, tu es encore ici, toi, lui lance l'agent en passant près de son lit. Qu'est-ce que tu as fait de tes enfants ?

— Je les ai placés moi-même, Monsieur.

— Où ça ?

— Je vous ferai remarquer que ça vous regarde pas.

— Vous auriez pas changé d'idée, par hasard ? Auriez-vous reconsidéré l'adoption ?

— Jamais. Mes enfants sont à moi. Je les garderai coûte que coûte.

La pauvreté, la solitude et neuf hospitalisations pour une enfant en trois ans et demi ont épuisé les réserves d'optimisme d'Alice. Elle n'a nullement besoin de cette forme de harcèlement qu'on exerce sur elle en cherchant constamment à la prendre en défaut. Pendant deux ans, elle fait l'objet d'une surveillance très serrée de la part des agents de la Protection de la Jeunesse. Des rapports continuent d'arriver au bureau des plaintes, accusant Alice de laisser ses enfants seuls pour aller vagabonder les fins de semaine. On menace de les lui enlever. Après le départ de son mari, elle a tenté de tromper sa solitude en ouvrant grande sa porte à ses anciennes compagnes d'asile. Elle se demande maintenant si elle n'aurait pas dû se méfier de certaines d'entre elles. Quelques indices lui permettent de croire que la jalousie a pu inspirer certaines calomnies. Afin de préserver ce peu de bonheur qu'il lui est donné de vivre avec ses deux enfants, elle referme progressivement sa porte, alléguant qu'elle n'a plus les moyens financiers de les recevoir.

Accordant ainsi la priorité à ses enfants, elle meuble ses soirées de musique. Tantôt c'est le violon qui vibre de ses airs connus, tantôt c'est au petit clavier qu'elle accompagne les comptines de ses jeunes. De douces histoires de fées gentilles et de princesses malheureuses couronnent ces heures délicieuses.

Alice cesse donc définitivement de recevoir ses anciennes compagnes devant ses enfants ; les conversations trop souvent axées sur le passé risquent d'être mieux comprises par eux qu'on ne le pense. Il est primordial que ces petits ignorent le passé de leur maman. Le présent lui-même est suffisamment difficile sans qu'il faille les informer de la misère qui l'a précédé.

Le jugement prononcé en faveur du divorce avec son mari n'a pas libéré Alice d'une hantise : il serait préférable que les enfants ne soient pas séparés de leur père. La distance et le temps aidant, elle accepte finalement les invitations de son ex-mari. Elle s'empresse même de répondre à son appel, espérant qu'il lui proposera de reprendre la vie commune. Invariablement convoqués peu avant le souper, Alice et ses deux enfants sont charmés de l'accueil de la tenancière de la maison de chambres où loge Gaston. Grâce à ses bons soins, les ex-époux peuvent s'adonner à leurs jeux sexuels librement. Mais la fin de la soirée oblige la mère déçue et ses deux enfants à rentrer chez eux ; aucune autre forme de partage n'est proposée par Gaston. Plus insistante d'une fois à l'autre, Alice finit par se faire répudier définitivement.

Honteuse et chagrinée de sa situation de femme divorcée, elle s'en cache publiquement et demeure fidèle à son ex-époux pendant plus de deux ans, dans l'espoir de gagner sa cause. Gisèle, une ancienne compagne, plus empressée qu'elle-même à lui refaire une vie amoureuse, s'engage maladroitement dans cette entreprise. Elle prend l'initiative de donner le nom d'Alice à une agence de rencontres, sans la prévenir. Alice reçoit alors des appels téléphoniques à la douzaine et, tous les jours, des hommes sonnent à sa porte, avec sa description exacte et le même mot de passe : « C'est l'agence qui m'envoie vous rencontrer. » Aux yeux des voisins curieux, son appartement prend l'allure d'un bordel, et les passants la traitent de « putain ». Certains parmi ces messieurs se présentent à sa porte en montrant leur charme sexuel au grand jour. À ceux-là et à combien d'autres, Alice sert une phrase toute faite : « Vous vous êtes trompé d'adresse, Monsieur. »

C'est l'enfer.

Des propositions alléchantes financièrement se posent sur sa table : il ne lui suffirait que de convoquer quelques amies pour que la fête soit complète et que le budget de l'hôtesse soit renfloué.

Le fléau met du temps à cesser, malgré les protestations d'Alice auprès de l'agence de rencontres. Ses coordonnées continuent à se promener

Un jour, la directrice de l'agence informe Alice que pour la dédommager de tous les troubles causés, elle aurait un monsieur sérieux à lui présenter : un célibataire ayant un bon métier. Réflexion faite, Alice considère qu'elle perd son temps à attendre son ex-mari et qu'elle devrait peut-être tenter sa chance. Mars 1969 lui apporte un rayon d'espoir : ce monsieur lui plaît dès la première rencontre. Il multiplie ses visites et fait preuve d'une grande générosité envers les enfants et leur mère. Alice commence à l'aimer de l'amour qu'il semble porter à ses enfants.

Après trois mois de rencontres platoniques, le désir explose aux premières chaleurs de mai. Assidue à ses contraceptifs, Alice ne craint rien. Or, juin semble l'avoir oubliée au calendrier de la menstruation. Pourvu que juillet n'en fasse pas autant ! Au comble de l'étonnement, elle se soumet en secret au test de grossesse. La décision n'est pas facile à prendre. Tout dépendra de la réaction du nouveau papa. Informé de la grossesse de son amie, il disparaît à tout jamais.

Dans de telles circonstances, rien d'étonnant à ce qu'un avortement naturel soit secrètement souhaité. La honte et l'anxiété privent Alice de tout appétit ; ainsi, pendant les six premiers mois, la grossesse n'est aucunement apparente. Cependant, Alice doit regarder la réalité en face et se préparer à recevoir son troisième enfant. Hélas ! d'une grippe à l'autre, elle ne trouve pas le répit nécessaire pour reprendre ses forces. Au terme de son neuvième mois, elle est atteinte d'une pneumonie ; la césarienne ne pourra donc pas se faire sous anesthésie totale. Les troubles respiratoires sont à ce point importants, et de longues périodes sous la tente à oxygène sont prescrites avant l'accouchement, dans l'espoir de soulager suffisamment la malade de sa congestion. Mais, en ce 12 mars 1970, les autorités médicales procèdent à l'accouchement par césarienne. Éric naît et révèle une santé parfaite.

La travailleuse sociale ne tarde pas à lui téléphoner : l'état alarmant d'Alice lui fait opter pour l'adoption. Cela, Alice le refuse de tout son être. Bien sûr, les hospitalisations répétées l'ont forcée à placer ses deux plus vieux en famille d'accueil à plus d'une reprise. Bien sûr, sa situation financière lui permet difficilement de pourvoir aux besoins d'un troisième enfant. Et rien ne peut répondre de son état de santé dans les prochains mois. Mais plus que toutes ces considérations, la volonté de ne pas faire vivre à son enfant un destin aussi tragique que le sien lui fait tenir tête. Elle considère que si les circonstances ont favorisé la naissance de ce petit être, c'est qu'il demande à vivre, et il a besoin de tout l'amour de sa mère pour se développer normalement. Malgré sa pauvreté, elle lui fera donc une place à la maison et lui donnera tout le confort dont il a besoin.

Cette décision ne fait pas l'unanimité. Devant l'entêtement d'Alice, la travailleuse sociale lui refuse toute forme de soutien, et cela, aussi longtemps qu'elle ne consentira pas à donner son enfant en adoption.

Alice est révoltée qu'on lui refuse l'aide d'une auxiliaire familiale à domicile pendant les premières semaines après l'accouchement. Plus d'une solution aurait pu empêcher, qu'à bout de ressources physiques, morales et pécuniaires, elle en vienne à frapper au bureau du Bien-être social en pleurant à chaudes larmes avec son bébé dans les bras.

– J'en peux pus, Mademoiselle. Faites quelque chose pour moi. Je suis épuisée.

– On vous l'avait dit, Madame Quinton. Vous n'êtes pas capable de garder cet enfant-là.

Tendant les bras pour lui prendre son enfant, la travailleuse sociale se bute à la résistance d'Alice. Ce n'est pas ça qu'elle est venue faire aujourd'hui. Elle est venue chercher de l'aide et non pas donner son enfant!

– C'est la seule solution, Madame. Vous ne pouvez pas vous en sortir autrement. Vous n'êtes même pas capable de vous occuper convenablement de vos deux autres.

– Vous me comprenez mal. Vous pouvez pas savoir ce que ça fait d'avoir vécu en orpheline. Je veux pas que mon fils Éric souffre comme j'ai souffert.

– On va s'occuper de le placer dans une bonne famille, vous allez voir. Allez prendre soin de vos deux autres. Ils ont besoin de vous.

– Je veux simplement le confier à une bonne famille pour quelques mois...

– Il faut payer pour ce service-là, madame, et vous n'en avez pas les moyens.

Le cœur déchiré, Alice dépose son poupon dans la couchette, derrière la travailleuse sociale. Elle le fixe une dernière fois à travers ses larmes.

– Bonne chance, mon petit Éric. Tu sais, j'aurais jamais voulu te faire ça. Je te demande pardon. C'est pas de ma faute. Personne veut m'aider. Même pas ton papa ! J'espère qu'on se reverra un jour et que tu m'en voudras pas trop. Je t'aime, mon petit homme. Je t'aimerai toute ma vie.

Avant même qu'elle n'ait eu le temps de l'embrasser, il la quitte dans les bras de cette étrangère qui disparaît derrière une porte. Cette porte demeurera fermée pendant dix-neuf ans.

Terrassée par cette séparation, Alice rentre chez elle après avoir demandé une dernière faveur : que son enfant conserve son prénom, Éric.

Les jours et les semaines qui suivent sont chargés de cette douleur profonde qu'elle s'impose de garder secrète. Yvon a cinq ans et il n'aime pas voir pleurer sa maman. Ses questions à la fois embarrassantes et stimulantes forcent Alice à se ressaisir et à s'exercer à vivre l'instant présent. Elle sait que pas une journée ne passera sans qu'elle pense à Éric. Elle se voit déjà, obsédée, à la recherche de ce petit garçon né le 12 mars 1970. Chaque poupon d'un âge correspondant éveille sa curiosité, l'angoisse et la pousse à vérifier discrètement. « On l'a peut-être placé pas loin ! se dit-elle. Y a rien qui me dit qu'un jour, par hasard, je le reconnaîtrai pas dans les bras d'une dame qui attend à la clinique ou qui fait son marché. » Cette hantise mine sa santé. Elle doit l'exorciser, du moins pour un temps. Aussi, Yvon réclame une grande faveur et sa maman doit refaire son plein d'énergie si elle veut l'exaucer :

– Maman, j'aimerais ça, moi aussi, connaître mon grand-papa et ma grand-maman. Est-ce que j'en ai, moi, des grands-parents ?

Alice appréhendait cette question depuis que son fils a commencé à fréquenter l'école. Sous le choc, elle est incapable de lui répondre et elle détourne la conversation. Elle ne peut se cacher à elle-même la grande douleur qu'elle ressent en craignant que son fils vive la même solitude qu'elle. Maternelle jusqu'au plus profond de son être, elle se lance à la recherche de grands-parents pour Yvon et Nathalie.

12

Le compte à rebours

– Bonjour, ma sœur !
– Bonjour, Madame, lui répond une religieuse très âgée. Laissez-moi deviner : je gage que vous êtes une petite Quinton !
– Vous vous trompez pas, ma sœur. Devinez mon prénom, pour voir !
– C'est Imelda.
– Non.
– Lucienne, d'abord ?
– Non.
– Alors, tu peux pas être une autre que Lydia.
– Non plus. C'est Alice, mon nom.
– Pas la petite Alice ? Bien, entre ! Viens t'asseoir qu'on jase un peu. Venez, Monsieur, y a pas de gêne.

Cette religieuse vient de lui révéler d'un seul coup le nom des deux compagnes de Lydia et la réelle existence de celle-ci. Alice n'avait pas fabulé. C'est bien avec Lydia Quinton qu'elle s'était tant amusée lors de son dernier pique-nique à la Maison Sainte-Domitille. À cette occasion Lydia l'avait informée de la présence de ses deux grandes sœurs dans ce même couvent, sans toutefois les nommer par leur nom. Plus que satisfaite des résultats de sa démarche Alice quitterait déjà les lieux, n'eût été de l'obligation de se montrer polie.

Elle acquiesce donc à l'invitation de la religieuse qui les accueille.

Le grand parloir de la Maison Sainte-Domitille de Laval-des-Rapides, bien que meublé à la moderne, dégage la même atmosphère qu'en 1944 : d'une propreté immaculée, il incite à se tenir droit et à soigner son langage, tellement la perfection s'y impose d'elle-même. Ses grandes fenêtres surplombant un calorifère blanc sont habillées de fine dentelle. Sous la grande croix de bois, les fougères semblent avoir sagement attendu Alice pendant vingt-six ans. Le piédestal qui supporte l'une d'elles ramène un souvenir de détresse en son cœur. Elle comprend toute l'appréhension qu'elle ressentait à la seule pensée de se retrouver assise sur un tel support pendant des heures dans le bureau d'une religieuse quand elle n'avait que six ans : haut d'environ un mètre, ce support est chapeauté d'une forme circulaire d'à peine vingt centimètres de diamètre. En l'absence de la religieuse, Alice se permet de glisser quelques réflexions à Jean-Marie, ce nouveau copain que lui a présenté l'agence matrimoniale :

— Regarde bien. C'est là-dessus que la sœur Marie-des-Victoires m'assoyait quand j'écoutais pas.

— Ça pas de bon sens ! Des jeux pour te casser le cou !

— Bien oui ! Mais qu'est-ce que tu veux ? C'était sévère, dans le temps.

Voici que la religieuse revient accompagnée d'une consœur :

— Ma sœur, je vous présente Alice Quinton, une de nos anciennes pensionnaires.

– Ça me fait plaisir, Madame Quinton. C'est votre mari, demande-t-elle en jetant un regard complaisant vers Jean-Marie ?

– Non, ma sœur. C'est un ami.

– Venez. Je vais vous faire visiter.

Dans le long corridor sont exposées des photos qu'Alice reconnaît avec émotion : ce sont celles d'illustres fondatrices et pionnières de la communauté, ainsi que quelques religieux, sans doute d'anciens aumôniers de la maison.

Les talons d'Alice produisent un bruit inhabituel en ces lieux. À l'approche de la chapelle, elle se souvient du grand silence imposé et marche sur la pointe des pieds. Le bénitier qui la fascinait tant les dimanches de ses six ans, avec son creuset argenté et son socle de marbre, lui semble beaucoup plus petit maintenant. Les bancs aux dossiers très élevés assombrissent cette chapelle à la forte odeur d'encens. Agenouillée derrière la religieuse, Alice jette un regard fripon vers Jean-Marie qui, complice, serre les lèvres. Un deuxième signe de croix leur signifie que la religieuse a terminé ses dévotions.

Le trio se dirige ensuite vers le dortoir, complètement rénové : des demi-murs séparent maintenant les lits beaucoup plus espacés. Alice ne s'y reconnaît qu'en observant les fenêtres à sept carreaux, munies d'une espagnolette noire. La même impression d'étrangeté l'attend au réfectoire : réduit de plus de moitié, il contient un nouvel ameublement très différent de celui qu'elle a connu vingt-six ans auparavant. Introduits parmi le personnel régulier, Alice et Jean-Marie sont l'objet de prévenances particulières : quelques religieuses leur offrent le service alors que d'autres les saluent poliment et tentent d'exhumer de trop vieux souvenirs. Aucune d'elles ne peut soupçonner l'intenable fébrilité de leur visiteuse sous son attitude d'écoute bienveillante : moins de deux minutes après son arrivée à ce couvent, elle détenait la clé d'une énigme qui l'avait tenaillée pendant plus de vingt-six ans. Maintenant, elle ne souhaitait plus qu'une chose : rentrer chez elle.

Sitôt le repas terminé, leur hôtesse les presse de la suivre au parloir où des albums remplis de précieuses photos les attendent. D'abord contrariée, Alice se ravise et se demande pourquoi elle ne pousserait pas l'investigation jusqu'au bout. Ces albums peuvent apporter d'autres confirmations à ses récentes découvertes. Hélas ! ce n'est pas le cas. Elle y retrouve bien l'illustration de certaines scènes, tel le mémorable pique-nique annuel, mais elle n'apparaît elle-même sur aucune des photos.

Il est déjà quinze heures trente. La fin des classes d'Yvon presse Alice de rentrer à la maison et l'aide à prendre congé de la religieuse un peu trop généreuse de son temps.

— Maintenant, Jean-Marie, je sais ce qui me reste à faire. J'attends juste que les enfants soient occupés à regarder la télévision pour fouiller l'annuaire téléphonique. Je suis sûre de les retrouver, ces trois filles-là. Je me rappelle pas beaucoup d'Imelda et de Lucienne, mais Lydia, par exemple, elle, j'aimerais ça savoir ce qu'elle est devenue. Je suis toujours restée avec l'impression qu'elle était parente avec moi celle-là, c'est drôle hein ?

— Moi, je te souhaite de les retrouver, Alice. Pis de pas être déçue.

– Tu sais que tant qu'à moi, Jean-Marie, je me serais jamais mise en frais de chercher mes parents. C'est pour mes petits que je le fais.

– Comment ça, juste pour tes petits ?

– Tu vas peut-être rire de moi, mais j'ai honte de chercher ma mère à l'âge que j'ai. Trente-deux ans... Te rends-tu compte ? Commencer à dire maman à trente-deux ans ? Me semble que je serai jamais capable !

– C'est parce que tu la connais pas encore que tu parles de même. Quand tu vas te trouver en face d'elle, tu vas sûrement ressentir un petit quelque chose qui va t'attirer à elle.

– Tu penses, toi ?

– Bien sûr ! C'est elle qui t'a mise au monde, après tout.

– Ah ! Puis y a pas rien que ça. Par bouts, j'y en veux assez que si je la rencontrais, j'aurais envie de lui faire mal pour m'en avoir tant fait endurer.

– Écoute, Alice. C'est peut-être pas de sa faute. Tu sais pas ce qui a pu arriver ! Qui te dit qu'est pas morte en accouchant ?

– Tant qu'à ça, t'as bien raison. Mais, de toute façon, y a quelqu'un de coupable là-dedans. C'est sur celui-là que je voudrais bien mettre la main.

– Ça te donnerait quoi, Alice ?

– Je me défoulerais.

– Puis après ?

– C'est ça, puis après... J'aime mieux pas y penser.

– Pourquoi d'abord t'avais l'air si contente tantôt au couvent, puis que là tu te fâches ?

– Je me fâche pas, Jean-Marie. Ça paraît que t'es pas passé par où je suis passée, toi ! J'étais contente parce que je venais d'avoir une preuve que j'étais pas folle quand je disais que j'avais des cousines, peut-être même des sœurs, puis de la visite à Sainte-Domitille.

— Puis tu vas faire quoi avec ça ?

— Je vais essayer de trouver des grands-parents pour mes petits.

— Puis des oncles, puis des tantes, tant qu'à y être.

— C'est bien vrai !

— À moins que je sois fille unique...

— Et puis qui te dit qu'elle est encore en vie, ta mère ?

— Ça, c'est une autre histoire. Sinon, elle doit être vieille. Des fois, je me demande si j'aimerais pas mieux qu'elle soit très loin ; personne saurait ce qui est arrivé, quelle sorte de femme elle était ; puis de mon côté, je n'aurais pas à lui montrer ce que je suis devenue.

— T'as honte de toi à ce point-là ?

— J'ai assez peur qu'a me trouve niaiseuse, tu sais pas comment. Y a aussi que je voudrais pas lui faire de peine au cas où ce serait pas de sa faute, comme tu disais tantôt.

— Ouais ! C'est plus compliqué que je pensais, tout ça.

— Si tu savais comment j'ai fait rire de moi depuis dix ans, t'aurais juste envie de te cacher en dessous des tables. Quand tu dis que t'es même pas capable de compter ta monnaie à vingt-quatre ans puis que mon petit le fait à six ans ! Une fois, j'arrive pour voter puis je savais pas du tout quoi faire. Toutes les bonnes femmes se regardaient puis elles avaient envie de rire. Tu penses que je devinais pas pourquoi ? C'est de moi qu'elles riaient ! Je pourrais t'en compter toute la nuit. Puis des pires que ça.

– Tu t'es drôlement tirée d'affaire, pour une femme qui est partie de si loin !

– J'ai eu le choix, tu penses ? C'est comme si on m'avait jetée à l'eau puis qu'on m'avait dit de nager sans que je l'aie jamais appris. Je me serais débrouillée pour pas mourir, hein ? Eh bien ! c'est ça que j'ai fait. Et puis j'ai ma fierté... Y a personne qui va s'apercevoir que mes enfants ont une mère qui a passé dix-sept ans dans un asile.

– Vas-tu le dire à ta mère si tu la trouves ?

– Je pense pas. Pas dans les premiers temps, en tout cas.

– Je t'accompagne ?

– Non, merci, Jean-Marie. Dans quelques minutes, les enfants vont rentrer, puis je voudrais avoir un peu de temps pour réfléchir... Je te remercie beaucoup pour le voyage.

Effectivement, les minutes de solitude sont comptées. Et, après avoir pris une collation, les enfants sont maintenant captivés par leur émission de Bobino et Bobinette. Le champ est libre pour entamer l'enquête.

Le carnet est proche et les pages de l'annuaire téléphonique tournent vers la lettre Q. Une vraie chance ! Il n'y en a qu'un Quinton : Adrien. Alice repasse sa formule d'introduction pour la énième fois et décide de l'écrire de peur que la nervosité lui crée un trou de mémoire.

Voilà, tout est prêt. Il est seize heures. C'est le moment de plonger. La main tremblante, Alice compose les six premiers chiffres mais fait une pause au septième. « Est-ce que je fais vraiment bien d'entreprendre ça ? Qu'est-ce qu'y vont penser de moi ? Mais si je le fais pas, c'est mes petits qui risquent de jamais avoir de vraie famille. Puis j'ai promis à Yvon. Dans mon cœur, j'y ai promis de pas le priver de grands-parents. »

Le dernier chiffre glisse dans la roulette du cadran avec une lenteur rassurante. Un coup, deux coups... « Y sont pas là. Tant mieux ! »

– Oui, allô !
– Est-ce que je suis chez Madame Quinton ?
– Oui.
– Bonjour, Madame. Je m'excuse de vous déranger ; vous devez être occupée à préparer votre souper, à cette heure-ci ?
– Pas encore, Madame. Mais qu'est-ce qu'on peut faire pour vous ?
– C'est que je suis une personne qui cherche sa famille. Je suis mariée et j'ai deux enfants. J'aimerais savoir si votre mari a des connaissances qui portent ces noms-là : Lucienne, Lydia et puis Imelda Quinton ?
– Oui, mon mari a trois sœurs qui s'appellent comme ça, justement. Mais dites-moi, Madame, est-ce que c'est mon mari que vous cherchez ou ses sœurs ?
– Bien voyons, Madame ! Je suis mariée, je cours pas après les maris des autres ! Vous allez bien voir. Je vous laisse mon numéro de téléphone, puis appelez-moi vous-même si vous aimez mieux, Madame.
– C'est bien ! Vous savez, c'est normal de se méfier quand on sait pas à qui on a affaire.
– En tout cas, je suis pas une femme de même, moi.
– C'est correct, Madame. Excusez-moi. Bonjour.
– Merci, Madame Quinton. À la prochaine.

Les jeux sont faits. Il est trop tard pour reculer. De fait, quelques minutes plus tard Madame Adrien rappelle Alice pour lui poser quelques questions, comme si elle venait juste de se ressaisir :

– Vous m'avez appelée tantôt, Madame. Vous dites que vous cherchez votre famille mais vous m'avez pas laissé votre nom.

– Ah non ? Je m'excuse. J'ai oublié. Je m'appelle Alice, Alice Quinton.

– Où avez-vous connu les trois sœurs de mon mari ?

– À l'orphelinat de Sainte-Domitille de Laval-des-Rapides.

– Ça fait combien de temps ?

– Pas mal longtemps. J'étais jeune. Une bonne vingtaine d'années...

– Ah bon ! Puis vous les avez pas revues depuis ce temps-là ?

– Bien non. J'ai été pensionnaire un an et demi avec elles, puis après ça j'ai été transférée dans un autre couvent.

– Dans quel couvent ?

– Ah ! Un couvent dans le bout de Plessisville.

– Ah bon ! En tout cas, je vais dire ça à mon mari, puis il va vous rappeler. Peut-être qu'il peut vous aider.

– Merci beaucoup, Madame Quinton.

Quelle journée ! Alice sent la tension baisser. Elle repasse chaque étape qui l'a amenée jusqu'à ce résultat des plus prometteurs : les petites Quinton existent, leur frère aussi. Pour la deuxième fois, la sonnerie du téléphone se fait entendre et la fait sursauter. « Ça doit être Monsieur Quinton », pense-t-elle.

– Allô !

– Bonsoir. Je suis chez Madame Alice ?

– Oui, Monsieur.

– Vous avez appelé chez moi parce que vous cherchez votre famille ?

– C'est ça, Monsieur.

– Vous avez dit à ma femme que vous avez été élevée dans le bout de Laval-des-Rapides. Mais nous autres, on n'a pas de parenté dans ce coin-là.

– Mais je suis pas née là, je pense. Je sais que quand j'étais petite, j'étais à la crèche d'Youville. Puis après, j'ai été placée à l'orphelinat Sainte-Domitille avant d'aller dans un autre couvent.

– Ah bon ! Je comprends. Mais depuis quand que vous êtes à Montréal ?

– Ah ! Ça fait dix ans.

– Je vais voir si on peut faire quelque chose pour vous, Madame Alice.

Adrien est très troublé par cet appel. Il en fait part à son frère Guy, plus sceptique :

– Et si elle t'avait monté un bateau ?

– Ça me surprendrait beaucoup. À l'entendre parler, ça m'avait l'air d'une femme sincère et sérieuse.

– Oui, mais on ne sait jamais. Moi, j'ai envie d'aller directement chez elle, pour voir de quoi elle a l'air.

Un appel téléphonique prévient Alice de la visite de Guy Quinton, dès le lendemain. Elle se sent très nerveuse. Elle met de l'ordre dans sa maison pour que tout soit impeccable et endimanche ses petits.

À dix-neuf heures cinq, on frappe à la porte.

– Madame Alice Quinton ?

– Oui, c'est bien moi.

– C'est moi, Guy.

– Entrez.

La frappante ressemblance d'Alice avec sa sœur Lucienne met Guy en confiance. Il lui en fait part avant de lui montrer les photos de ses enfants. Tous deux trouvent des traits de famille entre Yvon et un des fils de Guy.

La visite se veut brève. Tant de choses réclament déjà d'être vérifiées !

– Pour sûr, vous avez des airs de la famille. Mais je vois pas qui seraient vos parents. Mais ça restera pas là. Vous allez en entendre parler.

Ce soir-là, les berceuses sont écourtées, car maman Alice a des trémolos dans la voix et elle sent un besoin impérieux de se retrouver seule avec ses pensées. Depuis deux jours, les événements se sont précipités. Les oreilles lui bourdonnent souvent et elle en conclut que plus d'une personne s'active autour du cas Alice Quinton pour en découvrir l'énigme.

Effectivement, dès son retour à la maison, Guy livre à son frère Adrien et à sa sœur Imelda les renseignements récoltés pendant sa visite chez Madame Alice Quinton.

Adrien est complètement bouleversé. Il n'entre pas au travail le lendemain matin ; il s'apitoie avec son jeune frère Guy sur la malchance d'une femme qui pourrait bien être sa sœur, sa cousine ou encore sa nièce. Un sentiment de solidarité incite les deux frères à conjuguer leurs efforts pour aider la jeune femme dans ses recherches.

De son côté, Imelda manifeste une telle indifférence que Guy en vient aux grands moyens pour la convaincre que cette Alice Quinton fait partie de la parenté : il organise chez lui une veillée rassemblant les trois premiers couples alertés.

Alice reçoit donc une invitation à prendre un café chez le couple Guy Quinton en présence d'Adrien, d'Imelda et de leurs conjoints. Elle l'accepte, tout en s'excusant de ne pas emmener ses enfants qui doivent se coucher tôt. De toute façon, elle préfère attendre que les choses se clarifient avant de leur faire rencontrer tant d'inconnus.

Elle s'y rend à pied, marchant d'un pas pressé, haletante de curiosité...

«Le 853, oui, c'est bien ici. Mon Dieu, que ça m'énerve! Qu'est-ce que je vas dire en entrant, bonne grâce?» Elle avale sa salive une dernière fois et elle frappe.

La maison est pleine. Alice est très mal à l'aise. Bombardée de questions et observée à la loupe par les trois femmes, elle n'apprécie guère cette soirée. L'objet même de ses recherches l'intimide, compte tenu de son âge. Imelda a apporté des photos prises à la Maison Sainte-Domitille de Laval-des-Rapides. Alice identifie Lydia sur chacune d'elles, sans l'ombre d'un doute. Tous se regardent sans rien dire. Leurs yeux chargés de discours complices incitent la visiteuse à prendre congé plus tôt que prévu.

Alice rentre à la maison avec l'impression que quelques-unes au moins des six personnes rencontrées possèdent des informations qu'elles n'ont pas voulu lui transmettre. L'atmosphère de mystère qui régnait au cours de cette soirée la porte à croire à un silence concerté. Réflexion faite, il lui apparaît souhaitable de prendre un peu de recul avec ces gens.

Mais dès la semaine suivante, Imelda elle-même l'invite à passer l'après-midi chez elle avec ses enfants.

Objection : Yvon va à l'école l'après-midi. Imelda insiste :

– C'est pas un après-midi d'école qui va lui faire rater sa vie.

Un argument d'une telle évidence convainc Alice, d'autant plus que le trajet se fait bien en autobus. Les enfants sont tout excités de «s'habiller en beau» pour aller en visite chez une dame qui a des enfants du même âge qu'eux.

Inquiète, Alice essaie de deviner ce qu'est devenue cette Lydia qu'elle a tant admirée à l'orphelinat. L'épisode des photos, chez la famille de Guy, a suscité des questions demeurées sans réponses : «Pourquoi Imelda n'a-t-elle pas avoué qu'elle avait entendu parler de moi? Et pourquoi me faire venir chez elle aujourd'hui? Pourquoi insister pour que mes deux enfants soient présents?» Autant de questions qui distraient Alice de son trajet.

Alice Quinton est attendue avec impatience chez Imelda. Dès qu'elle arrive, celle-ci s'empresse de lui annoncer que, d'une minute à l'autre, deux de ses tantes doivent venir les rejoindre.

– Est-ce que je les ai déjà vues? demande Alice.

– Non. Je vais te les présenter.

Même si elle déteste les conspirations, Alice doit faire bonne figure. Ses enfants lui servent d'échappatoire, comme dans bien d'autres situations embarrassantes. Elle s'affaire à leur retirer leurs manteaux et à les coiffer pour cacher sa timidité.

Imelda avait dit vrai : déjà une voiture s'arrête devant la porte et deux femmes en descendent. Alice reconnaît l'une d'elles pour l'avoir croisée à la pension de son mari ainsi qu'au cours d'une visite à une clinique médicale; son attitude fuyante l'avait drôlement intriguée.

– Je la connais, la plus grande.

– Tu peux te tromper. Parle pas trop vite.

– Tu vas voir, elle va te le dire elle-même.

Imelda va au-devant de ses tantes :

– Bonjour, ma tante Bibiane. Bonjour, ma tante Lucette. Je vous présente Alice.

– Je la connais! s'exclame Bibiane. C'est Alice Quinton, la femme de Gaston qui est en chambre chez Armandine.

Quelle stupéfaction! Le hasard a voulu que l'ancien mari d'Alice, Gaston, soit allé prendre pension chez Armandine, la sœur de Bibiane, au moment de son divorce. Les trois femmes se regardent, silencieuses et complices.

Encore le silence!

Comme à la soirée chez Guy!

Alice trouve une raison de plus de le détester, ce silence. Toute sa vie, il lui a été un instrument de torture. Elle a beau chercher à comprendre quel message il cache, elle n'y parvient pas.

– Comme ça, tu cherches ta famille? demande enfin Bibiane.

– J'aimerais ça que mes enfants aient des grands-parents. Comme leurs amis, après tout.

– J'ai justement quelque chose à te montrer, Alice. Viens voir.

Bibiane sort de sa bourse une enveloppe contenant la photo d'un couple; la femme est enceinte de quelques mois. Le carton est jauni.

– C'est eux autres, tes parents, Alice. Ta mère est morte à l'accouchement. C'est pour ça que t'es allée à l'orphelinat. T'étais trop petite pour que ton père soit capable de s'occuper de toi, tu comprends ? Il est mort lui aussi, ça fait longtemps déjà.

Alice veut éclater en sanglots, mais jamais elle ne se laisserait aller devant des étrangères. Elle saisit la photo des mains de Bibiane et l'examine attentivement. Les trois femmes l'observent sans dire un mot. Alice est gênée. Elle ose une réflexion :

– C'est drôle, mais je trouve pas qu'elle me ressemble.

– C'est difficile à voir sur une photo, juste de même, lui réplique Bibiane.

– Je pourrais la garder ? demande Alice.

– Bien sûr ! Elle est à toi.

Après l'avoir glissée dans son sac à main, Alice retourne auprès de ses deux enfants qui sont déjà en train de jouer avec ceux d'Imelda. Moins par timidité que par désabusement, elle renonce à poser les questions qui se bousculent dans sa tête. Elle se permet de douter des révélations de Bibiane et elle ressent beaucoup de tristesse. « Et si elles disaient vrai ? Ça vaudrait pas la peine de continuer de telles démarches. »

Les deux tantes ne prolongent pas leur visite. De son côté, Imelda invite Alice à souper avec eux : les enfants s'entendent bien et son mari va bientôt rentrer ; il pourra la ramener chez elle en soirée. Alice se sent mieux depuis le départ de Bibiane et Lucette, mais, après un court moment, les deux femmes ont du mal à maintenir la conversation. Alice décide de partir au plus vite.

Dès qu'ils entrent dans la maison, les enfants se précipitent dans leur chambre, conformément aux directives maternelles. Alice s'adosse à la porte, ferme les yeux un instant et pousse un soupir de soulagement. S'il fut des soirées où elle a maugréé contre la solitude, cette nuit elle en fera sa compagne privilégiée.

Assise dans son lit, le dos appuyé contre ses deux oreillers, elle braque la lampe de chevet sur cette photo de ses «parents décédés». Ce qu'elle donnerait pour que cette femme au regard figé s'anime et lui révèle tous les détails de son existence! Elle aurait sacrifié sa vie pour celle de son enfant? «Quel gâchis! pense-t-elle. Si j'avais été à sa place, c'est pas ce que j'aurais fait. Tant qu'à laisser mon enfant n'importe où, j'aurais aimé mieux qu'il vive pas.»

Le souvenir de son petit Éric vient alors lui tarauder le cœur. Elle pleure de regret et de désespoir. Tout son passé prend la couleur de cette nuit qui réserve ses pluies abondantes aux lève-tôt.

Avril se déleste souvent ainsi du legs d'un hiver qui s'éternise. Alice a l'impression de n'avoir vécu que des hivers; elle grelotte encore de cette solitude glaciale où les tempêtes l'ont constamment reléguée et où les rayons du soleil n'ont jamais pu la rejoindre. Chaque percée du printemps a été aspirée par un automne qui a cavalièrement devancé la belle saison : ses cours de violon, le chant choral, le travail à la pharmacie, ses vacances avec tante Yvonne, son congé d'essai en novembre 1961, son mariage, tous ces événements lui ont, à tour de rôle, procuré de doux moments de chaleur intérieure, d'intensité, de plénitude, qu'elle a dû payer chèrement. À trente-deux ans, elle n'a pas encore expérimenté de bonheur sans mélange. Et la même déception lui semble maintenant réservée dans cette course aux grands-parents.

Un autre appel téléphonique de Guy la replonge dans cette quête amorcée dix jours auparavant. Invitée à aller passer la fin de semaine chez lui avec les enfants, Alice ne peut refuser.

Les deux jours se passent avec tant de simplicité et de joie qu'ils donnent le goût aux deux familles d'en faire une tradition. Dorénavant, chaque samedi midi voit Alice quitter son domicile avec ses deux enfants pour partager les loisirs de la famille de Guy et Gisèle. Leur foyer est le lieu de rencontres privilégiées de ses frères et sœurs.

De fin de semaine en fin de semaine, Alice leur est présentée à tous, à l'exception de l'aînée. Son mari, Jean, venu en compagnie de l'un de ses fils, intimide beaucoup Alice, car il ne cesse de l'observer. Quelques semaines plus tard, il revient, cette fois, avec son épouse, une femme très réservée, rondelette, pas très grande, et qui, sans trop se mêler à la conversation, se concentre sur Alice. Elle ne sourit jamais. N'eût été son trop jeune âge, c'est elle qu'Alice aurait prise pour mère si elle avait eu à choisir parmi les sœurs de Guy. Après deux autres rencontres, elle confie à Guy :

– J'ai l'impression que c'est à la plus vieille de tes sœurs que je ressemble le plus. On dirait que c'est elle, ma mère. Bien plus que la femme sur la photo que Bibiane m'a apportée. Peux-tu croire que ce couple-là pourrait être mes parents, toi ?

– Passe-moi la photo, Alice.

– Moi, je peux pas m'empêcher de douter. J'ai l'impression qui a de la menterie là-dedans. Combien de fois j'ai regardé comme il faut cette photo-là ! Je trouve aucune ressemblance.

– Ouais ! C'est pas si simple, ça.

– Des fois, je regrette d'avoir entrepris ça. Si j'avais su ce que je sais maintenant, je l'aurais pas fait.
– Décourage-toi pas, Alice. Regarde, on est sûrement des petits cousins en quelque part. Ça te fait un semblant de famille, au moins en attendant !

Cette réflexion réconcilie quelque peu Alice avec les derniers événements. « C'est vrai, en fin de compte. Les enfants sont plus tout seuls comme avant, et puis je passe pas mes fins de semaine à m'ennuyer. »

Ce rituel hebdomadaire se prolonge jusqu'à ce dimanche où Jean et son épouse, en visite chez Guy, invitent Alice à souper avec eux. Embarrassée, car elle ne veut déplaire à personne, Alice adopte une attitude plutôt neutre en attendant de coincer Guy pour lui faire part de son malaise :

– Ça me gêne d'aller manger là toute seule avec mes enfants. Viendrais-tu avec moi ?
– Bien sûr. Je vais t'arranger ça. Laisse-moi faire.

En effet, tous se rendent chez Jean. Une grande famille d'adolescents les attend. Le petit dernier, à peine plus âgé qu'Yvon, prend plaisir à s'amuser avec les enfants d'Alice. Bien que fort sympathique, cette première rencontre avec la famille de Jean crée un malaise dans le cœur d'Alice. Le repas terminé, elle manifeste le désir de quitter en même temps que Guy et sa famille. Mais l'hôtesse insiste pour qu'elle reste lui promettant que son mari ira la reconduire en fin de soirée. Et comme elle n'assiste aux réunions de famille que depuis peu, elle peut se permettre de recommencer l'interrogatoire :

– À quel orphelinat t'étais, déjà ?
– À la Maison Sainte-Domitille de Laval-des-Rapides.
– Comment ça que t'étais là ?

– Je sais pas, moi.
– Ça fait longtemps que t'es mariée ?
– Ça va faire neuf ans à l'hiver.
– Tu l'as connu où, ton mari ?
– Au travail. Chez Taillefer.

L'interrogatoire touche un point névralgique. Alice se retourne vers le divan où Yvon s'est endormi alors que Nathalie manifeste des signes évidents de fatigue.

– Ça serait mieux que je veille pas trop tard à cause du petit qui a de l'école demain matin.
– T'as bien raison. En tout cas, donne-moi de tes nouvelles. Tiens, c'est notre numéro de téléphone. Gêne-toi pas si t'as besoin d'aide ou si t'as le goût de parler.

Le retour livre les deux adultes au silence alors que les enfants dorment sur le siège arrière de la voiture. Rentrée chez elle, Alice peut s'abandonner aux premières impressions de ce souper : « Très gentil, très dévoué, ce Monsieur Jean ! Et sa dame est moins gênante que les premières fois que je l'ai vue. Mais qu'elle est questionneuse ! »

Le sommeil écourte le bilan de cette fin de semaine, mais ce n'est que partie remise. Les appels téléphoniques assidus de Madame Jean font plaisir mais ne demeurent pas moins teintés de mystère. D'autant plus que depuis ce dimanche, Guy n'invite plus Alice chez lui. C'est comme si Jean l'avait relayé à la tâche. Fidèlement, Monsieur et Madame Jean se présentent chez leur nouvelle protégée chaque samedi matin et l'emmènent avec ses petits pour faire le marché. Tous y prennent goût.

Les grands enfants de Jean s'habituent tant bien que mal à partager leur fin de semaine avec cette «nouvelle cousine» et ses deux enfants. Francine, la benjamine, et Alice se découvrent une passion commune : les jeux de société.

Les lundis matin reviennent vite; Madame Jean incite Alice à lui donner de ses nouvelles au cours de la semaine. Mais quoi lui dire? Elles se parlent si peu lorsqu'elles sont ensemble! La présence de tous ces enfants cache bien ce malaise entre les deux femmes, occupées de part et d'autre à répondre aux besoins de chacun. Jamais encore Alice n'a pris l'initiative de lui téléphoner. Un malaise mal défini l'en empêche. De violents maux de tête vont pourtant l'y amener. Et pour cause : une tumeur au cerveau nécessite une intervention chirurgicale. De nouveau, Alice doit envisager des soins hospitaliers. Qui va garder les enfants? Elle entend les exhortations de Madame Jean : «Gêne-toi pas, si t'as besoin d'aide.» Elle ne voit pas d'autre solution. Le problème à peine exposé, elle reçoit une réponse des plus cordiales :

– Ça nous fait plaisir, Alice. On est assez de monde ici pour en prendre soin de tes enfants. Encore une chance que ça tombe un lundi. Ça va te donner le temps de te reposer un peu avant. Puis quand tu seras prête à sortir, appelle-nous, on va aller te chercher. Tu vas avoir besoin de tranquillité pendant quelques jours. Ça sera pas le temps de te fatiguer avec tes enfants.

– Vous êtes bien fine de me dépanner comme ça. Merci beaucoup.

En effet, elle aura besoin d'aide plus qu'elle ne l'a supposé. Une hémorragie la ramène à la clinique moins de quatre heures après son congé.

Une convalescence, facilitée par celle qui s'est méritée le surnom de « maman-poule » remet Alice sur pied plus tôt que prévu.

Au fil des semaines et des mois, des habitudes se créent autour d'elle dans la famille de Guy et de ses frères et sœurs. Les fins de semaine chez Jean lui permettent de rencontrer souvent la famille de Guy ainsi que celle d'Imelda. Les enfants s'habituent à ces retrouvailles hebdomadaires. Après deux ans et demi d'un tel régime, Alice s'exaspère de ne pas pouvoir accorder de temps à ses recherches. Elle en fait part à Madame Jean avec qui elle se sent de plus en plus en confiance :

— Je suis tannée de pas avancer plus que ça dans mes démarches. J'arrive pas à croire que la photo que Bibiane m'a remise soit vraiment celle de mes parents. Je suis pas capable de faire confiance à cette femme-là.

— Je t'avoue que moi non plus. Mais je te conseille de pas aller plus loin. T'es bien des nôtres, tu sais.

Cette parole va droit au cœur d'Alice. La sincérité avec laquelle Madame Jean l'a prononcée ne laisse place à aucun doute.

D'autres membres de cette famille aussi en sont convaincus. Rosette, la fille de Madame Jean, observant Alice affairée à préparer le repas, abonde dans le même sens :

— Je trouve donc qu'Alice te ressemble, maman ! Tu trouves pas, toi ?

Madame Jean se contente de sourire en gardant les yeux baissés sur sa planche à dépecer.

Le dimanche de la fête des Mères, Alice est infiniment triste, non seulement de n'avoir encore personne à fêter ce jour-là, mais de ne pas avoir auprès d'elle un mari qui lui réserve, en complicité avec ses enfants, une belle surprise. Elle refuse de se rendre au foyer de Jean, sous prétexte que les enfants «filent pas très bien».

– C'est toi qui le sais, lui répond Madame Jean. Tu te reprendras en fin de semaine prochaine, d'abord.

Ne vaut-il pas mieux commencer à se détacher de cette famille qui va bientôt déménager à la campagne, non loin de Sainte-Adèle ? Cet éloignement est déjà très lourd de conséquences pour Alice. Elle a appris à se sentir bien avec eux. Les liens qu'elle avait noués avec Francine lui apportent un réconfort auquel elle devra encore renoncer. Bien sûr, Guy habite toujours non loin de chez elle, mais c'est avec la grosse famille de Jean que chacun des membres du petit trio Quinton trouve son compte. Le superbe cottage antique que la famille de Jean va habiter dans le Nord l'accueillera aussi souvent qu'elle le désirera. On se fera même un plaisir de venir la chercher et de la ramener chez elle. Mais elle n'en boude pas moins ce déménagement qui lui impose une nouvelle coupure.

L'automne peint tout en grisaille. Les feuilles qui tombent n'en finissent plus de tourbillonner dans le vent glacial. Pourquoi tant d'agonies ? S'il faut mourir, pourquoi ne pas se laisser happer par la nuit au lieu de tant se débattre ? La vie vaut-elle qu'on la défende au prix de tant de souffrances ? Quand on lui a sacrifié bonheur et fierté, qu'elle est sa raison d'être ? Qui saurait comprendre sans le blâmer ce désir souvent exorcisé d'entraîner avec soi dans la mort les êtres qu'on chérit le plus au monde ? Et si le petit Éric les avait déjà devancés, alors là, la fête serait parfaite. Au nom de ce bonheur et de cette fierté de l'être, Alice aurait volontiers sacrifié sa vie.

Décembre tarde à venir jeter un manteau féerique sur cette longue agonie de l'été. Yvon aura bientôt neuf ans. Nathalie, exubérante à l'arrivée de Noël, ranime l'espoir dans le cœur d'Alice. Le plus arbitrairement du monde, elle décide que cette année 1974 en sera une de chance pour elle. La perspective de passer tout le temps des fêtes dans la famille de Jean stimule son enthousiasme naissant.

Les retrouvailles sont des plus chaleureuses. Francine et son plus jeune frère sont particulièrement démonstratifs. Âgés de quatorze et onze ans, ils s'en promettent avec Yvon sur la glissade qu'ils se sont dévoués à polir des soirées durant. Madame Jean est fière de montrer sa dépense regorgeant de provisions pour la quinzaine. Avec Nathalie, les plus vieilles se plaisent à jouer à la tante. Quelle fillette de sept ans n'y prendrait pas goût? La bonne humeur fuse de partout. Alice a décidé de se laisser davantage bercer par les douceurs qui lui sont offertes. Cette fois, elle n'anticipe pas le moment du retour à la maison. La fête des Rois viendra bien assez vite pour l'obliger à rentrer en ville. Et comme cette fête tombe un dimanche en cette année 1974, le souper des Rois ne pourra se prendre en toute détente : trop d'invités doivent retourner tôt en ville pour reprendre le travail dès le lendemain matin. Monsieur et Madame Jean conviennent donc de l'avancer au vendredi soir, pour leurs invités de choix : Imelda et son conjoint. L'absence des plus jeunes, déjà couchés pour la nuit, et des autres, occupés ailleurs à courtiser ou à se laisser séduire, favorise un souper intime pour Alice et les deux couples.

Comme il se doit, le maître de la maison siège au bout de la grande table. À sa droite, Imelda et son mari sont assis devant deux sièges vides, comme si d'autres invités devaient plus tard les occuper. Alice prend place à gauche des sièges vacants, ainsi que Madame Jean qui ne veut pas s'éloigner de ses réchauds.

Après un repas copieusement assaisonné de taquineries et d'histoires drôles, Imelda, toujours aussi imprévisible, apostrophe Alice :

– Puis quand est-ce que tu nous présentes ton « chum » Alice ?

– Je t'avoue bien sincèrement, Imelda, que j'aimerais bien mieux pouvoir te présenter ma mère que mon « chum ».

– Je pourrais peut-être te la présenter, moi, ta mère, déclare Imelda.

– Hein ? Comment ça ? Tu la connais, toi ?

– Bien oui.

– Ça veut dire qu'est pas morte, d'abord !

– Bien non, est pas morte !

– Elle doit être vieille, hein ?

– Non, pas tant que ça !

– Ç'as-tu été une femme de mauvaise vie ?

– Pantoute ! C'est une bien bonne personne.

Imelda la fixe avec un regard qui la supplie de se taire en lui signifiant du coin de l'œil, la présence de Madame Jean. « Pourquoi cette soudaine nécessité de ménager les oreilles de Madame Jean ? se demande Alice. À moins que ma mère soit quelqu'un qui lui soit très cher... » Une révélation soudaine la livre à un vertige affolant, et elle fixe Imelda en balbutiant, le souffle coupé :

– C'est pas vrai ! C'est pas elle, ma mère !

– T'es vraiment ma fille, affirme Madame Jean d'une voix tremblotante. T'est venue au monde le 14 janvier 1938, dans l'après-midi. On a seize ans de différence, Alice.

Éméline fixe sa fille dans les yeux pour la première fois, sans broncher.

– Voyons, ma femme, tu peux l'embrasser, notre fille, fait Monsieur Jean en voulant secourir son Éméline.

Un doute passe dans l'esprit d'Alice à travers ce flot d'émotion : « S'il fallait qu'on m'invente encore une famille, par pitié... » Ses mains sont demeurées inertes sur ses cuisses et des frissons lui parcourent le dos. La voyant claquer des dents, Jean s'empresse d'aller chercher une couverture de laine qu'il place soigneusement sur son dos en lui caressant les épaules. Sous les regards inquiets des autres convives, Alice quitte la table en silence et monte se réfugier dans sa chambre, juste à temps pour ne pas éclater en sanglots devant tout le monde. La révolte s'empare de tout son être. Humiliée de s'être fait leurrer pendant trois ans, elle en veut à cette femme qui se déclare sa mère. Quelle bonne raison Éméline pourrait-elle donner pour justifier une telle trahison ? Elle qui répète sans cesse que s'il y a de la place pour dix, il y en a pour douze, pourquoi l'a-t-elle abandonnée à la crèche ?

Soudain, des images d'un passé lointain, si lointain surgissent sous le choc de la douleur. Alice voit défiler devant elle tous ces couples qui chaque dimanche jusqu'à ses six ans, sont venus à la crèche visiter les orphelins en vue d'une adoption et qui ont semé sur leur passage sourires, tendresse et espoir. Certains d'entre eux se sont même attardés à l'observer. Leur désir de l'adopter se lisait dans leurs gestes affectueux et dans leur regard attentionné. Mais, chaque fois, la religieuse de garde s'était empressée de les informer : «Celle-ci est promise.» Alice retournait jouer, assurée qu'on viendrait bientôt la chercher. Un papa et une maman lui tendraient les bras.

Ramenée à la réalité de ce 4 janvier 1974, Alice sent un grand vide en elle. Une interrogation cruciale lui martèle le cœur : «Pourquoi ne sont-ils jamais venus me chercher?»

La haine monte en elle. Disparaître très loin pour ne plus revoir Éméline, voilà ce qu'elle souhaite le plus ardemment. Elle rage de s'être donné tant de mal pour en arriver là. Une mère qui te scrute, incognito, pendant trois ans. Une mère qui écoute tes inquiétudes passivement. Une mère qui tolère qu'on te présente des parents fictifs. Pour protéger qui et au nom de quoi? La révolte l'envahit. Toute cette bienveillance déployée au cours de ces nombreuses fins de semaine n'avait donc pour but que de leur permettre de mieux l'étudier.

Alice entend des pas se dirigeant de la cuisine vers l'escalier qui mène au deuxième étage. Avant qu'ils n'aient atteint la dernière marche, elle s'est enfouie sous ses couvertures. Des gestes muets et hésitants la découvrent doucement et lui caressent les cheveux. Elle demeure impassible, fermée à toute intervention :

– Alice, c'est moi, ta mère. Je comprends ta souffrance.

Les deux femmes sanglotent en silence. Imperceptiblement, les larmes d'Éméline adoucissent l'amertume d'Alice. Elles expriment une sensibilité qu'Alice avait du mal à percevoir sous les dehors stoïques de cette femme de devoir. Sa générosité bien connue s'adresse à tous les êtres dans le besoin et Alice s'est classée parmi ceux-ci. Ce soir, elle réagit fortement contre tout ce qu'elle interprète maintenant comme des signes de pitié. Et cela plus que tout, elle le rejette. Elle s'entête à ne pas desserrer les dents. Éméline se risque donc à briser la glace :

— Y a bien des choses qu'il faudra que je te dise, un peu plus tard. Ça pourra t'aider à comprendre. C'est pas toujours de notre faute, ce qui arrive, tu sais. J'avais quand même rien que quinze ans...

Éméline est de plus en plus troublée par le mutisme de sa fille.

— J'ai jamais passé une journée sans penser à toi, Alice. C'est pour toi que j'ai toujours mis une assiette de plus sur la table. Jean pourrait te le dire.

Cette déclaration anéantit les résistances d'Alice. Touchée par une telle attention, elle se remet à pleurer à chaudes larmes.

— Je te demande pardon, Alice. Réponds-moi. Me pardonnes-tu ?

D'un geste de la tête, Alice lui donne la réponse qu'elle souhaitait de tout son cœur. Des minutes d'une intensité indéfinissable les réconcilient sans pour autant délier leurs bras demeurés fermés. Ce torrent d'émotion exige d'être apprivoisé et les deux femmes y consentent instinctivement. Les étreintes sont prématurées. Un simple petit baiser sur le front risque moins de faire chavirer leur cœur à peine en équilibre sur cette mer déchaînée après des années de sournois mugissements.

Les minutes de silence se vivent mieux. Mais Éméline, la silencieuse Éméline, a encore quelque chose à dire à sa fille aînée :

— Je peux te demander une faveur, Alice ?

En guise de réponse, elle hausse les épaules, les yeux toujours clos et les bras croisés sur sa poitrine, comme sous une camisole de force.

— Je voudrais pas que t'en parles tout de suite. Tu comprends ? Il faut que je prépare tes petites sœurs...

Trois acquiescements de la tête suffisent pour rassurer Éméline. Elle connaît la discrétion d'Alice. Elle l'a plus d'une fois éprouvée, à son insu, depuis trois ans.

— Bonne nuit ! Essaie de te reposer. Puis presse-toi pas pour te lever demain matin. On va s'occuper de tes petits.

Une dernière caresse sur la tête, un cœur aimant, aux gestes impuissants, des pas de velours feutrés de regrets, une porte qui se referme avec toute la tendresse emprisonnée au cœur de cet entretien, c'en est fait de cette inoubliable soirée du 4 janvier 1974.

13

L'amour apprivoisé

Alice voudrait ordonner les quelques pièces retrouvées de son puzzle. Ce puzzle qui lui avait échu à la Maison Sainte-Domitille. Mais les images se brouillent et c'est le cœur ce soir qui réclame ses droits. Recroquevillée en position fœtale, elle appelle le sommeil. Cette posture est toujours efficace. Alice ne se souvient pas d'avoir pu s'endormir autrement avant de connaître la camisole de force. Mais ce soir, tout résiste aux recettes magiques. Habitée jusqu'au plus profond d'elle-même par une douleur récente, soudain le souvenir d'Éric la frappe comme un fouet en plein visage. Éric qui aura bientôt quatre ans. «Comment ai-je pu lui faire une chose pareille?», se demande-t-elle. La souffrance est telle qu'elle n'a pas assez de sa nuit pour pleurer la déchirure de le savoir loin; de ne pas savoir s'il a mal lui aussi cette nuit; d'ignorer si quelqu'un l'aime assez pour le protéger de toutes les douleurs qui ont conduit sa mère à l'abandonner à l'adoption. Au-delà du temps et de l'espace, Alice le réclame. Son cœur et sa chair ont mal de lui. Saura-t-il lui aussi lui pardonner? «Je lui raconterai toute la vérité, se dit Alice. Plus tard, pour ne pas lui faire de mal. J'espère qu'il comprendra et qu'il me pardonnera.» Sa réflexion fait écho aux propos d'Éméline, et elle s'en rend compte aussitôt. Une consigne lui revient en mémoire : « Ne fais pas aux autres ce que tu ne voudrais pas qu'on te fasse. » Quel défi !

Samedi matin, 5 janvier. Un soleil flamboyant tire Alice de son sommeil. Peu encline à la flânerie, elle descend à la cuisine aussitôt que l'agitation coutumière d'une tablée de douze personnes se fait entendre. Silencieuse, un tantinet retirée dans un coin de la grande table, elle observe d'un regard neuf ces garçons et ces filles qu'elle peut maintenant accueillir comme ses frères et sœurs. Elle s'évertue à trouver en chacun d'eux des points de ressemblance avec elle ; les uns lui en présentent sur le plan physique, alors que chez les autres, elle retrouve des traits de caractère et des mimiques qui ne mentent pas. Comment a-t-elle pu ne pas les découvrir avant ? Il est vrai que lorsque la tentation lui venait de pousser trop loin les comparaisons, elle se corrigeait en empruntant la formule véhiculée depuis trois ans : « Pour sûr, t'es des nôtres ». Entre cousins et cousines, il n'est pas rare de trouver plus d'un point de ressemblance !

En observant Éméline occupée à servir le déjeuner à son petit homme, Alice se rend compte qu'elle a atteint l'objectif premier de toute cette entreprise : procurer à ses enfants le bonheur de connaître leurs grands-parents. Un sentiment de profond contentement lui réchauffe le cœur. Elle lit toute la tendresse d'une grand-maman dans les attentions d'Éméline envers ses deux petits. Toute la sollicitude qu'elle leur a témoignée dès leur première rencontre prend tout son sens. Alice réalise alors que, pour Yvon et Nathalie, une grande famille vient de naître : une famille de cinq oncles et cinq tantes encadrés d'un grand-papa et d'une grand-maman au cœur d'or.

Les émotions sont difficiles à contenir à l'heure du départ. Éméline a décidé d'accompagner son mari à Montréal, afin qu'ils puissent échanger leurs impressions pendant leur retour. Se retrouver seuls, tous les deux, leur fera le plus grand bien après toutes ces émotions.

– Quand je l'ai vue la première fois, chez Guy, avoue Jean à son Éméline, j'étais sûr que c'était ta fille. J'ai pas voulu t'en parler avant que tu la voies toi-même, mais je te garantis que ça m'a fait jongler souvent.

– Bien moi, c'est pareil, fait Éméline. Mais seulement, ma tante Bibiane m'avait prévenue, quelque temps auparavant, qu'un malheur était sur le point de m'arriver, que quelqu'un se préparait à me faire bien du tort.

– Où est-ce qu'elle avait pris ça, elle ?

– En attendant son tour à la clinique médicale, elle avait entendu nommer au micro : «Madame Alice Quinton, Alice Quinton, salle 14. »

– Mais comment ça qu'elle aurait été au courant de quelque chose sur Alice Quinton, elle ?

– Il paraît, reprend Éméline, que c'est mon père qui en aurait parlé à Imelda, pendant un voyage en Gaspésie. Et lorsque Alice a commencé ses recherches, Imelda aurait communiqué le secret à sa grande confidente Bibiane.

– Ouais ! Ça explique pourquoi qu'elle est allée inventer que les deux vieux de la photo étaient ses parents, conclut Jean.

– En tout cas, elle nous a pas facilité les choses celle-là. Puis il paraît qu'elle sait bien des choses sur Alice. C'est ma tante Armandine qui en aurait parlé. Gaston se serait confié à elle, puis il en saurait plus que nous autres sur son passé.

— Ça me surprendrait pas qu'Alice nous en cache gros. C'est loin d'être une mauvaise fille, comme tu craignais... Mais elle a l'air d'avoir souffert sans bon sens. T'as pas remarqué qu'elle n'en parle jamais, de son passé? À moins qu'on la questionne.

— Puis encore. Je t'assure qu'y a des réponses qui sont là que pour la forme. Je comprends pas comment ça se fait qu'ils l'ont transférée de la crèche d'Youville à la Maison Sainte-Domitille. Pourtant, les religieuses gardaient des enfants de tout âge du côté de l'orphelinat de Liesse.

— Puis après, encore dans un autre couvent, au diable vauvert, ajoute Jean.

— J'ai bien peur qu'on ait trop attendu pour lui dire la vérité. Si tu l'avais vue dans son lit, l'autre soir, c'était pas drôle.

— Peut-être bien. Ou bien c'est parce qu'on n'a pas eu le tour d'y amener ça.

— En tout cas, je regrette pas d'avoir demandé à Imelda de m'aider. J'aurais jamais été capable d'en parler toute seule.

— Elle faisait pitié à voir, Alice.

— Elle m'a dit qu'elle me pardonnait, au moins.

— Quand est-ce que tu vas lui dire le reste?

— Je le sais pas encore, Jean. Pas plus que je sais quand est-ce que je vas le dire aux enfants. Qu'est-ce qu'ils vont comprendre? Puis qu'est-ce qu'ils vont penser de leur mère? Ça m'inquiète bien gros ça. Pour les deux plus vieilles, ça m'énerve moins. Mais j'ai peur que les plus jeunes s'en servent pour me tenir tête ou courailler.

— On a des bons enfants, Éméline. Il faut leur faire confiance.

Malgré les frais de l'interurbain, Éméline téléphone régulièrement à sa fille Alice. Cette dernière l'appelle par son prénom et laisse transpirer un malaise. L'urgence de trouver un moment pour une bonne conversation devient de plus en plus évidente. Jean et Éméline proposent donc à Alice de lui rendre visite en cette première fin de semaine de mai.

— Les enfants se couchent de bonne heure, ajoute Éméline. Ça nous donnerait le temps de jaser tranquillement.

Alice appréhende le but premier de leur visite. « Aussi bien en finir avec tout ce mystère, considère-t-elle. Après tout, ça fait déjà plus de trente ans que ça dure. C'est bien assez ! »

Yvon et Nathalie attendent leurs grands-parents avec un enthousiasme égal à l'angoisse de leur mère. Les derniers préparatifs tirent à leur fin lorsque la sonnerie de la porte se fait entendre. Les deux gamins se précipitent pendant qu'Alice jette un coup d'œil furtif à l'image que lui renvoie le miroir de son chiffonnier.

L'après-midi est à la fête ! Culbutes, jeux de passe-passe et espiègleries se succèdent jusqu'à épuisement : celui du grand-père, bien sûr ! Éméline et sa fille se sont affairées à préparer le repas en échangeant des banalités après s'être donné des nouvelles de la famille.

Le dessert à peine terminé, Nathalie sommeille, la tête appuyée sur le coin de la table. Alice invite Yvon à gagner son lit, où grand-papa ira lui raconter une histoire.

— Il n'en finit plus de poser des questions, ce petit-là ! Il est sûrement pas mal intelligent, confie Jean en rejoignant son Éméline déjà accoudée à la table.

— Je n'en doute pas une seconde, répond-elle. Viens t'asseoir, Alice. On finira ça demain. T'en as assez fait aujourd'hui.

— J'arrive !

À la grande surprise d'Alice, c'est Éméline qui engage la conversation :

— T'as des questions, hein Alice ? Je me trompe ou bien t'es pas à l'aise de m'en parler ?

— C'est qui, mon père ? lance Alice comme on se jette à l'eau.

— Je m'en doutais, de celle-là ! C'est Joseph-Henri ?

— C'est qui ça, Joseph-Henri ?

— C'est grand-papa, du côté de maman.

— Tu veux dire que c'est... ton grand-père ?

— Bien oui. J'étais jeune. J'avais rien que quinze ans. Puis maman a passé plus que deux mois à l'hôpital, ce printemps-là. Ça fait que c'est grand-papa qui est venu nous garder à la maison. Papa était jamais là. C'est pas longtemps après qu'il nous a abandonnés...

— Il est mort, ton grand-père ?

— Ça fait pas mal longtemps. T'avais une dizaine d'années.

— Parle-moi de lui.

— C'était un très bel homme de nationalité française : grand-maman aussi, d'ailleurs. Il était commis voyageur. Il faisait le tour de la province. Il a élevé sa famille en Gaspésie. C'était un homme très intelligent, de belle éducation. Il connaissait un tas de choses. On pouvait passer des heures à l'écouter nous raconter des histoires vraies.

Le récit s'arrête et les trois personnes se figent devant leur écran personnel. Jean entend encore le père d'Éméline lui déconseiller de l'épouser : « C'est pas une fille recommandable », avait-il précisé. Mais Jean n'écoutant que son cœur avait passé outre à ces recommandations et avait épousé Éméline le 11 octobre 1941. Comme beaucoup d'autres jeunes hommes, il s'était porté volontaire et savait qu'il devait rejoindre les rangs de l'armée canadienne aussitôt après les épousailles.

Éméline, plongée dans ses pensées, revoit cet homme que le vieillissement avait oublié et qui savait séduire comme pas un. Quant à Alice, elle visionne pour la énième fois la scène de Bibiane et de la photo ; elle peut maintenant démasquer les acteurs et découvrir que la grand-tante en question protégeait son papa, Joseph-Henri, cet homme qu'elle avait toujours adulé. Qu'avaient-ils pu se dire, ces deux-là, concernant la grossesse d'Éméline ? De toute évidence, Bibiane était dans le secret des dieux depuis fort longtemps. De là ces regards complices avec d'autres membres de sa famille et ces bateaux montés de toutes pièces. Tout pour laisser supposer que derrière les interdictions des religieuses se cachaient peut-être des ordres formels de la part du père naturel et de quelques membres de sa famille. À qui imputer les transferts de la crèche à l'orphelinat puis de l'orphelinat à l'asile ?

Les seules informations qu'Éméline détient concerne la poursuite judiciaire engagée par ses parents contre l'incestueux grand-père. Le jugement rendu l'aurait sommé de défrayer l'accouchement de la jeune mère puis de verser ensuite une pension à l'institution qui hébergerait l'enfant. Serait-ce à cause de cela qu'on la déclarait «promise»? La loi sur l'adoption n'autorisait pas celle-ci tant et aussi longtemps qu'un payeur se portait garant de l'enfant. Cette pension octroyait-elle d'autres privilèges, tel un pouvoir décisionnel sur l'avenir de l'enfant?

Éméline, le regard fixe, est assaillie par le souvenir de ce vendredi 14 janvier 1938. Jean l'observe et s'inquiète :

– Qu'est-ce qui se passe, ma femme?

– Il faut que vous le sachiez, ce qui s'est vraiment passé!

La gorge serrée et les joues empourprées d'émotion, Éméline revit à haute voix ces événements jusque-là demeurés sous le sceau du secret :

– Je me vois encore reconduite dans ma chambre par deux religieuses costumées de blanc, dans un silence de mort. J'étais épuisée par douze heures de contractions. Je ne demandais qu'à dormir. Je me souviens vaguement de la visite d'un monsieur. Et pourtant, il tenait dans ses bras un bébé, mon enfant... Il m'a dit une seule phrase et je ne l'ai plus jamais revu : «Mademoiselle Éméline, je suis votre travailleur social. Regardez bien votre fille, vous la voyez pour la dernière fois. Je m'en vais la porter à la crèche d'Youville.» La fatigue et l'inconscience de mes seize ans m'ont fait vivre cet arrachement comme une enfant à qui les adultes décident de retirer sa poupée parce que le temps est venu de le faire.

Le lendemain, abandonnée à sa solitude, la jeune maman s'ingéniait à remettre en ordre les événements des derniers jours comme on tente de recoller les morceaux d'un vase éclaté.

Mis à part la brève douleur de la défloration, elle venait de prendre contact avec la souffrance physique pour la première fois de sa vie. La souffrance morale avait suivi de près : au premier cri de l'enfant naissant, à seize heures trente, ses bras tendus étaient demeurés vides. Ses bras qui réclamaient de voir cette enfant qu'elle avait portée dans le silence, l'humiliation et la culpabilité. Elle s'était trompée. Cette enfant n'était déjà plus sienne. Elle était devenue propriété exclusive de son père ou de la société à qui il l'avait abandonnée.

Livrée aux confidences, Éméline voit surgir en elle des souvenirs avec cette même impétuosité qui les avait condamnés à l'oubli :

— J'avais à peine entendu le médecin dire à son assistante : « Ah ! C'est une petite fille ! Très forte », que tu es disparue, Dieu sait où, dans les bras d'une religieuse infirmière. Je t'ai vue pour la première et dernière fois dans les bras du travailleur social. J'imagine que c'est à ce moment-là qu'on t'a transportée à la crèche d'Youville.

Éméline fait une pause, puis reprend :

— Tu sais, Alice, les mœurs du temps n'autorisaient pas la mère célibataire à garder son enfant, encore moins si elle était mineure. Le privilège de vivre sa grossesse dans sa famille était rare. La plupart des jeunes filles enceintes devaient aller travailler dans une maison privée, à l'extérieur de leur localité, ou encore aller joindre les rangs de celles qu'on plaçait en milieu spécialisé comme la Maison Rosalie-Jetté ou l'hôpital de la Miséricorde.

— C'est curieux, raconte Alice, après un long moment de silence, je me souviens d'avoir été heureuse à la crèche.

— Y a pas à dire, c'étaient de bonnes personnes qui prenaient soin de vous autres dans ces maisons-là, explique Jean.

Pourtant, Éméline se rappelle qu'un jour où elle s'était rendue à la crèche pour faire part de son intention de reprendre sa fille de trois ans, une religieuse très âgée était venue lui annoncer que la petite Alice Quinton était décédée d'une pneumonie.

— Pourquoi les religieuses t'auraient fait accroire ça, réplique Alice, exaspérée. Ça prend-tu du monde croche pour faire une affaire pareille !

Jean se permet d'intervenir :

— On le sait pas, Alice. Il y a peut-être des ordres qui avaient été donnés... Ça a jamais été clair, cette histoire-là.

— C'est un fait, reprend Éméline. On n'en saura peut-être jamais le fond ? En tout cas, moi je peux te dire que je suis sortie de la crèche complètement abasourdie par cette nouvelle-là. Ça faisait longtemps que je préparais mon plan. Mariée depuis le 11 octobre 1941, je recevais une pension militaire qui m'aurait permis de prendre à ma charge deux petits enfants, sans inquiétude.

— Comment ça, deux enfants ? demande Alice

— Toi puis le petit dernier chez nous.

Un éclatement de la famille avait obligé la mère d'Éméline à retourner au travail et par le fait même à placer ses enfants à l'orphelinat. Fille aînée, Éméline ne pouvait se résigner à voir son petit frère prendre la même route que sa propre fille. Une solidarité particulière était née entre Éméline et sa mère à la faveur de cet événement peu commun : les deux femmes portaient un enfant en même temps, Éméline devançant sa mère de quelques mois.

Visiblement tenaillée par l'émotion, Éméline a interrompu son récit. Le respect invite Alice et Jean à ne pas la heurter. D'un ton frisant l'humour, ce dernier se risque enfin :

– Hé ! les femmes ! Vous pourriez pas penser tout fort ? Alice allait le faire :

– Mais à qui est-ce que j'étais promise, moi ? Je me rappelle qu'on disait toujours ça quand quelqu'un voulait m'emmener.

– Je le sais pas, pauvre petite fille. Je comprends rien à cette histoire-là. Peut-être que c'est juste parce que les religieuses avaient peur que des enfants nés de la parenté soient pas normaux. Ça se disait, tu sais. Ou bien c'est parce que grand-papa payait pour ta pension... Il faut que je te dise que deux jours avant la date prévue pour l'accouchement, maman, elle-même enceinte de six mois, m'accompagnait à la maternité de l'hôpital Sainte-Thérèse sur la rue Saint-Denis. Compte tenu des circonstances familiales et du scandale à éviter, on ne se posait pas de questions : l'enfant qui naîtrait devait être donné en adoption. Comme j'étais mineure, la signature de ma mère était requise pour valider l'acte de donation. Pendant ces quelques jours d'attente, des examens médicaux me promettaient un accouchement normal. Douloureux peut-être, compte tenu de mon poids et de mon jeune âge. Je n'oublierai jamais le discours des religieuses autour de mon lit, juste avant qu'on m'emmène à la salle d'accouchement ; même si j'étais courageuse, je pouvais pas me retenir de pleurer tellement ça faisait mal. Tout ce qu'elles trouvaient à me dire, c'est : « Il est normal de souffrir quand on s'est payé un plaisir défendu. »

Cette lumière jetée sur les événements a l'effet d'un baume sur la douleur d'Alice, cette femme en qui pleure toujours l'enfant rejetée, l'enfant pas aimée, l'enfant mal aimée. Mais elle n'est pas entraînée à l'attendrissement et sa mère ne l'est guère plus. Elle entreprend donc de détendre l'atmosphère en relatant certains souvenirs plutôt burlesques de son séjour à la crèche.

Un autre silence s'installe ensuite et se fait de plus en plus lourd. Jean, qui possède ce talent d'intervenir au bon moment et de façon judicieuse, relance la conversation sur un sujet léger tout en satisfaisant sa curiosité naturelle :

— C'est à la crèche que t'as commencé ton école, Alice ?

— Bien, dès l'âge de cinq ans, on se rendait à l'école à côté de la crèche pour commencer un apprentissage comme à la maternelle. Tous les avant-midi, les plus grandes nous apprenaient à faire plein de choses : lacer nos bottines, faire des boucles, dessiner, découper et chanter. Je devais être plutôt malcommode puisqu'on me mettait assez souvent en punition. Par contre, pour mes six ans, on m'avait offert un beau cadeau : une poupée de caoutchouc, toute chauve et toute nue. Je réalisais bien qu'elle n'était pas neuve, mais je l'aimais quand même. Je la traînais toujours avec moi partout.

— L'as-tu gardée longtemps, cette poupée-là ? demande Éméline.

— Non. Pas longtemps.

Alice baisse les yeux et se replonge dans un mutisme que le couple a du mal à supporter. Jean se risque :
– Il s'est passé quelque chose, Alice ?

En effet, une semaine, jour pour jour, après son sixième anniversaire de naissance, Alice quittait la crèche pour une cause et une direction inconnues. C'était le 21 janvier 1944.

– Un matin après le déjeuner, la sœur Albertine, responsable des transferts, m'attendait à la porte du réfectoire et m'a emmenée avec elle en m'annonçant que j'avais congé d'école pour ce vendredi-là. Elle m'a dit : « On va se promener. Apporte ta poupée aussi. » Il faisait très froid. Je me souviens que j'ai enlevé mon foulard de laine pour envelopper ma Nounou parce que j'avais peur qu'elle meure de froid. En cours de route, la sœur Albertine m'a expliqué que j'étais maintenant assez grande pour aller dans une vraie école.

– Tous les enfants de six ans étaient transportés ailleurs, d'après toi ? demande Éméline. Je comprends pas pourquoi qu'on t'a pas envoyée, comme bien d'autres, à l'orphelinat de Liesse, juste à côté de la crèche d'Youville. D'après mes informations, c'est là qu'on envoyait les enfants qui n'avaient pas été adoptés et qui étaient en âge d'aller à l'école.

– Je le sais. Me semble même que j'étais toute seule d'enfant dans l'auto, ce matin-là. J'ai demandé à sœur Albertine, en arrivant devant la grosse maison grise : « C'est quelle crèche, ici ? » Elle m'a répondu, toute joyeuse : « Ce n'est pas une crèche, Alice. C'est un couvent. Le couvent Sainte-Domitille. » Le voyage n'avait pas duré longtemps mais j'étais quand même toute dépaysée en arrivant. Toutes les filles portaient le même modèle de robe ; bien pire, il y avait pas un seul jouet dans la salle. Là, j'ai commencé à avoir peur pour ma poupée. J'avais tout le temps peur qu'on me l'enlève. Même si je l'entourais de mes deux bras, je me sentais encore menacée. Pendant les repas, je la plaçais entre mes jambes pour être sûre qu'on me joue pas de tour. J'avais seulement hâte qu'une sœur sonne la cloche pour qu'on aille se coucher.

– Et puis ? réclame Jean, fasciné par le dénouement de cette histoire.

– Eh bien ! je me suis retrouvée dans mon lit, avec ma Nounou. Que j'étais contente ! J'ai même passé tout le dimanche sans me la faire enlever. Ce dimanche soir-là, j'avais tellement besoin de lui parler de ma journée. Je m'entends encore lui chuchoter : Je m'ennuie ici. J'ai pas joué de la journée. Hier non plus ! Et demain je vas aller en classe. C'est une vraie école ici. Mère Albertine m'a dit que c'est un orphelinat puis que toutes les filles sont des orphelines. On est beaucoup, beaucoup d'orphelines ici. La chapelle était pleine à la grand-messe. Dans ma salle aussi, on est plusieurs. J'en connais pas une. J'ai appris le nom de la religieuse qui s'occupe de nous : sœur Aimé-de-Jésus. Elle est gentille ! »

– C'était pas tout à fait vrai, corrige Éméline. Y a des enfants qu'on plaçait là pour de petites périodes aussi. Comme pendant la maladie de la mère ou si le père quittait la famille pour une raison ou pour une autre...

– C'était à la fois un orphelinat et un pensionnat, si ma mémoire est bonne, d'ajouter Jean. Puis, finalement, ta poupée ?

Alice relate ce lundi matin avec une mémoire infaillible des moindres détails. Tel que promis par la sœur Albertine, Alice devait se rendre en classe. Distraite par la soudaine nécessité de suivre la sœur Aimé-de-Jésus, elle allait oublier sa Nounou. En haut des escaliers, une très grande religieuse les attendait. Alice, derrière la file, avait tout son temps pour l'observer. Chaque écolière se prosternait en passant devant cette religieuse et la saluait très respectueusement. Celle-ci acquiesçait d'un signe de la tête; pas un mot, pas un sourire. Bientôt, ce serait le tour d'Alice.

– Je pratiquais mon « Bonjour, mère Saint-Sulpice » et j'étais très nerveuse. Je savais pas si c'était Saint-Sulpice ou Saint-Supplice qu'il fallait dire. Il restait juste deux filles à passer avant moi et je voulais les écouter comme il faut, mais déjà la religieuse s'est mise à me regarder avec ses gros yeux et elle m'a demandé : « C'est toi, Alice Quinton ? » J'ai baissé la tête et j'ai répondu : « Oui, mère Saint-Supplice. » Et c'est là que ça a commencé à aller mal.

– T'avais fait toute une gaffe ! fait Éméline.

– Elle s'est fâchée en me voyant. Elle m'a crié : « Tu apprendras, ma petite fille, que mon nom, c'est mère Saint-Sulpice, et puis que c'est pas la place d'une poupée en classe. » Là, elle m'a arraché ma Nounou et l'a lancée au bout de ses bras. Ma Nounou a déboulé toutes les marches de l'escalier.

– Ouais ! Ça commençait mal, commente Jean.

– La porte s'est refermée fort derrière nous autres, poursuit Alice. Mère Saint-Supplice, c'est le cas de le dire, m'a conduite à un pupitre avec une raideur qui m'a paralysée. J'avais l'impression d'être clouée à ma chaise pour la semaine. Je comprenais rien de ce qu'elle expliquait. Et puis, avec ce qui venait d'arriver, j'aurais jamais eu le courage de lui demander une explication.

– Je comprends, pauvre fille ! Dieu sait que je connais ça, moi, la gêne. Tu tiens sûrement ça de ta mère, ma pauvre Alice.

– Finalement, j'ai décidé de m'occuper de mon mieux avec les choses qui étaient placées dans le pupitre. La sœur m'a rappelée à l'ordre plusieurs fois en parlant du cahier de dictée, du livre de lecture, mais je me sentais tellement perdue devant toutes ces nouveautés.

– Ça se comprend, dit Jean. La plupart des élèves avaient commencé leurs classes depuis quatre mois déjà.

– En tout cas, moi, je pensais rien qu'à une chose : sortir la première, dès que la cloche sonnerait, pour que personne me vole ma Nounou. Au premier coup de cloche, je me suis lancée vers la porte. Sœur Saint-Sulpice m'a attrapée par la manche de ma robe et m'a fait faire trois pas à reculons. J'avais compris : comme toutes les élèves, il fallait que je prenne le temps de ranger mes livres et de me placer en rang.

Captivé, le couple semblait oublier l'heure tardive :

– T'avais peur que d'autres descendent avant toi et ramassent ta poupée, j'imagine ? demande Jean.

– C'est ça. Je vous assure qu'aussitôt que la porte s'est ouverte, je me suis faufilée. Mais ma Nounou n'était pas dans l'escalier du deuxième ni dans le dernier. Je l'ai pas trouvée nulle part.

Éplorée, Alice s'était cantonnée dans un coin et pleurait silencieusement. Toutes ses compagnes étaient déjà arrivées au réfectoire lorsque la sœur Aimé-de-Jésus remarqua son absence. Se doutant qu'elle pouvait s'être égarée, elle était vite partie à sa recherche.

– Mais voyons, Alice ! Qu'est-ce que tu fais là ? Tu pleures ? Qu'est-ce qui se passe ?

– Je trouve plus ma Nounou.

– Alice, tu es trop grande maintenant pour te promener avec une poupée. Quand on est assez grande pour apprendre à lire et à compter, on est trop grande pour jouer à la poupée.

– Mais je l'aime, moi, ma Nounou ! Dites-moi où vous l'avez cachée. Je vous promets de plus jamais l'emmener en classe.

– Alice, je ne sais pas où elle est, ta Nounou, moi. Il faudrait que tu le demandes à sœur Saint-Sulpice. C'est elle qui te l'a enlevée ?

– Oui, mais elle l'a lancée en bas de l'escalier puis elle est plus là.

– Écoute, Alice. C'est l'heure du dîner. Il faut que tu viennes manger. Plus tard, on demandera à sœur Saint-Sulpice.

Alice devait en faire son deuil. Déjà plus personne à serrer dans ses bras. Le vide était si grand au creux de son lit qu'elle avait tenté de trouver un réconfort dans l'oreiller qu'elle pressait de toutes ses forces contre sa poitrine. Elle lui avait abandonné les sanglots que cette séparation lui arrachait.

Jean poussa un grand soupir. Avide de connaître enfin quelques épisodes du passé d'Alice, il avait écouté ses paroles avec une émotion mal dissimulée. Une émotion qui invitait Alice à poursuivre :

– Du même coup, je me demandais si on n'avait pas agi de la même façon avec moi. Peut-être qu'on m'avait arrachée à mes parents pour une raison que je découvrirais plus tard. Des fois, je m'inquiétais pour mes parents. J'imaginais qu'ils me cherchaient partout et qu'ils étaient aussi malheureux que moi. Je me demandais si on leur dirait, à la crèche d'Youville, où on l'avait emmenée, Alice Quinton, le 21 janvier...

— Moi, je peux te répondre que non, ma fille. On en reparlera, de ça...

Éméline sembla tout à coup furieuse. Alice crut bon de ne pas interroger sa colère mais plutôt de l'atténuer en lui racontant comment elle en était venue à détester l'école, à la Maison Sainte-Domitille.

— En plus de m'avoir enlevé ma poupée, cette sœur-là m'obligeait à me conduire comme une grande fille à six ans... Mais je lui en ai fait voir de toutes les couleurs. Quand j'y pense ! Pauvre sœur Saint-Sulpice ! Ça devait pas être facile. Elle devait enseigner à une trentaine de petites filles. Je comprends qu'à un moment donné elle ait demandé que quelqu'un d'autre s'occupe de moi. Je l'entends encore dire à sœur Aimé-de-Jésus : « Cette enfant est arrivée en plein milieu de l'année scolaire. Elle ne s'est pas rattrapée et elle devient de plus en plus turbulente. » Mais je venais de décrocher la chance de ma vie : on m'a confiée à sœur Marie-des-Victoires, la responsable du parloir.

— Elle était gentille celle-là ? s'inquiète Éméline.

— Plutôt, oui. C'est elle qui m'a montré mon petit catéchisme et les bases de la lecture. Elle le faisait en attendant les visiteurs.

— Mais qu'est-ce qu'il y avait de si chanceux dans le fait d'apprendre par cœur tes réponses du petit catéchisme ?

— Ah ! Mais c'est pas ça Éméline. Curieuse comme je suis, c'était pour moi l'occasion de voir du monde de l'extérieur. Vous imaginez la chance que ça représentait pour une orpheline entre quatre murs à longueur d'année ? En plus, c'était pour moi doubler mes chances d'être adoptée, parce que tous les visiteurs qui passaient par le parloir me voyaient.

– Ça semblait être ton plus grand désir, l'adoption, hein, ma pauvre Alice ? Dire que mon Éméline aurait pas demandé mieux, elle aussi !

En effet, cette préoccupation avait pris l'intensité d'une obsession. Une obsession qui distrayait trop Alice de l'enseignement de la sœur Marie-des-Victoires.

– Un jour, fatiguée de répéter, la sœur décide de me punir de la bonne manière : je devrais finir ma journée dans son bureau, à côté du parloir. C'était une pièce très sombre. Il y avait une petite lampe sur une table mais l'abat-jour était très opaque. Avec un escabeau, je devais grimper sur un support où on mettait les pots de fleurs. J'avais le vertige. La sœur s'en doutait puisqu'elle m'avait prévenue : « Reste tranquille, parce que si tu tombes, tu te casses les deux jambes et tu ne marcheras plus jamais. » Je l'avais crue sur parole. J'avais tellement peur de tomber. Et j'avais tellement peur aussi qu'elle m'oublie là.

– C'était dangereux sans bon sens de te faire asseoir là-dessus ! s'exclame Jean. Je pensais pas que les religieuses pouvaient être aussi sévères ! Toi, Éméline, aurais-tu imaginé ça ?

– Tu sais, avec ce que j'ai vécu à mon premier accouchement, y a plus grand-chose qui me surprend...

– La pire fois, poursuit Alice, c'est le soir où les visiteurs arrêtaient pas de venir sonner à la porte. J'étais sûre que sœur Marie-des-Victoires m'avait oubliée. J'en pouvais plus. J'avais mal dans le dos et je pleurais. Cette fois-là, j'ai eu envie de crier « maman ».

Et les mots s'éteignent sous la voix tremblotante d'Alice. L'absence de gestes livre le trio à un malaise indéfinissable. Tout comme si un épisode réclamait d'être joué mais que les acteurs s'y refusaient. Une étreinte va surgir de leurs cœurs, gagner leurs bras, les enlacer les uns aux autres... De tout son être, Alice contemple déjà ce tableau où chaque personnage s'abandonne librement à l'expression d'une tendre affection. La voix de sa mère l'arrache subitement à cette scène :

– Qui est venue te descendre de là ?

– Ah ! sœur Aimé-de-Jésus ! Oui, c'est ça. Elle et sœur Marie-des-Victoires sont arrivées ensemble.

– Que tu devais être soulagée !

– Pas tant que ça ! On m'avait entendue pleurer, et il ne fallait pas. Sœur Marie-des-Victoires m'a prévenue que parce que j'avais mal fait ma punition, je devrais retourner sur le support le lendemain soir. « Et cette fois-là, je ne veux pas t'entendre pleurer. Sinon, tu vas revenir tant que tu n'auras pas appris à te taire quand on te le demande. » Je me suis remise à pleurer.

Le regard fixé sur le coin de la table, frottant de son index l'égratignure que les enfants ont barbouillée, Alice a quitté son auditoire pour se replonger dans son passé. Jamais elle n'avait oublié ce fameux soir. Désespérément, elle avait cherché, au creux de cette main qui la reconduisait au dortoir, autre chose qu'une pression lui signifiant de se hâter parce que ses compagnes dormaient déjà ! Hélas ! même à cette heure, tout geste d'affection, de compassion, lui était refusé. Et quand elle s'était couchée, la tête enfouie dans son oreiller, le sommeil était venu la prendre pour l'asseoir de nouveau sur ce support de malheur.

Brusquement réveillée au moment où elle s'était sentie emportée par le vertige, elle avait craint de retomber dans le même cauchemar.

– Et le lendemain, as-tu réussi à t'en sauver? demande Jean.

– J'espérais bien. Même si j'étais fatiguée, je me suis forcée pour bien écouter les explications. J'ai fait mon possible pour bien recopier les mots du cahier d'écriture. À la fin de la journée, j'étais fière de moi et j'ai osé demander un compliment, rien qu'un petit compliment. J'ai dit à la sœur : « J'ai pas été souvent dans la lune aujourd'hui, hein, mère Marie-des-Victoires ? » Elle m'a répondu : « C'est vrai Alice. Tu vois que tu peux y arriver quand tu veux ? » Je lui ai dit : « Comme ça, je serai pas punie ce soir ! » Elle m'a dit : « Tu te souviens de ce que je t'ai dit hier ? »

Alice avait oublié que cette religieuse n'avait qu'une parole. Le souper terminé, elle s'était faite petite et silencieuse pour ne pas attirer l'attention de sa surveillante de salle. Recroquevillée dans un petit coin de la salle, elle tournait le dos à la porte comme si le fait de ne voir personne la rendait invisible.

– Assise en « sauvage » dans le coin, en face du mur, j'étais en train de tourner les pages d'un cahier à colorier. Tout d'un coup, j'ai senti un frôlement sur mon épaule. Je voulais pas me retourner. J'étais devenue raide comme une barre de fer. C'était la surveillante du parloir. Elle m'a dit : « Tu n'es pas supposée de passer ta récréation ici, toi. Viens avec moi. » Sœur Marie-des-Victoires m'attendait dans son bureau. J'y suis restée moins longtemps que la veille au soir, quand même. Mais assez longtemps pour faire les mêmes cauchemars que la nuit précédente. Il faut que je vous dise que ça avait un bon côté de pas dormir longtemps : ça m'empêchait de mouiller mon lit.

– C'est une maladie de famille, on dirait.. constate Éméline.

En dépit de ces débuts difficiles, Alice avait développé une nouvelle passion : repasser par-dessus les lettres du cahier d'écriture. Cet exercice devint le moyen par excellence de la retenir tranquille à sa table de travail lorsqu'un visiteur sonnait à la porte. Chacune y trouvait son compte, des liens se tissaient entre la maîtresse et l'élève. La sœur Marie-des-Victoires s'était éprise d'un grand projet pour sa pupille.

– Vous pouvez pas savoir le plaisir qu'elle m'a fait quand elle m'a annoncé que je pourrais faire ma première communion parce que j'avais six ans et que j'étais assez grande pour apprendre par cœur mon petit catéchisme. Elle m'a appris que j'aurais une belle robe blanche avec un voile transparent sur la tête, et quand je lui ai demandé : « Pourquoi une grande robe blanche ? », elle m'a répondu : « Parce que tu redeviens comme un ange lorsque tu fais ta première communion. Tu redeviens aussi pure qu'à ton baptême. » Et là, je lui ai demandé avec qui j'étais le jour de mon baptême, et elle m'a dit qu'elle m'expliquerait tout ça quand je saurais par cœur toutes mes réponses de catéchisme.

– As-tu pu la faire ta première communion ? demande Éméline.

– J'ai appris toutes mes réponses comme il faut. Le jour de l'examen, on est toutes passées une par une devant Monsieur l'aumônier pour répondre aux questions. À la fin, il m'a dit : « Tu as bien répondu à mes questions mais tu es trop jeune pour faire ta première communion. »

– C'est curieux, ça, dit Jean.

– Il m'a emmenée voir sœur Marie-des-Victoires et il lui a dit : « Ma sœur, elle est trop jeune pour que je lui donne ce sacrement. » Sœur Marie-des-Victoires lui a dit : « Si elle a bien répondu aux questions du catéchisme, je ne vois pas la différence avec les autres enfants ! » Il lui a dit : « Ma sœur, je tiens à ce que cette enfant se souvienne d'un des plus beaux jours de sa vie, vous comprenez ? » Elle a répondu : « C'est vous qui décidez, Monsieur l'aumônier. »

– Vous étiez sûrement très déçues toutes les deux, mais probablement pas pour les mêmes raisons, dit Jean. Mais finalement, est-ce qu'elle l'a tenue, sa promesse ? Est-ce qu'elle t'en a parlé de ton baptême ?

– Vous comprenez bien que je suis revenue sur le sujet, mais par un autre chemin. Je lui ai demandé pourquoi j'étais jamais appelée au parloir comme les autres petites filles. Elle m'a dit : « Qui penses-tu pourrait venir te voir ? » Je lui ai dit : « Un papa et une maman ! Je dois bien en avoir moi aussi ! » Elle s'est remise dans ses papiers et je sentais que je la dérangeais. J'ai quand même continué à lui poser des questions parce que je voulais en avoir le cœur net. Finalement, elle m'a dit qu'elle ne pouvait pas me répondre, parce que c'était un secret, et qu'il ne fallait jamais dire un secret...

– Faut penser, précise Jean, qu'il est peu probable que cette sœur ait eu accès à ton dossier, Alice. C'est seulement la Supérieure, le juge de paix et le médecin, des autorités comme ça, qui devaient le connaître. Comment cette pauvre sœur aurait-elle pu satisfaire ta curiosité ? Et de toute façon, même si elle avait pu le faire, penses-tu que c'aurait été quelque chose de facile pour elle?

– C'est bien sûr! Mais pendant ce temps-là, les dimanches me rendaient de plus en plus malheureuse. Plusieurs de mes compagnes de salle entendaient leur nom dans le haut-parleur et revenaient du parloir avec des gâteries. Je me demandais pourquoi on m'appelait jamais dans le haut-parleur. À un moment donné, je pensais plus rien qu'à ça, même pendant les heures de classe. C'est là que j'ai été obligée encore une fois d'aller m'asseoir sur le support. Mais cette fois-là, je m'étais dit que j'essaierais de redescendre toute seule...

– Puis t'as réussi, j'espère? s'inquiète Jean, savourant déjà la victoire.

– J'ai fait la culbute de ma vie. Assez que sœur Marie-des-Victoires m'a plus jamais punie.

– Et moi, si vous êtes d'accord, j'irais bien culbuter dans mon lit, propose Éméline.

– C'est pas une mauvaise idée, dit Jean. On est en train d'oublier que les enfants vont être prêts à se lever dans une couple d'heures. Je pensais pas qu'il était si tard! Trois heures et demie! J'en reviens pas! Mais juste avant qu'on prenne chacun notre bord là, je voudrais qu'on se promette de reprendre ça demain soir. Moi, y a encore des affaires que je comprends pas. Peut-être qu'en mettant tous nos petits bouts d'histoires ensemble, on va finir par éclaircir bien des mystères. Qu'est-ce que t'en penses, mon Éméline?

– Ah! Je suis bien de ton avis. Je suis quand même pas sans penser que c'est peut-être Alice qui en sait le plus long dans tout ça. Ça fait que ça dépend d'elle.

– J'ai rien contre. Comme vous dites, si ça nous permet d'éclaircir certains mystères, je demande pas mieux !

* * *

Au lendemain de cette nuit de confidences où Alice a fait parcourir à Éméline et Jean les sentiers tortueux de son enfance, ils se retrouvent tous les trois autour de la table, devant une théière fumante. Le décor où chacun joue son rôle est en tout point similaire à celui de la veille, mais les acteurs ne se regardent plus avec les mêmes yeux. Les révélations semblent avoir eu un effet libérateur. Alice n'éprouve plus cet impérieux besoin de se venger de sa mère en lui exposant le cruel récit de ses pires souffrances. Quant à Éméline, elle découvre en cette femme de trente-six ans l'enfant qu'une mort inventée a livrée au plus cruel des déserts affectifs : n'appartenir à personne, n'être désirée de personne.

– Éméline, il y a quelque chose que je voulais vous demander. Êtes-vous venue au parloir de Sainte-Domitille, un bon dimanche ?

– Bien oui. Je suis allée avec maman pour voir mes petites sœurs.

– Mais vous rappelez-vous que Lydia vous ait dit qu'il y avait une autre petite Quinton dans le couvent ?

– Bien oui. Mais...

– Il faut que je vous raconte comment j'ai connu Lydia. Les sœurs avaient organisé un grand pique-nique après les vacances, pour toutes les filles de toutes les salles. Je sais plus comment ça se fait mais je me suis retrouvée à côté d'une pensionnaire de mon âge qui avait l'air très triste. Je me sentais attirée vers elle parce que je pensais qu'elle venait d'arriver et je voulais la réconforter. Quand je lui ai demandé son nom et qu'elle m'a répondu qu'elle s'appelait Lydia Quinton, j'ai été tellement surprise que je pensais avoir mal compris. Je lui ai demandé de le répéter. Vous pouvez pas savoir à quel point j'étais contente ! Je voulais plus la quitter et je la présentais à mes autres compagnes. Je venais enfin de trouver quelqu'un à qui me rattacher. Je me disais que ça pouvait bien être ma sœur ou ma cousine. Et elle avait l'air aussi contente que moi. Comme on voulait pas se perdre de vue, on choisissait les mêmes jeux. Elle m'a dit aussi qu'elle avait deux autres sœurs dans ce couvent...

Le regard fixe, Alice attend une réaction de sa mère.

– Ce qu'il faut que tu saches, Alice, c'est qu'après le départ de papa, maman n'avait pas d'autre choix que de placer les plus jeunes à l'orphelinat. Elle devait se trouver du travail, parce que tu sais que dans ce temps-là les hommes n'étaient pas obligés comme aujourd'hui de payer une pension alimentaire. Ceux qui quittaient le foyer comme mon père étaient parfois poursuivis pour refus de pourvoir, mais encore fallait-il qu'ils aient eux-mêmes un travail. Chez nous, les quatre derniers étaient encore d'âge scolaire. J'étais déjà mariée depuis quelques années, puis j'avais gardé le plus jeune de mes frères jusqu'à ce qu'il soit en âge d'aller à l'école lui aussi.

– Moi, reprend Jean, j'en reviens pas que le hasard ait placé sous un même toit tes trois sœurs et ta fille sans que personne le découvre.

– C'est venu tout près d'arriver ! Je sais pas si Lydia vous l'a avoué, mais elle m'avait promis de m'avertir lorsque sa mère viendrait la voir, pour que j'aille avec elle, moi aussi. Elle connaissait mon numéro de salle et elle devait passer devant pour se rendre au parloir.

– Et puis ? s'impatiente Jean. Elle a tenu parole ou non ?

– Le premier dimanche d'octobre, le haut-parleur annonce : « Les demoiselles Quinton sont demandées au parloir. » La responsable de ma salle avait oublié de fermer la porte, et je me suis dépêchée de sortir dans le corridor. Tout de suite, j'ai vu Lydia qui marchait derrière ses deux sœurs et elle a fait semblant de ne pas me voir. Je me suis collée au mur dans le bord du parloir et je les ai regardées parler à une femme qui avait l'air d'être leur mère. J'attendais que Lydia me fasse signe d'aller les rejoindre. Mais elles semblaient avoir tellement de choses à se raconter. Même si j'étais loin, j'ai l'impression d'avoir entendu Lydia dire à sa mère : « Maman, il y a une autre petite fille ici qui a le même nom que nous autres. Elle s'appelle Alice Quinton. Veux-tu la voir ? Elle attend là-bas, près de la porte. »

Juste à ce moment-là, je me suis sentie attrapée par la manche. C'était la responsable de ma salle. Elle me dit : « Alice, on ne va pas au parloir sans permission. » « J'ai essayé de lui expliquer que je voulais voir les parents de Lydia parce qu'on avait peut-être la même maman », mais elle m'a entraînée en dehors du parloir sans même m'écouter.

– Je pense pas avoir accompagné maman cette fois-là, Alice.

— Je me rappelle que le dimanche suivant, ma nouvelle responsable de salle est venue m'avertir : « Alice, il y a de la visite pour toi au parloir. » J'étais très excitée en m'en allant dans le corridor. En arrivant au parloir, j'ai aperçu la même dame accompagnée cette fois d'une toute jeune femme qui lui ressemblait beaucoup. Je me suis dit que ça devait être la grande sœur de Lydia. Comme les trois autres petites Quinton étaient déjà arrivées au parloir et qu'elles accaparaient les deux dames, j'ai hésité à m'approcher tout de suite. J'étais plus certaine que je pouvais y aller. J'espérais qu'elles me regardent et qu'elles me fassent signe d'aller les rejoindre. Encore une fois, une main m'attrape dans le dos. C'était la surveillante du parloir. Elle avait le visage crispé et les joues rouges comme si elle allait prendre en feu. Elle m'a sortie dans le corridor en attendant que ma responsable de salle vienne me chercher.

— Elle a dû se faire parler, imagine Jean.

— C'était la première fois que je voyais deux religieuses s'affronter. Les paroles de la surveillante me sont restées gravées dans la tête : « Cette erreur pourrait vous coûter très cher, ma sœur ! » Elle avait des flèches dans les yeux. Ma responsable est devenue blême. Je pensais qu'elle allait pleurer.

— Tu devais être malheureuse, toi aussi, commente Éméline.

— J'étais retournée dans ma salle sans lui poser de questions. J'avais juste envie de la consoler, de lui dire : « C'est pas de votre faute, mère Clothide. C'est Lydia qui a promis de me le dire quand sa maman viendrait. »

— C'est à la suite de cette visite-là, que maman m'a parlé de ce qu'elle avait appris de Lydia, explique Éméline. Elle était bouleversée. D'abord, il y avait pas beaucoup de Quinton dans la région de Montréal dans ces années-là. Et que cette petite fille porte le même prénom que celle qu'on avait donnée en adoption sept ans auparavant, c'était presque un miracle. Et comment en douter encore lorsque Lydia nous informe qu'elle a sept ans comme elle ? Et pourtant, les sœurs de la crèche m'avaient bien dit que t'étais morte à l'âge de trois ans. Cette nouvelle m'avait complètement coupé l'appétit. Plus moyen de dormir non plus. J'avais beau retourner toujours les mêmes questions dans ma tête, j'étais pas plus avancée. C'est pour ça que j'ai décidé d'aller avec maman à Sainte-Domitille le dimanche suivant. Je l'entends encore demander à Lydia : « Est-ce que ta petite amie Alice Quinton va venir nous rejoindre aujourd'hui ? » Lydia lui a répondu : « Je sais pas, maman. Dimanche passé, je l'ai vue me suivre dans le corridor sans que j'aie eu besoin d'aller la chercher dans sa salle. Tantôt, j'ai demandé la permission d'aller l'avertir puis ma surveillante n'a pas voulu. » L'heure des visites s'est terminée sans qu'on ait la chance de te rencontrer. Il y avait plus que de la déception dans notre abattement quand on est rentrées à la maison. Il y avait toutes ces questions sans réponses. Pourquoi m'avoir menti à la crèche d'Youville ? Pourquoi avoir refusé de me rendre mon enfant alors que dans ce temps-là le don pour adoption n'était pas irréversible ? Il y a d'autres indices qui nous portent à croire qu'une entente tacite a pu être conclue entre les autorités de la crèche et ton père : le fait de payer une pension réservait au payeur certains droits sur l'enfant. On s'est même demandé s'il aurait pas interdit aux autorités de permettre aux membres de la famille Quinton de t'adopter. En tout cas, maman a pas été sans se demander si c'était pas sa vengeance, à grand-papa, du fait que mes parents l'avaient traîné en cours pour inceste.

– Penses-tu, Éméline, que ce serait le temps de lui dire qu'une de tes tantes, une fille de ton vrai père, Alice, avait une option sur elle, avant sa naissance?

– Oui, mais on s'est laissé dire que c'était à la condition que mon bébé soit un garçon. C'est pour ça qu'elle avait attendu après le mois de janvier 1938 pour entamer des démarches d'adoption. J'ai su que c'était à cette crèche-là qu'elle s'était rendue et que quand elle avait su que c'était une fille, elle avait choisi le petit garçon juste à côté.

– J'aime mieux pas savoir qui c'est, réplique sèchement Alice.

– Mais je voudrais que tu saches, par contre, que je m'étais pas résignée à laisser ça de même, après la visite au parloir de Sainte-Domitille. J'y suis retournée toute seule, bien décidée à savoir ce qui en était. J'ai dit à la sœur qui m'a ouvert la porte : « Il y a une petite Quinton ici, Alice Quinton. Je prétends qu'elle serait ma fille. Je voudrais des informations à son sujet. » Elle m'a demandé d'attendre quelques instants. Cinq minutes plus tard, une autre religieuse est venue me voir et m'a dit : « Vous faites erreur, Mademoiselle. Il n'y a pas d'Alice Quinton ici. » Je lui ai dit : « Mais, c'est impossible! Je suis venue dimanche passé voir mes petites sœurs et puis elles m'ont dit qu'elles connaissaient une petite fille ici qui porte ce nom-là. » Elle a répondu : « Ah! Vous savez les enfants, tout ce qu'ils peuvent dire pour se rendre intéressants ! » J'ai dit : « Comme ça, vous me dites qu'y a pas d'Alice Quinton ici ? Mais ça tient pas debout... » Elle a dit : « C'est ça, Mademoiselle. Au revoir et bonne chance. Que Dieu vous garde. » Et elle m'a poussée dans le dos pour que je sorte. Je pense que j'ai jamais été aussi insultée de ma vie ! Maman non plus croyait pas que Lydia ait pu inventer tout ça. Il est évident que quelqu'un mentait dans cette histoire-là. Mais pour protéger qui ? Maman et moi, on en reparlait souvent mais sans jamais aller plus loin que « à moins que... » Il nous manquait toujours un maillon quelque part. On était bien d'accord que c'est ton vrai père, Alice, qui aurait pu nous éclairer. Mais les ponts étaient coupés depuis la poursuite en justice et il nous semblait pas convenable de reprendre contact avec lui dans les circonstances. D'autant plus qu'on risquait de se faire remettre sous le nez la conduite plus ou moins recommandable de mon père à partir d'un certain temps...

Jean acquiesce d'un signe de la tête, lui qui a bien connu les deux hommes :

– Il vous aurait sûrement pas manquées !

– Ce que je trouve bizarre, dit Alice, c'est que le dimanche suivant, j'ai encore été demandée au parloir. J'étais sûre que c'était par les madames Quinton. Mais non ! C'était un monsieur de très belle apparence. Je l'avais jamais vu avant. Il était très gentil. Je me souviens d'avoir jeté un coup d'œil autour de moi dans la salle, pour voir si Lydia était là. Je me suis dit qu'elle était peut-être placée dans une autre salle de visiteurs ? C'était pas facile d'aller voir. Les surveillantes faisaient tellement bien leur travail !

— Est-ce qu'il est allé te voir souvent, ce monsieur-là ? demande Éméline, fortement intriguée.

— Quelques fois. Je pourrais pas dire combien au juste. Mais je me souviens qu'il m'apportait une petite provision de fruits à chaque visite. Excepté le dimanche de ma première communion. Cette fois-là, il avait été invité à dîner avec toutes les filles qui avaient fait leur première communion. Je le revois encore, assis à ma table. Il m'avait apporté une surprise. Je me demandais ce que c'était avant de l'ouvrir, parce que le paquet était tout petit et pas pesant du tout. J'aurais voulu ménager le papier mais le monsieur m'a encouragée à le déchirer pour que ça aille plus vite. C'était une belle chaîne en argent. À cause des règlements de la maison, j'avais pas le droit de la porter et j'ai dû la confier à la surveillante. Elle en a pris tellement soin que je l'ai jamais revue. Je m'inquiétais de la peine que je ferais au monsieur à sa prochaine visite, si j'avais pas ma petite chaîne dans le cou. Je m'étais préparée à lui dire que je l'avais perdue... Mais plus personne n'est venu me rendre visite à partir de ce dimanche-là ! Quand j'ai demandé à la sœur pourquoi le monsieur venait plus me voir, elle m'a répondu : « Il est mort dans un accident de voiture. Il est au ciel pour veiller sur toi. » J'étais tellement malheureuse d'être encore une fois abandonnée, et tellement frustrée de pas recevoir de réponses aux grandes questions qui m'obsédaient, que je suis devenue de plus en plus indisciplinée. À partir de ce moment-là, les sœurs ont dû trouver d'autres modes de punition avec moi.

— Comme quoi ? interroge Jean.

— Comme la menace de m'envoyer avec les fous, si j'écoutais pas.

De fait, le 22 octobre de cette année 1945, on transférait douze petites filles à l'asile. Alice taira pendant plus de sept ans le fait qu'elle se trouvait parmi celles-ci. Or, ce transfert se fit peu de temps après l'incursion d'Éméline à la Maison Sainte-Domitille pour prendre des nouvelles de sa fille. Existe-t-il un lien entre ces deux événements ? Par ailleurs, des religieuses de cette institution nous informent que le manque d'espace et de ressources aurait conduit les religieuses de l'époque à faire subir un examen médical aux « cas à problèmes ». Serait-ce pour cette raison qu'Alice dut prendre le train elle aussi en ce matin d'octobre 1945 pour être internée à l'hôpital Saint-Julien dans la petite localité de Saint-Ferdinand-d'Halifax ? Tout porte à croire qu'elle fut soumise à cet examen, tel qu'en fait mention son dossier médical en date précisément du 22 octobre 1945. Alice aurait été examinée une première fois, le 25 septembre 1944 ; à la suite de cet examen, elle a été déclarée « Arriérée mentale profonde ». Ce diagnostic justifiait une demande d'admission provisoire à l'hôpital Saint-Julien, laquelle demande ne fut ordonnée « provisoire » que le 22 octobre de l'année suivante, et « définitive », le 31 octobre du même mois, par les autorités médicales de l'hôpital psychiatrique. Sur cette requête, on trouve la signature des autorités légitimes de la Maison Sainte-Domitille, en date du 22 octobre 1945. Ces dernières furent assermentées le 25 septembre 1945, conformément à la loi en vigueur sur les transferts en milieu psychiatrique.

Sur ce formulaire portant les numéros 2\10, on spécifie que : « Ces formules sont nulles si elles ont été dressées plus de vingt jours avant d'être remises au Surintendant médical. » Or, elles sont datées du

25 septembre 1944, et elles auraient été présentées au surintendant médical le 23 octobre 1945, tel que le démontre le dossier médical.

De plus, selon les renseignements médicaux fournis par les religieuses de la Maison Sainte-Domitille qui figurent à ce même dossier, Alice Quinton est déclarée atteinte de «crises convulsives, de cleptomanie, de débilité nerveuse»; conséquemment, elle est considérée comme «dangereuse pour elle-même, pour autrui et pour la propriété», souffrant, par surcroît, «de la manie de destruction». Bien plus, elle est jugée «cause de scandale».

L'examen strictement médical, pour sa part, révèle une liste de symptômes observés par les autorités médicales soussignées : «excitation, indifférence, apathie, agitation, loquacité, dépression, anxiété».

À ces paradoxes d'une évidence déconcertante s'ajoutent les annotations suivantes : «Hallucinations de la vue, de l'ouïe, du goût et de la sensibilité en général. Gloutonne, incontinente rénale.»

Si nous poursuivons notre lecture, nous découvrons : «Idées délirantes : a\ de persécution, *oui...* b\ de jalousie, *oui...* c\ grandeur, *oui...* d\ auto-accusation, *oui...* (Détails) : Ne sait pas se contrôler, manque de jugement.

Un avant-dernier paragraphe accable la patiente de «troubles de la mémoire, de l'orientation, du comportement et du caractère».

Une dernière précision nous présente une enfant «insociable et souffrant de débilité mentale».

Cela et plus d'un paradoxe dans l'énumération des troubles psychiques d'Alice nous justifiera de mettre en doute combien d'autres affirmations!

14

Bonne fête, maman

Il y a de ces moments de l'année que seuls les gens heureux sont en mesure de bien vivre. Pour Alice, la fête des Mères a toujours été un jour sombre. Comment traverser cette journée en ne laissant rien transparaître auprès des autres enfants d'Éméline ? Les solutions ne pleuvent pas. Pour Alice, l'absence s'avère encore ce qu'il y a de plus simple en la circonstance. Il ne reste qu'à trouver un prétexte. Peut-être que les événements s'en chargeront eux-mêmes, qui sait ? Voilà pour la forme ! Mais envers Éméline, cette journée ne peut quand même pas passer inaperçue de la part d'Alice. À moins que le « shower » de sa sœur Mimi lui offre une occasion discrète de lui glisser un cadeau et une carte de fête ? Pourquoi pas ?

Mimi accouchera de son premier bébé dans deux mois et l'on comprend qu'Éméline soit très affairée ; elle doit voir à ce que les invitées soient bien accueillies mais aussi à ce que la future maman ne se fatigue pas trop. Au cœur de ce va-et-vient, Alice est à l'affût de la minute favorable qui lui permettra de mettre son plan à exécution. Comme les circonstances s'entêtent à ne pas lui faciliter la chose, elle décide de provoquer l'occasion. D'un coin retiré de la maison, elle fait signe à Éméline. Celle-ci la rejoint, intriguée. D'une voix à peine audible, Alice explique :

– C'est parce que je serai pas là dimanche prochain. J'ai pensé te remettre ça aujourd'hui.

Elle lui tend un cadeau : un bibelot de porcelaine représentant le couple Roméo et Juliette, cette dernière tenant une gerbe de fleurs à la main. Alice murmure ces mots à l'oreille d'Éméline :

– Bonne fête, maman!

Secouée par ces trois mots aux résonances chargées de pardon, Éméline éclate :

– Je suis tannée de me cacher!

– Je t'en prie, dis rien aujourd'hui, supplie Alice. Je veux pas être là quand tu vas leur apprendre la vérité. Je veux rien savoir des réflexions qui vont se faire à ce moment-là. Je veux pas être prise en pitié par personne.

– Je te comprends. Mais je te dis que ça va se régler avant longtemps.

À bien y penser, la grossesse de Mimi ouvrait la porte à un tel aveu. Éméline entreprend sa ronde téléphonique. La plupart de ses enfants sont heureux d'apprendre la nouvelle, et certains avouent même s'en être doutés. Alice craint pourtant les réactions.

– Bonjour petite sœur, claironne Francine, tout heureuse de prendre l'initiative de lui téléphoner elle-même après avoir appris la grande nouvelle.

– Qui t'a dit que j'étais ta sœur?

– Wo, là! C'est assez, jouer dans le dos! T'es ma sœur, tout le monde le sait maintenant. Puis moi, je suis bien contente de ça.

– Moi aussi, Francine, je suis bien contente d'être ta sœur.

Soucieuse de ne provoquer aucune faille dans la structure familiale érigée depuis près de trente ans, Alice insiste auprès de Jean et d'Éméline :

– Le plus vieux restera le plus vieux. Puisque je suis arrivée la dernière, moi je resterai la dernière.

Le silence couvre le sujet. D'autre part, des demandes en marrainage de confirmation témoignent du désir de chacun d'intégrer Alice dans la famille. Des moments de réjouissances comme les soirées du temps des fêtes resserrent les liens autour de cette «nouvelle sœur» qui sait les faire chanter et danser avec ses polkas, ses reels et ses valses sur son violon.

Au fil des événements, les mots «papa» et «maman» se gravent timidement dans la pensée d'Alice. Les articuler à trente-cinq ans exige davantage qu'un effort d'élocution. Ces mots véhiculent une réalité qu'on ne bâtit pas dans le seul temps d'un aveu. Se reconnaître dans un contexte de relations parentales s'avère aussi difficile pour la mère que pour l'enfant. L'identité que tout être humain cherche à retrouver dans ce type de relation a pu être galvaudée par l'éloignement, la méconnaissance, les influences du milieu et quoi encore? Le sentiment d'appartenance ne se situe pas toujours en marge des différences d'éducation et des séquelles que certains événements ont laissées sur la trame psychique. Alice expérimente dans sa chair qu'il n'est pas facile de devenir la fille de quelqu'un à trente-cinq ans. Il n'est guère plus facile d'intégrer cela dans son quotidien sans tomber dans le piège de la comparaison.

Un séjour dans sa famille à l'occasion des vacances d'été va la blesser au plus profond de sa réalité comme la rose que l'on cueille sans précaution.

– Ça te tente de venir avec Jean et moi? demande Éméline. Imelda pourrait garder les enfants pendant qu'on irait voir Sylvain à sa colonie de vacances.

— Qui est Sylvain ? demande Alice.

— C'est le petit gars de neuf ans qu'on a pris en foyer nourricier.

— Ah ! Je savais pas, réplique Alice, un peu contrariée.

Chemin faisant, il est question de ce petit garçon de l'âge d'Yvon que la famille d'Éméline affectionne très particulièrement. Les preuves de leur attachement réciproque ne vont pas tarder à se manifester : en apercevant Éméline, Sylvain accourt et se jette dans ses bras dans une étreinte émouvante. Alice ne peut supporter ce spectacle. Ces bras qui s'ouvrent et se referment avec tendresse sur cet enfant sont ceux de sa mère. Cette étreinte, c'est d'abord elle, Alice, qui se devait de la recevoir à l'âge où Sylvain la lui dérobe inconsciemment. Comment peut-il exprimer son amour aussi spontanément à cette femme qu'Alice n'arrive pas encore à nommer «maman»? Cette femme à qui elle souhaite tant pouvoir dire : «Je t'aime!»

Cachée derrière un arbre, Alice pleure à gros sanglots. «C'est tout ça que j'ai perdu dans ma vie, déplore-t-elle. La joie de crier "maman" et de me blottir dans ses bras en lui répétant pour la millième fois que je l'adore. Maintenant, c'est foutu. J'ai toujours été bloquée dans mon affection et j'ai l'impression que ça ne se rattrape pas. Ça m'a donné quoi de retrouver ma mère si on n'est pas capable de vivre l'amour qu'on se doit l'une à l'autre ? »

— Qu'est-ce qui se passe, Alice ? s'inquiète Jean. On se demandait où t'étais passée.

— Qu'est-ce que t'as à pleurer ? demande Éméline.

— Rien, s'entête à répéter Alice.

L'atmosphère du retour à la maison est chargée d'interrogations. Alice a opté pour le silence.

* * *

À trente-sept ans, Alice gagnera finalement la partie. Les fréquentes visites de sa mère, sa sollicitude et les attentions que le couple parental lui prodigue contribuent à vaincre ses dernières résistances. Mais, bien plus encore, les témoignages publics la touchent. Le plus éloquent d'entre eux survient à l'occasion d'un décès dans la parenté. Chose curieuse, Imelda se montre toujours très empressée à communiquer à sa nièce ce genre de nouvelle, en insistant sur l'importance de sa présence au salon mortuaire. Alice en a toujours éprouvé de l'agacement; elle déteste les veillées funèbres pour les souvenirs qu'ils réveillent en elle. Mais lorsque Imelda elle-même incite Alice à se préparer pour s'y rendre avec eux, il n'y a pas d'excuse valable.

Comme chacun sait, c'est autour d'un mort qu'il se fait le plus de présentations. Si la vie a le pouvoir de rassembler, la mort n'a rien à lui envier sur ce point.

Le samedi soir semble le plus propice à ce genre de sortie; les âmes esseulées et assoiffées d'émotions à rabais s'en vont discrètement, pieusement, présenter une indifférence gantée de condoléances aux mains qui se tendent sans discernement. Pour les connaissances et parents éloignés, c'est l'occasion idéale de mettre à jour son calendrier des grossesses, des divorces et des dernières interventions chirurgicales.

Bibiane en est une qui excelle dans le domaine. On la croirait mandatée et soudoyée pour jouer ce rôle de présentatrice attitrée des salons funéraires. Naturellement empressée d'aller au-devant du clan d'Éméline, elle prend soin de présenter Alice comme une amie de la famille.

– Je m'excuse, mais c'est MA fille, lance Éméline avec des poignards dans les yeux... Et j'en ai pas honte, si tu veux le savoir.

– Oh! C'est moi qui m'excuse. Je savais pas que t'étais au courant, Alice. Y faudrait bien qu'on en parle un bon jour, hein?

Ses acrobaties pour sauver la face ne suscitent en rien l'indulgence d'Éméline et de sa fille.

Jouant la dignité, elle a tourné les talons pour accueillir de nouveaux arrivants. Il lui tarde qu'Alice s'écarte un peu des membres de sa famille. Elle a des révélations importantes à lui faire :

– Si je t'ai présentée tantôt comme une amie de la famille, c'est pas rien que parce que je savais pas que t'étais au courant; c'est aussi à cause de François qui était trop proche de moi.

– Qu'est-ce que François vient faire là-dedans?

– Faut que je te dise qu'Imelda me l'avait dit que la fille qui cherchait sa famille en 1970, c'était l'enfant que ma nièce Éméline avait eue avant de se marier. Tu comprends qu'à l'âge qu'elle avait, ta mère, puis avec les six frères et sœurs qui la suivaient, y était pas question qu'a garde cette enfant-là. Puis on n'était pas capables d'en avoir, mon mari puis moi. Ça fait qu'on s'était arrangés pour prendre le bébé.

– Pourquoi vous m'avez pas adoptée, d'abord?

– C'est que... Je suis allée te voir à la crèche d'Youville. Je t'ai même prise dans mes bras. Mais...

C'est que moi, c'est un garçon que je voulais. C'est pour ça que j'ai choisi le petit gars à côté de toi.

Indignée, révoltée, Alice a du mal à contenir l'ouragan qui se déchaîne en elle. Les mots les plus injurieux se bousculent sur ses lèvres. Elle a bien choisi son moment, la belle Bibiane! Elle a encore tout organisé à son avantage. Mais elle se doit d'informer Alice que c'est pour la protéger ainsi que son fils François qu'elle l'a présentée comme une amie de la famille. De fait, François ignorait son statut de fils adoptif et Bibiane n'avait pas l'intention de le lui dévoiler.

Un désir de vengeance monte dans le cœur des deux femmes bafouées. Et comme il serait facile d'utiliser François pour l'assouvir! Tout compte fait, il vaut mieux laisser la justice se faire d'elle-même. Il importe surtout de ne pas châtier un innocent. Lucidement, Alice reconnaît avoir subi plus d'un outrage dans sa vie, mais jamais l'amertume des premiers moments n'a perduré jusqu'à en souhaiter autant à qui l'a molestée. La détermination de rendre public son séjour en institution s'inspire d'une volonté de dénoncer les injustices que le pouvoir et la complicité ont couvertes de silence.

Nul ne saurait contester aujourd'hui l'irréversibilité de la « débilité mentale profonde ». Or, que font-ils, ces quelques milliers d'hommes et de femmes à qui les autorités médicales ont collé cette étiquette ? Que font-ils dans une société qui aurait du mal à les identifier tellement leur normalité les protège d'un passé cousu de mensonges, d'humiliations et de sévices ? Et si on cessait de jouer aux aveugles pour regarder en face ceux que de tels traitements ont définitivement voués à la folie ? Qui entreprendra de leur rendre justice ?

Devront-ils encore longtemps se couvrir de silence et de honte pour avoir été victimes d'un système qu'une histoire encore jeune désigne déjà sous le nom de « Grande Noirceur » ?

Plus d'un marchand d'illusions préconisera la reconquête d'un paradis perdu à grand renfort de thérapies ; Alice a choisi la sienne :

En sortant de Saint-Ferdinand, je croyais être capable de raconter aux gens ce que j'avais vécu pendant mes dix-sept ans d'internement. Mais non. C'était trop frais et j'étais trop fragile. Si j'avais dit le fond de ma pensée avant de quitter l'asile, on m'aurait enfermée à tout jamais. Mais je voulais tellement en sortir et arriver à vivre comme tout le monde que je me suis retenue. Mon défi, en arrivant dans la société était de marcher la tête haute un jour, malgré mes années d'asile.

Je sais qu'il y a beaucoup de filles qui ont vécu la même chose que moi et qui ont peur de le dire. Mais ces filles ne seront jamais bien, c'est impossible. J'en ai rencontré plusieurs sur mon chemin qui baissaient la tête, qui se cachaient le visage afin de ne pas être reconnues. Je les trouve malheureuses ! Mon Dieu, si elles étaient capables de parler ! Qu'elles comprennent bien que ce qui nous est arrivé n'est pas de notre faute.

Oui, je me sens libérée, parce que j'ai eu le courage de foncer. Je le voulais coûte que coûte.

Je sais que plusieurs personnes ne seront pas d'accord avec ma décision de publier ces choses. Mais, je m'en fiche. Tout ce qui a été raconté ici n'est que la vérité et je n'ai rien à me reprocher.

Je n'ai aucun désir de vengeance, aucune rancune non plus.

J'ai tenu à faire connaître ces faits pour être bien dans ma peau et prendre ma place dans la société. Je ne savais pas que cela pouvait être si dur ! Je n'étais pas préparée à la vie. Je ne la croyais pas si difficile à supporter, même après ma libération. Puis, j'ai réalisé de plus en plus que quelque chose m'empêchait de vivre comme tout le monde. J'ai longtemps hésité à consulter parce que j'avais peur qu'on me renvoie en milieu psychiatrique. C'est alors qu'un médecin m'a fortement encouragée à mettre un de mes grands projets à exécution : laisser monter tous les souvenirs de mon passé et les écrire. Même si j'en sentais le besoin, ça a été très dur. Je n'ai jamais tant pleuré de ma vie. Aussi, j'en avais tellement à dire, que je ne savais pas par où commencer. Je passais d'un sujet à l'autre. Je ne savais pas placer un mot devant l'autre. Il a donc fallu que j'apprenne à lire avant d'écrire couramment. J'ai trouvé ça très difficile. C'est là que j'ai réalisé le tort énorme qu'on m'avait causé en m'enfermant dans un asile à l'âge de sept ans.

Avant ma libération, je me croyais normale, avancée même, comparée aux autres filles avec qui je vivais. Après ma libération, à vingt-trois ans, j'ai réalisé que j'étais vraiment arriérée. Je ne savais rien faire. Je ne savais même pas écrire, comment vouliez-vous que je puisse dialoguer ? Je ne savais pas comment approcher les gens de l'extérieur. J'avais l'impression de n'avoir aucune personnalité.

De dépression en dépression, j'ai souvent pensé m'enlever la vie parce que je me haïssais. J'avais peur que les gens se rendent compte de ce que j'étais.

Il me semblait que ça se voyait même dans ma démarche. Je n'avais jamais envie de sourire, parce que tout ce que j'entreprenais ne menait nulle part. Je me demandais ce que j'allais devenir. Est-ce qu'un jour je serais capable de sortir de ma noirceur? Et grâce à Dieu, j'ai rencontré des gens très humains qui m'ont beaucoup aidée parce que j'ai fait l'effort de m'ouvrir sur mon passé.

L'étape suivante m'amenait à confier mes carnets de notes à une rédactrice. Je ne savais pas que cette expérience pouvait être aussi exigeante. Moi qui avais l'impression d'avoir tout dit sur mes feuilles, j'ai réalisé qu'il était plus difficile de livrer ses émotions que de raconter simplement des événements, même s'ils sont tragiques. Ma peur d'être ridiculisée était aussi grande que ma crainte de provoquer la colère de certaines personnes lorsqu'elles liraient ces pages. Moi qui ai été élevée en apprenant à me taire, j'ai trouvé très difficile de répondre aux nombreuses questions de Pauline Gill, ma biographe. Mais le désir de parler au nom de tous les «Enfants de Duplessis» pour que justice nous soit faite m'a permis d'aller jusqu'au bout.

Épilogue

Au terme d'un long et douloureux périple, Alice avait enfin réalisé l'un de ses plus grands rêves : retrouver ses parents. Il aurait fallu la suivre pendant douze années encore pour partager avec elle un autre grand bonheur que la vie lui réservait : un gentil monsieur lui offrait tendresse et sécurité et l'épousait sous les acclamations de plus de deux cents invités. Pourtant, une peine secrète rongeait le cœur d'Alice : son fils Éric. Forte des joies que lui procurait sa nouvelle vie, elle multiplia ses recherches et demanda l'aide du mouvement *Les Retrouvailles*. Le 1er novembre 1989, elle apprenait qu'Éric vivait heureux dans une famille aisée.

Table

1. Un train vers l'inconnu 11
2. Les jeux de coulisses 35
3. Les bonheurs fugitifs 49
4. Le choc de la violence 75
5. Survivre à tue-tête 115
6. Adieu, violon ! 149
7. Les volets entrouverts 179
8. Les enjeux de l'affirmation 197
9. Au nom du Je 221
10. Aliénante liberté ! 249
11. Des larmes sur mon violon 279
12. Le compte à rebours 313
13. L'amour apprivoisé 341
14. Bonne fête, maman 375

DU MÊME AUTEUR

Aidant naturel : pas si naturel que ça !, Action-Services aux aidants de parents âgés de Longueuil, 1999

Le château retrouvé : les souliers magiques, Libre Expression, 1996

La saga de la cordonnière, VLB, 2003

Les fils de la cordonnière, VLB, 2003

Et pourtant elle chantait, VLB, 2001

La cordonnière, VLB, 2000-cop. 2001

La cordonnière, VLB, 1998

Le testament de la cordonnière, VLB, 2000

La jeunesse de la cordonnière, VLB, 1999

Les enfants de Duplessis : l'histoire vraie d'Alice Quinton, orpheline enfermée dans un asile à l'âge de 7 ans, Libre Expression, 1991 ; coll. Zénith, 2004

Collaboration

La Porte ouverte, Éditions du Méridien, 1990

Le défi de retrouver sa mère naturelle : dans l'attente d'un oui, Édimag, 1997

COLLECTION ZÉNITH

Michel Arseneault
Un rêve pour la vie – Une biographie de Lucille Teasdale et Piero Corti

François Barcelo
Les aventures de Benjamin Tardif I – Nulle part au Texas
Les aventures de Benjamin Tardif II – Ailleurs en Arizona
Les aventures de Benjamin Tardif III – Pas tout à fait en Californie

Arlette Cousture
Ces enfants d'ailleurs, tome 1 – Même les oiseaux se sont tus
Ces enfants d'ailleurs, tome 2 – L'envol des tourterelles

Pauline Gill
Les enfants de Duplessis

Gilles Gougeon
Taxi pour la liberté
Catalina

Florence Nicole
Fleurs de baies sauvage
Le Retour des perce-neige
Neige

Paul Ohl
Black – Les chaînes de Gorée

Jean O'Neil
Cap-aux-Oies
Promenades et tombeaux

Francine Ouellette
Les Ailes du destin – L'Alouette en cage
Le Grand Blanc

Lucie Pagé
Mon Afrique

Bernadette Renaud
Un homme comme tant d'autres, tome 1, Charles
Un homme comme tant d'autres, tome 2, Monsieur Manseau
Un homme comme tant d'autres, tome 3, Charles Manseau

Fernand Seguin
La bombe et l'orchidée et *Le cristal et la chimère*

Louise Simard
La Route de Parramatta
Thana – La fille-rivière
Thana – Les Vents de Grand'Anse

Achevé d'imprimer au Canada en août 2004